12 wichtige Arzneimittel bei Verletzungen

Apis (Notfallmittel)
Insektenstiche; allergische Reaktion auf Medikamente.

Arnica montana (Notfallmittel)
Arnica ist das **wichtigste homöopathische Arzneimittel bei Verletzungen und Blutungen!** Empfehlung: Sofort Arnica geben – hilft bei jeder Verletzung. So gewinne ich Zeit für die Wahl des richtigen Folgemittels (falls notwendig). Angezeigt vor und nach chirurgischen Eingriffen.

Arsenicum album (Notfallmittel)
Rascher Kräftezerfall nach Verletzungen (z. B. Sektionsverletzung) oder nach Stich, Biss. Stiche giftiger Insekten, Nahrungsmittelvergiftung, Medikamentenallergie.

Calendula
Riss-Quetsch-Wunden, Zick-Zack-Wunden.

Cantharis (Notfallmittel)
Verbrennungen, Stiche.

Hamamelis
Schürfungen.

Hypericum
Nervenverletzungen, eingeklemmter Finger. Rückenmarksverletzung, Sturz aufs Steißbein.

Ledum
Spitze, tiefe Verletzungen (z. B. verursacht durch Nagel, Katzenbisse). Insektenstiche. Faustschlag aufs Auge und Umgebung („Veilchen").

Rhus toxicodendron
Verrenkungen von Gelenken und Verletzungen von Muskeln und Sehnen.

Ruta
Verrenkungen von Gelenken oder Verletzungen von Muskeln, Sehnen (vor allem der Beugesehnen) und **Knochenhaut.**

Staphisagria
Verletzungen durch **scharf schneidende Gegenstände** (Messer, Glas, Papier).

Symphytum
Fördert die Heilung bei Knochenbruch. Verletzung des Augapfels durch Schlag.

E. Scheiwiller-Muralt

Homöopathie bei akuten Erkrankungen und Notfällen

Erika Scheiwiller-Muralt

Homöopathie bei akuten Erkrankungen und Notfällen

3., vollständig überarbeitete
und erweiterte Auflage

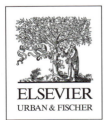

URBAN & FISCHER

Zuschriften und Kritik an:
Elsevier GmbH, Urban & Fischer Verlag, Lektorat Komplementäre
und Integrative Medizin, Karlstraße 45, 80333 München
Autorin:
Erika Scheiwiller-Muralt, Rigistraße 176, CH-6340 Baar

Wichtiger Hinweis für den Benutzer
Die Erkenntnisse in der Medizin unterliegen laufendem Wandel durch Forschung und klinische Erfahrungen. Die Autorin dieses Werkes hat große Sorgfalt darauf verwendet, dass die in diesem Werk gemachten therapeutischen Angaben (insbesondere hinsichtlich Indikation, Dosierung und unerwünschten Wirkungen) dem derzeitigen Wissensstand entsprechen. Das entbindet den Nutzer dieses Werkes aber nicht von der Verpflichtung, seine Verordnung in eigener Verantwortung zu treffen.

Bibliografische Information Der Deutschen Bibliothek
Die Deutsche Bibliothek verzeichnet diese Publikation in der Deutschen Nationalbibliografie; detaillierte bibliografische Daten sind im Internet unter http://dnb.ddb.de abrufbar.

Alle Rechte vorbehalten
1. Auflage 2000
3. Auflage 2004
© Elsevier GmbH, München
Der Urban & Fischer Verlag ist ein Imprint der Elsevier GmbH.

04 05 06 07 08   5 4 3 2 1

Das Werk einschließlich aller seiner Teile ist urheberrechtlich geschützt. Jede Verwertung außerhalb der engen Grenzen des Urheberrechtsgesetzes ist ohne Zustimmung des Verlages unzulässig und strafbar. Das gilt insbesondere für Vervielfältigungen, Übersetzungen, Mikroverfilmungen und die Einspeicherung und Verarbeitung in elektronischen Systemen.

Lektorat: Stefanie Regensburger, München
Redaktion: Elisabeth Harth, München
Herstellung: Nicole Ballweg, München
Satz: Kösel, Krugzell
Druck und Bindung: Legoprint S.p.A., Lavis
Umschlaggestaltung: SpieszDesign, Neu-Ulm

ISBN 3-437-55912-5

Aktuelle Informationen finden Sie im Internet unter **www.elsevier.com** und **www.elsevier.de**

Vorwort zur 3. Auflage

Die vorliegende 3. Auflage ist vollständig überarbeitet und erweitert worden. Teil 5 haben wir mit zahlreichen weiteren bewährten Indikationen – u.a. einer großen Übersicht „Verletzungen von Kopf bis Fuß" – ergänzt, Teil 6 um 16 neue Übungsfälle aus der täglichen Praxis bereichert. Der besondere Charakter von „Homöopathie bei akuten Erkrankungen und Notfällen" als Lehr- und Praxisbuch wird dadurch noch einmal besonders hervorgehoben. Außerdem präsentiert sich die 3. Auflage im neuen Format und Layout. Druckfehler aus früheren Auflagen sind berichtigt worden.

Wir danken Rolf Lenzen und Stefanie Regensburger vom Team der Komplementären und Integrativen Medizin für die konstruktive Unterstützung. Ein ganz besonderer und herzlicher Dank geht an Elisabeth Harth, die mit Kompetenz und gutem Auge für Text und Darstellung maßgeblich zur gelungenen Neugestaltung beigetragen hat. Möge auch die 3. Auflage allen Freunden der Homöopathie von Nutzen sein!

Baar, im Mai 2004
Erika Scheiwiller-Muralt

Vorwort zur 2. Auflage

Wir freuen uns, dass „Homöopathie bei akuten Erkrankungen und Notfällen" innerhalb von nur kurzer Zeit bereits in der zweiten Auflage erscheinen kann. Ein herzliches Dankeschön allen Leserinnen und Lesern, die uns mündlich und schriftlich ermuntert und auch Verbesserungen angeregt haben!

Die vorliegende überarbeitete und ergänzte Auflage enthält neu einen dritten ausführlichen Beispielfall mit einem Verletzungsmittel, sechs neue Fälle zur viel gelesenen Rubrik „Ein typischer Fall aus der Praxis" sowie zahlreiche praxisnahe Ergänzungen in der Rubrik „Aus der Praxis – Für die Praxis". Das Kapitel „Bewährte Indikationen" wurde erweitert.

Zudem hat das Buch auch ein optisches Facelifting erfahren. Neben anderen Verschönerungen sind nun die beiden wertvollen Übersichten „Die großen Sieben" und „Die zwölf Verletzungsmittel" auf der vorderen und hinteren Buchinnenseite platziert. Die graphisch verbesserte Gestaltung möchte den Leser dazu einladen, das Buch immer wieder zur Hand zu nehmen und sich zuerst die „sieben Großen", dann die zwölf Verletzungsmittel und mit der Zeit alle 40 wichtigen Arzneimittel gut einzuprägen. „Wissen" ist besser als „Glauben" – auch in der Homöopathie! Kenne ich Hypericum und seine Wirkungen, so werde ich mich im Notfall daran erinnern. Damit ist schon viel gewonnen! Wir hoffen, dass das Buch auch in der 2. Auflage der Homöopathie viele neue Freunde gewinnen wird.

Baar, im Herbst 2001
Erika Scheiwiller-Muralt

Vorwort

Es ist mir ein tiefes Anliegen zu zeigen, wie schnell und sicher die Homöopathie wirkt. Es gibt kein besseres Gebiet, dies zu demonstrieren, als die Notfallmedizin. Chronische Leiden sind immer langwierig und brauchen Zeit zur Linderung oder zum Ausheilen.

Als Anfängerin war ich erstaunt über die durchschlagende Wirkung der homöopathischen Arzneien, später erfreut, heute erwarte ich eine schnelle Wirkung: umso schneller, je akuter und schwerer der Zustand des Patienten ist. Erstaunt bin ich heute, warum die Homöopathie nicht weiter verbreitet ist, weshalb die wichtigsten Unfall- und Akutmittel nicht in jeder Arztpraxis, in jedem Haushalt griffbereit für den Notfall zur Verfügung stehen. Wie vielen Menschen hätte Arnica das Leben gerettet oder ein Leben voller Schmerzen und Kummer erspart. Hier sind Ärztinnen und Ärzte und die medizinische Notfallequipe als wichtige Weichensteller gefordert. Lassen Sie diese Rettungschance nicht wegen Vorurteilen ungeprüft!

Von Herzen danken möchte ich meinem Ehemann, Dr. jur. Beat Scheiwiller, dem Spiritus rector und Ghostwriter-Autor des vorliegenden Lehr- und Praxisbuches. Seit Jahren nimmt er aus nächster Nähe Anteil an meiner Arbeit und an den Heilerfolgen der Homöopathie, und seit langem drängte er darauf, die Unterlagen meiner Kurse zur „Homöopathischen Hausapotheke" als Buch aufzubereiten und so das Wissen allen Interessierten zugänglich zu machen. Unser beider Motivation ist die tiefe Überzeugung, dass auch die großartige Wahrheit der Homöopathie eines Tages siegen wird. So blieb er auch in schwierigen Zeiten am Ball, ein unermüdlicher und hartnäckiger Schaffer. Sein Weitblick, sein journalistisches Können und sein Engagement sollten schließlich mit zum Erfolg führen. So hoffen wir, dass viele Menschen dieses Buch prüfen werden, kritisch oder wohlwollend. Das Wichtigste ist, dass sie es prüfen. Unseren Freunden Dr. Verena und Kurt Meier-Gallati danken wir herzlich für das Vertrauen, die anregenden Gespräche und Zeichnungen! Trudi Kürsteiner danke ich für ihre Freundschaft und für die bereichernden Diskussionen während langer Bahnfahrten durch halb Europa, mit vielen homöopathischen Büchern im Gepäck. Philipp und Maya, unsere Kinder, zeigten Verständnis und Begeisterung, wenn ihre Eltern schon wieder über dem Buch saßen. „Ein Buch? Megacool!" Danke.

Baar, im Mai 2000
Erika Scheiwiller-Muralt

Inhaltsverzeichnis

Einleitung XII

Teil 1 Einführung in die homöopathische Heilmethode 1

Grundlagen der Homöopathie 2
Similia similibus – das Ähnlichkeitsgesetz 2
Arzneimittelprüfungen 3
Entwicklung der Arzneikraft durch Potenzierung 5
Lebenskraft – ein zentraler Begriff der Homöopathie 8
Krankheit als dynamische Verstimmung der Lebenskraft .. 9
Die Reise einer Krankheit 11
Der Prozess der Heilung 12
Heile schnell, sanft und dauerhaft 14
Symptome und Modalitäten 15
    Allgemeine und individuelle Symptome 15
    Modalitäten 17
    Epidemien – Genius epidemicus 19

Studium und Praxis 20
Das Handwerkszeug des Homöopathen 20
    Arzneimittellehre – Materia Medica 21
    Repertorien 22
Wie finde ich den Einstieg in die Homöopathie? 22

Teil 2 Die praktische Anwendung der homöopathischen Heilmethode 25

Die Wahl des Arzneimittels 25
Fallaufnahme 26
    Spontanbericht 26
    Checkliste 27
Der Prozess der Repertorisation 34
    Hilfen beim Repertorisieren 34
    Das Vorgehen Schritt für Schritt 36
    Fehlerquellen 38
Drei Fälle aus der Praxis 40
    Fall 1 40
    Fall 2 43
    Fall 3 47

Die Anwendung der Arzneimittel	51
Einnahme und Dosierung	51
Einnahme trocken	51
Einnahme trocken und in Wasser gelöst	51
Potenz	53
Unfälle und Verletzungen im Besonderen	53
Wiederholung und Zweitverschreibung	54
Abschließende Hinweise zur Anwendung	54
Unwirksame Arzneimittel/Antidote	54
Akutmittel während einer konstitutionellen Behandlung	55
Arzneimittel überlegt einsetzen!	55

Teil 3 Arzneimittelbeschreibungen – Materia Medica 57

Aconitum napellus	62
Allium cepa	68
Apis mellifica	71
Arnica montana	77
Arsenicum album	84
Belladonna	89
Bryonia alba	95
Cactus grandiflorus	100
Calendula officinalis	103
Cantharis	106
Carbo vegetabilis	110
Causticum	113
Chamomilla	117
China	121
Cocculus indicus	125
Colocynthis	128
Drosera	133
Dulcamara	136
Euphrasia	139
Gelsemium	142
Glonoinum	145
Hamamelis	149
Hepar sulphuris	152
Hypericum	156
Ignatia	160
Ipecacuanha	163
Ledum palustre	166
Mercurius solubilis	169
Nux vomica	175

Phosphorus 180
Podophyllum peltatum 184
Pulsatilla 187
Rhus toxicodendron 190
Ruta graveolens 194
Silicea 198
Spongia tosta 203
Staphisagria 206
Sulphur 210
Symphytum 214
Tabacum 217

Teil 4 Hilfen bei der Wahl des Arzneimittels 221

Modalitätentabelle 221

Vereinfachtes Repertorium 224
Gemüt 225
Kopf 227
Augen 228
Mund 228
Hals 229
Magen 229
Rektum 229
Husten 230
Allgemeines 236

Teil 5 Bewährte Indikationen in der homöopathischen Praxis .. 239

Verletzungen 240
Verletzungen von Kopf bis Fuß 241
Sonnenbrand 249
Sonnenstich 250
Zahnverletzungen 253
  Zahnärztlicher Eingriff 254
Giftige Stiche und Bisse von Tieren (Insekten,
Spinnen, Quallen, Seeigel, Schlangen, Skorpione) 255

Infektionskrankheiten 257
Meningitis (Hirnhautentzündung) 257
Influenza (Grippe) 259

Kinderkrankheiten 263
Masern 264

Röteln	268
Windpocken	268
Mumps	269
Keuchhusten	270
Scharlach	271

Organe und Körperregionen 275

Magen-Darm-Trakt	275
Brechdurchfall	276
Gallensteinkolik	279
Harnwege	280
Zystitis (Blasenentzündung)	280
Harnverhaltung	282
Nierensteinkolik	283
Atemwege: Pseudokrupp	284
Herz-Kreislauf	285
Kollapsneigung	285
Akute Herzbeschwerden	289
Gesichtsröte	292

Beschwerden auf Reisen 294

Reise- und Seekrankheit	295
Flugangst	295
Höhenkrankheit	296
Blitzschlag	297
Beschwerden durch warmen Wind	297

Indikationenkatalog 297

Indikationen von A–Z	298

Teil 6 Fragebogen und Übungsfälle 309

Fragebogen 309

Fragebogen: Lösungen 317

Übungsfälle 325

Übungsfälle: Lösungen 344

Teil 7 Anhang 369

Glossar	369
Empfehlenswerte Bücher – Meine Favoriten	373
Für interessierte Laien und Anfänger	373

Inhaltsverzeichnis

Für den fortgeschrittenen Studenten 374
Repertorium 378
Bezugsquelle für Taschenapotheken 378
Stichwortverzeichnis 379

Einleitung

Das vorliegende Buch vermittelt einen Einstieg in die „ächte Heilkunst", wie Christian Friedrich Samuel Hahnemann die von ihm begründete homöopathische Heilmethode nannte. Zugleich ist das Buch ein Lehrgang, illustriert mit zahlreichen praktischen Beispielen, einem Fragebogen und 36 Übungsfällen aus dem Praxisalltag einer Ärztin, die ausschließlich die homöopathische Heilmethode nach Hahnemann praktiziert. Nach dem Studium dieses Lehr- und Praxisbuches sollte der ernsthaft Lernende in der Lage sein, **das passende homöopathische Arzneimittel für viele akute Erkrankungen, wie sie in der Praxis täglich vorkommen, schnell und sicher zu bestimmen.** Die praxisnahen und kompakten Beschreibungen von 40 wichtigen Arzneimitteln bei akuten Krankheiten in der Materia Medica werden auch dem **Praktiker** eine wertvolle Hilfe sein.

Hahnemann war zu seiner Zeit als Arzt ungewöhnlich erfolgreich. Den Beweis für die Wirksamkeit der Homöopathie erbrachte er durch viele eindrückliche Heilerfolge wie im Jahr 1812, als eine Typhus-Epidemie 70 000 Menschen dahinraffte und Hahnemann 179 von seinen 180 Patienten heilen konnte. Heute wird die Homöopathie in der Öffentlichkeit und von vielen Ärzten oft einzig als alternative Therapie bei chronischen und unheilbaren Leiden wahrgenommen. Wie wirksam und erfolgreich die homöopathische Heilmethode gerade bei akuten Erkrankungen ist, wissen nur wenige. Hier will dieses Buch eine Lücke schließen.

Eine bewährte und Erfolg versprechende Methode

Die ungewohnt altertümliche Sprache, eine schier unermessliche Anzahl von Arzneimitteln und dickleibige Bücher schrecken nicht wenige Ärzte und Studenten davon ab, das Studium der homöopathischen Heilkunde ernsthaft aufzunehmen. Andere, die Homöopathie aus Mangel an Zeit oder Interesse nur halbherzig betreiben, werden sehr schnell durch ausbleibende Therapieerfolge gestraft. Wieder andere haben nach einem Start voll Enthusiasmus aufgegeben, hoffnungslos verirrt im Dschungel der Arzneimittel, die bei akuten und chronischen Krankheiten gleichermaßen beherrscht sein wollen.

Solche Frustrationen müssen nicht sein. Erfahrene Praktiker wissen, dass wenig mehr als drei Dutzend Arzneimittel ausreichen, um viele akute Krankheiten sanft und sicher zu heilen. Dieses Buch stellt eine **Methode** vor, **welche die Kräfte bündelt und deshalb Erfolg verspricht.** Der Stoffumfang ist zweifach beschränkt, zum einen auf die

akuten **Erkrankungen** – das weite und schwierige Feld der chronischen Erkrankungen ist ausgeschlossen –, zum anderen auf **40 wichtige Arzneimittel**. Aus zweierlei Gründen ist diese Beschränkung sinnvoll:
1. Dieses Buch will vorab eine **bewährte Methode** vermitteln. Wie muss ich vorgehen, damit ich bei einer akuten Erkrankung das passende homöopathische Arzneimittel sicher finde? Die Lösung führt über zwei Schritte. Bei der Fallaufnahme ermitteln wir das Krankheitsbild, und im nachfolgenden Suchprozess des Repertorisierens bringen wir das Krankheitsbild mit dem ähnlichsten Arzneimittelbild in Übereinstimmung. Der Leser wird dazu angeleitet, „homöopathisch" zu denken, d. h. den Patienten genau zu beobachten und die Aufmerksamkeit auf die Ursache der Krankheit, auf wichtige Symptome und Modalitäten zu richten. Ein vereinfachtes Verfahren der Repertorisation wird im vorliegenden Lehrbuch mit Hilfe von Arzneimittelbeschreibungen, einer Modalitätentabelle und einem Vereinfachten Repertorium dargestellt.
2. Die im Buch vorgestellten Arzneimittel sind das **Fundament des homöopathischen Arzneimittelschatzes bei akuten Erkrankungen.** Ökonomisch gesehen liegt bei diesen 40 Arzneimitteln von den insgesamt rund 2000 des gesamten Arzneimittelschatzes wahrscheinlich das **optimale Verhältnis zwischen Lernaufwand und Therapieerfolg** bei akuten Erkrankungen. Der Lernende sollte sich diese wenigen Arzneimittel deshalb gut einprägen und durch ständige Anwendung mit der Zeit sicher beherrschen lernen. Wer in der Praxis erfolgreich sein will, muss diese geistige Arbeit auf sich nehmen. Daran führt kein Weg vorbei. Symptome und Modalitäten auswendig zu lernen, gehört zum Studium der Homöopathie wie das Pauken von Vokabeln zum Fremdsprachenstudium. Für die Mühe wird der Lernende bald schon mit schönen Therapieerfolgen belohnt werden.

An wen richtet sich dieses Buch?

Dieses Buch ist in der Hoffnung geschrieben worden, viele für die wunderbare Heilmethode der Homöopathie zu begeistern, ja zu fesseln!
- **Ärztinnen und Ärzten, Medizinstudentinnen und -studenten, Apothekerinnen und Apothekern, Heilpraktikerinnen und Heilpraktikern** wird dieses Lehr- und Praxisbuch **als theoretisch solide untermauerter und praxisnaher Einstieg** in die homöopathische Heilmethode dienen. Wer die hier beschriebenen Arzneimittel verinnerlicht hat und die dargestellte Methode erfolgreich anwendet, wird gut gerüstet sein, weitere anspruchsvolle Ziele ins Auge zu fassen. Sodann werden auch **Fortgeschrittene** die übersichtliche, kom-

pakte und praxisnahe Darstellung von 40 wichtigen Arzneimitteln bei akuten Erkrankungen in einer eigenen Materia Medica mit Gewinn bei der täglichen Arbeit nutzen.
- Die rechtzeitige Anwendung eines homöopathischen Arzneimittels durch die **Rettungsdienste**, die bei Unfällen Erste Hilfe leisten, kann in vielen Fällen schlimmste Unfallfolgen lindern und Leben retten.
- Als praxisnahe Anleitung dient dieses Buch auch interessierten Laien: **Eltern, Lehrerinnen und Lehrern** und **Betreuern**, die bei Verletzungen und in Notfällen schnell und kompetent helfen möchten. Mit Hilfe dieses praxiserprobten Leitfadens werden sie das passende Arzneimittel sicher finden. Der beste Beweis dafür sind meine Patientinnen und Patienten, die meisten von ihnen medizinische Laien, welche die in diesem Buch vermittelte Methode in meinen Kursen erlernt haben und homöopathische Arzneimittel im Familienkreis mit großem Erfolg anwenden. Viele schwere Komplikationen und lange Krankenhausaufenthalte könnten durch die rechtzeitige Anwendung eines homöopathischen Notfallmittels verhindert werden. Mit Ausnahme von Mercurius solubilis und Silicea eignen sich alle der 40 in diesem Buch beschriebenen Arzneimittel auch für die Anwendung durch Laien.

Schließlich sei wiederholt, dass das vorliegende Lehr- und Praxisbuch nicht für Ärzte und Therapeuten verfasst worden ist, die chronische und tief sitzende Krankheiten homöopathisch behandeln möchten. Dieses weite und schwierige Feld der homöopathischen Heilmethode ist nicht Gegenstand dieses Buches. Wer hier als Arzt und Therapeut vorwärts kommen will, wird sich einem jahrelangen und vertieften Studium widmen müssen.

Zum Inhalt

Das vorliegende Lehr- und Praxisbuch besteht aus sechs Teilen. In Teil 1 wird einleitend die **homöopathische Heilmethode** dargestellt, so wie sie uns von Hahnemann übermittelt worden ist. In Teil 2 lernen wir, das theoretische Wissen anhand einer **bewährten Methode** praktisch umzusetzen. Wie muss ich nach den Regeln der Kunst vorgehen, damit ich bei einer akuten Erkrankung und in einem Notfall das passende homöopathische Arzneimittel schnell und sicher bestimmen kann?
Das Herzstück des Buches ist eine auf unsere Bedürfnisse maßgeschneiderte **Materia Medica** in Teil 3. Hier sind **40 wichtige Arzneimittel** beschrieben, die sich bei akuten Erkrankungen und bei Verletzungen in der ärztlichen Praxis und im Krankenhaus täglich tausendfach

Einleitung

bewähren – ein nützlicher **Praxisbegleiter** für den Lernenden und den erfahrenen Praktiker zugleich.

Die **Modalitätentabelle** und ein **Vereinfachtes Repertorium** in Teil 4 sollen dem Leser helfen, bei der Suche nach dem passenden Arzneimittel systematisch und Erfolg versprechend vorzugehen.

In Teil 5 finden sich **bewährte Indikationen,** welche entweder die Wahl zusätzlich bestätigen können oder in gewissen Fällen auf die Spur des Arzneimittels führen. Und wie es sich für einen richtigen Lehrgang gehört, finden sich zum Schluss in Teil 6 ein **Fragebogen** sowie **36 Übungsfälle** aus der täglichen Praxis mitsamt Lösungen. Ein **Glossar** in Teil 7 gibt Auskunft über die deutsche Bedeutung von häufiger verwendeten medizinischen Fachausdrücken. Abgerundet wird das Buch durch eine Liste mit kommentierten **Literaturempfehlungen**.

Teil 1
Einführung in die homöopathische Heilmethode

Die Begründung der homöopathischen Heilmethode ist das Lebenswerk des deutschen Arztes Christian Friedrich Samuel Hahnemann. Hahnemann wurde 1755 in Meißen als drittes Kind eines Porzellanmalers geboren. Unzufrieden mit der damals betriebenen Medizin, beschäftigte er sich schon als junger Arzt mit der Frage, wie Krankheiten entstehen und wie sie sanft und dauerhaft geheilt werden könnten. In der medizinischen Fachwelt erregte er erstmals Aufsehen, als es ihm gelang, die Syphilis mit einer stark verdünnten, wasserlöslichen Quecksilberverbindung erfolgreich zu behandeln.[1] Die Quecksilberverbindung, so erklärte er die Heilwirkung, rufe im Organismus einen der Syphilis ähnlichen, doch stärkeren Reiz hervor, welcher die Syphilis verdränge und auslösche.

Als Hahnemann einige Jahre später die Materia Medica von Cullen übersetzte, entdeckte er im Text eine Stelle, in der Cullen die Wirkung der Chinarinde[2] bei Malaria der „stärkenden" Wirkung auf den Magen zuschrieb. Hahnemann zweifelte an dieser Erklärung und entschloss sich zu einem Selbstversuch, über den er in einer Fußnote seiner Übersetzung ausführlich berichtet. Er nahm zweimal täglich eine geringe Menge der Chinarinde ein und beobachtete bald darauf typische Erscheinungen von Wechselfieber an sich selbst, die abklangen, sobald er das Mittel absetzte, und die wieder erschienen, wenn er das Mittel erneut einnahm.[3] Mit diesem Selbstversuch hatte Hahnemann das Fundament seiner erfolgreichen Heilmethode gelegt. China ist bei der Malariakrankheit eben gerade deshalb wirksam, weil es in der Lage, ist, beim gesunden Menschen eine **Kunstkrankheit** mit malariaähnlichen Symptomen zu erzeugen.

---

[1] Das neue Heilverfahren beschreibt er in der Abhandlung „Unterricht für Wundärzte über die venerischen Krankheiten" (1789).

[2] Aus Chinarinde wird Chinin hergestellt, welches – zu Zeiten Hahnemanns wie auch heute – unter anderem gegen Malaria eingesetzt wird. Heute allerdings hat sich der Malaria-Erreger so verändert, dass ihm mit Chininderivaten oft nicht mehr beizukommen ist.

[3] Hahnemann beschreibt diesen historischen Versuch, den er im Jahre 1790 unternahm, wie folgt: „Ich nahm des Versuchs halber etliche Tage zweimal täglich jedesmal 4 Quentchen

Grundlagen der Homöopathie

Similia similibus – das Ähnlichkeitsgesetz

Similia similibus curentur – Ähnliches möge mit Ähnlichem geheilt werden – so lautet, auf die kürzeste Formel gebracht, das Prinzip der Homöopathie.[4] Der Schuljunge, der seine vor Kälte erfrorenen Hände mit Schnee einreibt, der Koch, der seine verbrühte Hand für einen kurzen Moment über die heiße Herdplatte hält – beide verhalten sich nach homöopathischen Grundsätzen. Durch einen kräftigen gleichgerichteten Reiz, Kälte auf Kälte, Hitze auf Hitze, wird ein schneller und dauerhafter Heilungsprozess einsetzen.

> „Jedes wirksame Arzneimittel", so fasst Hahnemann die Ergebnisse seiner Forschungen und Experimente zusammen, „erregt im menschlichen Körper eine Art von eigener Krankheit, eine desto eigenthümlichere, ausgezeichnetere und heftigere Krankheit, je wirksamer die Arznei ist".[5] Aufgrund dieser Gesetzmäßigkeit kann ein Arzneimittel eine Krankheit nur dann dauerhaft heilen, wenn die Symptome, die wir am Patienten beobachten, den Symptomen ähnlich sind, die das gleiche Arzneimittel an einem gesunden Menschen hervorruft. Eine solche Heilmethode nennt man homöopathisch (griech. *homoios* = ähnlich, gleich).

---

gute China ein; die Füsse, die Fingerspitzen usw. wurden mir erst kalt, ich ward matt und schläfrig, dann fing mir das Herz zu klopfen an, mein Puls ward hart und geschwind; eine unleidliche Aengstlichkeit, ein Zittern (aber ohne Schaudern), eine Abgeschlagenheit durch alle Glieder; dann Klopfen im Kopfe, Röte der Wangen, Durst, kurz alle mir sonst beim Wechselfieber gewöhnlichen Symptome erschienen nacheinander, doch ohne eigentlichen Fieberschauder. [...] Dieser Paroxysmus dauerte 2–3 Stunden jedesmal und erneuerte sich, wenn ich diese Gabe wiederholte, sonst nicht. Ich hörte auf und war gesund". Zitiert aus Haehl, R.: Friedrich Samuel Hahnemann – Sein Leben und Schaffen. Dreieich 1988, Bd. 1, S. 43.

[4] Das Simile-Prinzip erwähnen bereits Hippokrates und Paracelsus in ihren Lehren. Hahnemann aber erkannte als erster das Naturgesetz, das diesen Erfahrungen zugrunde liegt. Mit der Zeit entwickelte er daraus ein vollständiges Heilsystem. Die von Hahnemann und seinen Nachfolgern im Selbstversuch überprüfte Hypothese, dass eine Krankheit gemäß dem Ähnlichkeitsprinzip durch eine ihr ähnliche Kunstkrankheit ausgelöscht wird, ist bis heute nicht widerlegt worden.

[5] Hahnemann, S.: Versuch über ein neues Prinzip zur Auffindung der Heilkräfte der Arzneisubstanzen (1796), zitiert aus Haehl, a.a.O., S. 75.

Die Erkenntnisse von Hahnemann waren zu seiner Zeit revolutionär, da die Wirkungsweise der damals wie heute die Medizin beherrschenden Allopathie auf einem grundlegend anderen Prinzip[6] beruht. Gemäß dem allopathischen Prinzip (griech. *allos* = anders, fremd) wird ein dem Symptom entgegengesetzter Reiz gesetzt und somit Hitze durch Kälte bzw. Kälte durch Hitze behandelt.

Arzneimittelprüfungen

Wie wird nun die heilende Substanz gefunden? Nicht auf gut Glück, sondern durch ein **wissenschaftliches Verfahren der Prüfung des Arzneimittels am gesunden Menschen**. Nach der Prüfung von China durch Hahnemann begannen Ärzte und Studenten, die zu seinem treuen Freundeskreis zählten, Arzneimittel an sich selbst auszuprobieren. Nachdem die Prüfer ein Arzneimittel eingenommen hatten, hielten sie jedes einzelne Symptom, das sie bei sich entdeckten, genau fest. Durch diese Prüfungen konnten sie am eigenen Leib erfahren, dass Arzneimittel nicht nur körperliche, sondern auch seelische und geistige Symptome hervorrufen.

Beispielsweise verursachte **Coffea arabica**, die ungeröstete Kaffeebohne, bei den Prüfern eine sehr starke, allgemein erhöhte Empfindlichkeit. Alle Sinne wurden schärfer, und die Prüfer bemerkten an sich eine ungewöhnliche geistige und körperliche Lebhaftigkeit – ein Zustand, den man vielleicht als die angenehme Seite der Prüfung bezeichnen könnte. Zugleich traten aber starke Kopf- und Nervenschmerzen auf, die Prüfer registrierten eine Überempfindsamkeit auf Freud und Leid und fanden nicht mehr den erlösenden Schlaf.[7] Wer diese Symptome zeigt, obwohl er keinen Kaffee trinkt, wird nach dem Heilungsgesetz *similia similibus* durch eine Gabe des homöopathischen Arzneimittels Coffea geheilt – und wer an sich diese Symptome beobachtet, gerade weil er viel Kaffee trinkt, braucht ganz einfach nur mit dem Kaffeetrinken aufzuhören!

Auf der Grundlage dieser Arzneimittelprüfungen veröffentlichte Hahnemann die erste Arzneimittellehre, die alle geistigen, seelischen und

---

[6] Hahnemann selbst bezeichnete die Methode der Schulmedizin als „allopathisch" und verdeutlichte dadurch den Unterschied zur Homöopathie.

[7] Vgl. Nash E. B.: Leitsymptome in der homöopathischen Therapie. Heidelberg 2004, S. 113: „Und es gibt keine schönere Bestätigung für die Richtigkeit des Ähnlichkeitsgesetztes als ebendiese Tatsache, denn das Mittel ruft bei vielen Menschen ausgeprägte Schlaflosigkeit hervor, wenn es in großen Mengen als Getränk genossen wird".

1 Einführung in die homöopathische Heilmethode

körperlichen Symptome beschreibt, die ein Arzneimittel in einem gesunden menschlichen Organismus hervorruft. Man nennt diese Beschreibungen auch **Arzneimittelbilder**. Rund zweitausend Substanzen sind bis heute „im Menschenversuch" geprüft worden[8]:
- aus der Pflanzenwelt (z. B. Hypericum = Johanniskraut),
- aus dem Tierreich (z. B. Apis mellifica = Honigbiene)
- oder auch aus dem Bereich der anorganischen und organischen Verbindungen (z. B. Causticum = Hahnemanns Ätzkalk, Carbo vegetabilis = Holzkohle).

Zu den ersten Substanzen, die geprüft wurden, gehörten Belladonna (Tollkirsche), Chamomilla (Kamille), Pulsatilla (gemeine Küchenschelle), Dulcamara (Bittersüß), Arnica montana (Bergwohlverleih), Aconitum (Eisenhut). Heutzutage werden laufend neue Substanzen geprüft, die den Erfahrungsschatz der Arzneimittellehre bereichern wie Schokolade (schwarze Schokolade), Scorpion (das Gift des Skorpions), Quercus robur (Stiel- oder Sommereiche), oder auch verschiedene chemische Elemente des Periodensystems wie Germanium und Plutonium.

Wie findet der homöopathische Arzt aus dem riesigen Arzneimittelschatz das dem Krankheitsbild ähnlichste Arzneimittelbild und damit das Arzneimittel, welches heilen wird? Die Wahl des passenden Arzneimittels ist insbesondere bei **chronischen Krankheiten** eine anspruchsvolle Aufgabe. Sie umfasst eine ausführliche Fallaufnahme, eine exakte Analyse und eine sorgfältige Verschreibung.[9] Bei **akuten Krankheiten** ist die Wahl des Arzneimittels einfacher. In Teil 2 wird ein sicherer und praxiserprobter Einstieg in die homöopathische Heilmethode bei akuten Erkrankungen und in Notfällen gezeigt.

---

[8] Die Homöopathie ist von der Prüfung bis zur Anwendung des Arzneimittels eine wahrhaft humane Heilmethode, die ihre Helden hat. Constantin Hering, einer der großen Homöopathen des 19. Jahrhunderts, zog sich bei der Zubereitung von Lachesis, dem Gift der Buschmeisterschlange, eine bleibende linksseitige Gesichtslähmung zu. Schon die Wirkungen, die sich bei der Gewinnung einer niederen Potenz entwickelten, erzeugten bei ihm „Fieber mit umherwerfendem Delirium und Manie" (Hering presste das Schlangengift aus dem Giftsack und träufelte es auf Milchzucker, nachdem er die Schlange durch einen Schlag auf den Kopf betäubt hatte). Vgl. Clarke J.H.: Praktische Materia Medica. Schäftlarn 1994, Bd. 1, S. 1289.

[9] Hahnemann nannte die von ihm begründete homöopathische Heilmethode „ein zwar leicht scheinendes, doch sehr nachdenkliches, mühsames, schweres Geschäft, was aber die Kranken in kurzer Zeit, ohne Beschwerde und völlig zur Gesundheit herstellt – und so ein heilbringendes und beseeligendes Geschäft wird" (Organon der Heilkunst, Vorwort, S. 4 f., Heidelberg 1999).

Entwicklung der Arzneikraft durch Potenzierung

Die Syphilis, damals eine der häufigsten Krankheiten, wurde von Hahnemanns allopathischen Zeitgenossen mit Quecksilber in hohen Dosierungen behandelt. Zwar kann Quecksilber die Syphilis heilen, so wie Chinarinde die Malaria heilt. Die hohen Dosierungen führten aber zu starken Vergiftungserscheinungen. Um solche Nebenwirkungen möglichst auszuschalten, suchte er nach Mitteln und Wegen, das Quecksilber zu verdünnen. Durch hartnäckiges Tüfteln gelang es ihm schließlich, eine wasserlösliche kolloidale Quecksilberverbindung herzustellen, die unter dem Namen Mercurius solubilis Hahnemanni bekannt geworden ist.

Im weiteren Verlauf seiner Forschungen unterzog Hahnemann die Arzneiverdünnung bei jedem Verdünnungsschritt heftigen Schüttelschlägen. Er stellte fest, dass die höheren Verdünnungen, die auf diese Weise verschüttelt wurden, weit wirksamer waren. Hahnemann nannte das von ihm entdeckte Verfahren Potenzierung. Durch die Potenzierung[10] wird die Arzneikraft entwickelt.

> Der einfache Prozess des Verreibens, Verdünnens und Schüttelns einer Substanz, auch Potenzierung genannt, verstärkt die Heilkraft. Die gefürchteten und unerwünschten Nebenwirkungen der Ursubstanz bleiben aus!

Wir wissen bis heute nicht, wie Hahnemann dem Geheimnis der Potenzierung auf die Spur kam. Wie kann es sein, dass ein Arzneimittel, in welchem kein Molekül der ursprünglichen Substanz mehr vorhanden ist, überhaupt wirken kann, ja dass sich die Wirksamkeit des Arzneimittels mit dem höheren Grad der Verdünnung und mit der Verschüttelung verstärkt? Neueste Forschungen legen nahe, dass homöopathische Substanzen Lichtenergien aussenden, die im Körper eine Kaskade von Wirkungen auslösen.[11]

---

[10] Hahnemann, S.: Organon der Heilkunst. A.a.O., § 269 f. Im Folgenden „Organon" mit Angabe der Textstelle.

[11] Als Empfangsantenne wirkt dabei die DNA der Körperzellen. Dieser Wirkungsmechanismus der homöopathischen Potenzen ist durch eine französische Forschergruppe aufgedeckt worden. Es gelang ihnen nachzuweisen, dass in homöopathisch verdünnten Lösungen ein dynamisches Prinzip steckt. Wird eine homöopathische Lösung immer weiter verdünnt und verschüttelt, so schwindet die materielle Substanz, d.h. sie kann mit Messgeräten nicht mehr nachgewiesen werden. Gleichzeitig aber bilden sich so genannte „weiße

1 Einführung in die homöopathische Heilmethode

Hahnemann war ein praktisch denkender Arzt und Wissenschaftler. Er suchte die Wahrheit in der Erfahrung und nicht in ungeprüften Theorien oder Statistiken.

„Wenn der angebliche Wahrheitssucher die Wahrheit nicht da suchen will, wo sie zu finden ist, nämlich in der Erfahrung, so mag er sie ungefunden lassen; auf der Rechentafel kann er sie nicht finden."[12]

Ein überzeugender Beweis für die Wirksamkeit der potenzierten Arzneimittel ist ganz einfach die Tatsache, dass unzählige Patienten mit der von Hahnemann entdeckten, unvergleichlichen und einzigartigen Heilmethode sanft und dauerhaft geheilt worden sind.

Als gebräuchlichste **Potenzen** werden heute D-Potenzen (Dezimalpotenzen, Verdünnungsverhältnis 1:9), C-Potenzen (Centesimalpotenzen, Verdünnungsverhältnis 1:99) und Q-Potenzen (LM, Verdünnungsverhältnis 1:49999) verwendet. Trägersubstanzen sind Alkohol oder Milchzucker. Richtlinien zur Wahl der richtigen Potenz bei akuten Krankheiten finden sich in Teil 2 („Die Anwendung der Arzneimittel").

> ### 👁 Exkurs – Ein Fall aus der Praxis
>
> Ein eindrücklicher Fall zeigt, wie schnell eine richtig gewählte, potenzierte Substanz wirken kann. Eine Mutter bringt ihre siebenjährige Tochter in die Praxis. Das Mädchen leidet an einer schweren generalisierten Urtikaria. Auffallend sind die starke Schwellung und Empfindsamkeit der Fußsohlen sowie plötzlich auftretende und nach einigen Stunden sich jeweils wieder zurückbildende Schwellungen der Zehen- und Fingergelenke, die mit einer starken Rötung der Gelenke einhergehen. Gut ausgewählte homöopathische Arzneimittel helfen nicht. Da die Ärztin bereits einige Tage zuvor zwei ähnliche, aber deutlich leichtere Fälle beobachtet hat, die nach Genuss eines neuen Eisproduktes mit Sprudelpulver aufgetreten sind, will sie wissen, ob das Mädchen von diesem Eis am Stiel mit Sprudelpulver gegessen hat. „Ja!" erhält sie zur Antwort. →

Löcher", die durch den Prozess des Schüttelns aktiviert werden. Diese weißen Löcher, äußerst lichtintensive Orte, senden für jede Substanz charakteristische Betastrahlen aus, die mit hochempfindlichen Geräten gemessen werden können. Daraus lässt sich schließen, dass das Wasser Träger einer wirklichen Kraft ist, auch wenn sich infolge der Verdünnung im Wasser keine Moleküle der Substanz mehr nachweisen lassen. Vgl. Berliocchi H., Conte R., Lasne Y.: Théorie des Hautes Dilutions (Paris 2000).

[12] Hahnemann S.: Belehrung für den Wahrheitssucher (1825), zitiert aus Haehl, a.a.O., S. 71.

> Die Mutter löst nun nach Anweisung der Ärztin eine kleine Menge des Sprudelpulvers in einem Glas Wasser auf, rührt die Lösung etwa hundert Mal um und gibt dem Mädchen einen Schluck zum Trinken. Unmittelbar danach verschwindet der Ausschlag, und die Schwellungen bilden sich vollständig zurück! Das Mädchen kann für einige Stunden wieder mit anderen Kindern spielen. In der Nacht kommt es zu einem Rückfall.
> Nun wird das Sprudelpulver potenziert. Nach Anweisung der Ärztin verreibt die Mutter das Pulver zusammen mit Milchzucker (ca. 1 Teil Sprudelpulver, 99 Teile Milchzucker) etwa eine Viertelstunde lang in einem Mörser. Danach wird eine geringe Menge des potenzierten Pulvers (die C-1-Potenz) wiederum mit ca. 99 Teilen Milchpulver ergänzt und während einer Viertelstunde im Mörser verrieben. Nach dem gleichen Verfahren wird wiederum eine Stufe höher potenziert. Schließlich wird eine Messerspitze des nun auf C 3 potenzierten Sprudelpulvers in Wasser aufgelöst und die Lösung wiederum etwa hundert Mal umgerührt, bevor das Mädchen davon einen Schluck einnimmt. Innerhalb von kurzer Zeit verschwinden die Symptome, und das Mädchen erholt sich vollständig. Dieses Mal kommt es zu keinem Rückfall.

Was steckt hinter der Idee, das allergieauslösende Sprudelpulver potenziert als Arzneimittel anzuwenden? Ganz einfach: die Symptome wechseln ständig, sie kommen und gehen, und die Fingergelenke sehen aus wie rote, runde Kugeln. Das alles erinnert an schäumendes Sprudelpulver! Nach dem Gesetz des *similia similibus* bewirkt das potenzierte Pulver eine schnelle, sanfte und dauerhafte Heilung. Auch in anderen Fällen kann das homöopathische Simile-Prinzip erfolgreich angewendet werden, beispielsweise bei allergischen Reaktionen, die nach der Anwendung von Penicillin auftreten. Nach einer Gabe potenzierten Penicillins verschwinden auch hier die Symptome sehr schnell.[13]

---

[13] Man nennt dieses Verfahren, das sich auf das Simile-Prinzip gründet, tautopathisch.

1 Einführung in die homöopathische Heilmethode

Lebenskraft – ein zentraler Begriff der Homöopathie

Die Forschungen Hahnemanns über die Ursachen von Gesundheit und Krankheit führten ihn zu einer **unsichtbaren dynamischen Kraft**, die er Lebenskraft nannte. Da die Lebenskraft für die homöopathische Lehre der Krankheitsentstehung so zentral ist, lassen wir Hahnemann im Originaltext zu Worte kommen.

> „Im gesunden Zustande des Menschen waltet die geistartige, als Dynamis den materiellen Körper (Organism) belebende Lebenskraft (Autokratie) unumschränkt und hält alle seine Teile in bewundernswürdig harmonischem Lebensgange in Gefühlen und Thätigkeiten, so daß unser inwohnende vernünftige Geist sich dieses lebendigen, gesunden Werkzeugs frei zu dem höhern Zwecke unsers Daseyns bedienen kann".[14]

Die homöopathische Lehre von der Lebenskraft steht im Einklang mit großen medizinischen Traditionen, welche die Lebenskraft als zentrales Element anerkennen, sie allerdings unterschiedlich bezeichnen: als Prana[15], Ki, Chi, Organon, Vitalkraft oder einfach als Energie. Hahnemann nannte diese dynamische Kraft **geistartig**. Die Lebenskraft offenbart sich uns durch ihre Wirkungen wie Wachstum und Entwicklung, durch die Fortpflanzungsfähigkeit, durch Reaktionsfähigkeit und Bewegung. Bei einem Geschehen, das wie bei einem Unfall mit Gewalt über den Menschen hereinbricht, kann die Lebenskraft innerhalb von Sekunden in sich zusammenfallen.

Als Ärzte können wir beobachten, wie oft unsere Patienten die Sprechstunde aufsuchen, nachdem sie **körperlich** oder **seelisch belastenden Situationen** ausgesetzt waren. Zu nennen sind hier Stress bei der Arbeit, körperliche Überlastung, Medikamente, Impfungen, extreme Wetterlagen, abrupte Klimawechsel, ebenso wie schlechte Nachrichten, Zorn, lange aufgestauter Groll, verletztes Gerechtigkeitsgefühl. Oft wirken zahlreiche dieser Faktoren gleichzeitig, wie ein alltägliches Beispiel aus der Praxis zeigt. Die Patientin ist Mutter von zwei lebhaften kleinen

---

[14] Organon, § 9.

[15] *Prana* stammt aus dem Ayurveda (= Wissenschaft vom Leben) und setzt sich zusammen aus den Sanskritworten *pra* = vor und *ana* = Atem). *Prana* „reitet auf dem Atem" und belebt nach ayurvedischer Lehre sowohl den physischen als auch den Astral- und Kausalkörper. Wie die Lebenskraft ist auch *Prana* geistartig.

Kindern und eines Säuglings, den sie noch stillt. Sie hat sich von der dritten Schwangerschaft noch nicht erholt und leidet nach dem Umzug in ein Föhnklima oft an Kopfschmerzen, die sich verschlimmern, wenn sich die neue Nachbarin bei ihr wegen Kleinigkeiten unangenehm beschwert. Und ausgerechnet jetzt übernimmt ihr Ehemann das Amt des Präsidenten eines Organisationskomitees für einen großen Anlass! Er ist abends mehr auf Sitzungen als zu Hause und seiner Ehefrau in dieser schwierigen Zeit keine Stütze. Die junge Frau grollt ihrem Ehemann, und aus den anfänglich noch erträglichen Kopfschmerzen entwickeln sich schwere Migräneanfälle.

Diese alltäglichen Erfahrungen lehren uns, dass wir auch bei Krankheiten, die scheinbar aus dem Nichts kommen, die Frage stellen sollten: **„Was ist geschehen?"** Mit dieser Frage beschäftigte sich auch Hahnemann, und sie führt uns geradewegs zum nächsten Abschnitt, zu den Folgen einer geschwächten Lebenskraft.

Krankheit als dynamische Verstimmung der Lebenskraft

Hahnemann war Naturwissenschaftler, und so suchte er in allem, was geschah, nach einer Ursache. Durch seine Forschungen fand er schließlich heraus, dass eine Krankheit nur unter gewissen Bedingungen entstehen und sich entwickeln kann, nämlich dann, wenn die Lebenskraft geschwächt, oder – in seinen Worten – wenn sie **dynamisch verstimmt** ist. Eine Krankheit überfällt den Menschen nicht einfach aus heiterem Himmel. De nihilo nihil – aus dem Nichts kommt nichts! Hahnemann hatte beobachtet, wie ungesunde Lebensumstände, körperliche Überlastung und wenig Bewegung die Lebenskraft angreifen. Um die **Lebenskraft zu stärken**, forderte Hahnemann deshalb die „zweckmäßigste Lebensordnung" wie „unschuldige Aufheiterung des Geistes und Gemüths, active Bewegung in freier Luft, fast bei jeder Art von Witterung, (tägliches Spazierengehen, kleine Arbeiten mit den Armen), angemessene, nahrhafte, unarzneiliche Speisen und Getränke usw."[16] Vorbeugung, heute auch Prävention genannt, war für Hahnemann die „königliche Straße" auf dem Weg zur Gesundheit. Man hat Hahnemann deshalb auch den Vater der modernen Hygienelehre genannt.[17]

---

[16] Organon, § 261.

[17] In § 260 des Organon (Anm. 1) zählt Hahnemann „Schädlichkeiten und andre, krankhaft wirkende, oft unerkannte Fehler in der Lebensordnung" auf, welche die Krankheit „gewöhn-

1 Einführung in die homöopathische Heilmethode

Unsichtbare Kräfte, wie es z. B. negative Gedanken oder Gefühle sind, vermögen die **Lebenskraft zu schwächen**, auch wenn diese Verstimmungen mit keinen Labortests aufgespürt werden können. Wer als Lebenseinstellung in allem zuerst das Negative wahrnimmt, fügt seiner Lebenskraft deshalb auf subtile Weise Schaden zu. Auch bedrückende Situationen können die Lebenskraft schwächen. Ein Ereignis hat uns erschüttert und emotional aufgewühlt, oder wir fühlen uns in Familie und Beruf ständig überfordert. Wir sind empfänglich geworden für Krankheiten.

„Ach dass wir doch dem reinen stillen Wink
Des Herzens nachzugehn so sehr verlernen!
Ganz leise spricht ein Gott in unsrer Brust,
Ganz leise, ganz vernehmlich zeigt uns an,
was zu ergreifen ist und was zu fliehn." [18]

Krankheitssymptome sollten wir als Warnsignale auffassen, dass sich die Lebenskraft nicht mehr im Gleichgewicht befindet.[19] Echte Heilung muss deshalb immer bei der Lebenskraft ansetzen. Durch ein genau abgestimmtes homöopathisches Arzneimittel kann die dynamisch verstimmte Lebenskraft reguliert werden.

> Die homöopathische Heilmethode gibt dem Arzt klare Grundsätze, wie er im Einklang mit der Lebenskraft arbeiten kann.

---

lich verschlimmern". Dazu gehören neben schädlichen Diäten u. a. auch „Stubenhitze, schafwollene Haut-Bekleidung, sitzende Lebensart in eingesperrter Stuben-Luft, oder öftere, bloß negative Bewegung (durch Reiten, Fahren, Schaukeln), [...] Lesen in wagerechter Lage, Nachtleben, Unreinlichkeit, unnatürliche Wohllust, Entnervung durch Lesen schlüpfriger Schriften [...]", des Weiteren auch „Gegenstände des Zornes, des Grames, des Aergernisses, leidenschaftliches Spiel, übertriebene Anstrengung des Geistes und des Körpers, vorzüglich gleich nach der Mahlzeit; sumpfige Wohngegend und dumpfe Zimmer; karges Darben, u.s.w.". „Alle diese Dinge", empfiehlt er, „müssen möglichst vermieden oder entfernt werden, wenn die Heilung nicht gehindert oder gar unmöglich gemacht werden soll". Hahnemann wendet sich allerdings auch entschieden gegen Dogmatismus in der Ernährung, wie seine abschließende Bemerkung zeigt: „Einige meiner Nachahmer scheinen durch Verbieten noch weit mehrer, ziemlich gleichgültiger Dinge die Diät des Kranken unnöthig zu erschweren, was nicht zu billigen ist."

[18] Goethe, J.W. v.: Tarquato Tasso I/10 (Prinzessin). Übrigens: Goethe wurde durch die homöopathische Heilmethode von einer schweren Herzkrankheit geheilt und war ein begeisterter Anhänger der Homöopathie.

[19] So wie das blinkende Öllämpchen im Auto anzeigt, dass der Motor bald nicht mehr „wie geschmiert" laufen wird.

Die Reise einer Krankheit

Die heutzutage in der Schulmedizin angewendeten medikamentösen Therapien sind ihren Wirkprinzipien zufolge allopathisch, d. h. gegen die Symptome gerichtet. Entsprechend ihrer Wirkungsart, die sich gegen (griech. *anti* = gegen, entgegen) eine Krankheitsursache richtet, werden die eingesetzten Medikamente z. B. Antibiotika, Antispastika, Antiphlogistika, Antidepressiva genannt. Bei infektiösen Krankheiten beispielsweise werden solange Antibiotika gegen die als Krankheitserreger vermuteten Bakterien eingesetzt, bis im Labortest keine Spuren dieser Bakterien mehr nachzuweisen sind. Das allopathische Prinzip leuchtet dem gesunden Menschenverstand zunächst unmittelbar ein: Ist das Leben nicht ein Kampf? Ist Angriff etwa nicht die beste Verteidigung? Eine Krankheit wird solange „bekämpft", bis die Bakterien „vernichtet" sind und die Krankheit „besiegt" ist. Ist die Krankheit damit aber wirklich besiegt?

Als forschender Geist wollte sich Hahnemann mit dieser, wie ihm schien, allzu einfachen Antwort nicht zufrieden geben. Ihm war aufgefallen, dass Patienten, die mit allopathischen Medikamenten vermeintlich geheilt worden waren, verdächtig oft wieder in der Praxis erschienen und dabei die alten, oft aber auch neue Symptome präsentierten. Weshalb, so fragte er sich, kehren Symptome nach kürzerer oder längerer Zeit zurück? Weshalb werden die Intervalle zwischen den Konsultationen immer kürzer und die Krankheiten immer schwieriger zu therapieren?

Auch heute, 200 Jahre nach Hahnemann, werden dem aufmerksamen Arzt die immer ähnlichen Muster, nach welchen Krankheiten ablaufen, nicht entgehen. Bei der Anamnese bietet sich ihm vielfach Gelegenheit zu beobachten, wie sich ein **typischer Krankheitsverlauf** entwickelt. Er wird beispielsweise feststellen, dass eine Patientin, die vor Jahren vermeintlich erfolgreich von einer chronischen Angina geheilt wurde, Monate oder Jahre später wiederholt an Blasenentzündungen erkrankt. Danach, vielleicht bei der ersten Schwangerschaft, folgt eine Nierenbeckenentzündung und schließlich entwickelt sich zu Beginn der Menopause ein Brustkrebs. In seiner Patientenkartei wird der Arzt viele Krankheitsgeschichten finden, die nach ähnlichen Mustern ablaufen. Magengeschwüre kehren wieder, wenn die Medikamente abgesetzt werden. Mit Antibiotika behandelte Infekte treten in immer kürzeren Intervallen auf. Hautausschläge, die mit Cortison behandelt wurden, verschwinden für kürzere oder längere Zeit, bis nach Monaten oder Jahren Störungen an inneren Organen auftreten, für welche sich keine Ursache finden lässt.[20]

---

[20] Vgl. dazu das Buch von M. S. Jus „Die Reise einer Krankheit" (Zug 1998), das auch die Einflüsse der Vererbung darstellt.

1 Einführung in die homöopathische Heilmethode

Aufgrund der von Hahnemann entdeckten Gesetzmäßigkeiten kann der homöopathisch geschulte Arzt Krankheitsverläufe mit einer hohen Wahrscheinlichkeit voraussagen. Er weiß, welche seiner kleinen Schützlinge zu Mittelohrentzündungen und Asthma bronchiale neigen, wenn Hautausschläge durch Cortison unterdrückt werden. Die Erfahrung bestätigt ihm immer wieder, dass die Krankheit in den späteren Stadien sich gesetzmäßig aus der Peripherie zurückziehen und ins Innere des Körpers wandern wird, sodass sich schließlich degenerative Krankheiten wie Arteriosklerose und Alzheimer oder Krebs entwickeln können. Auch Schulmediziner haben beobachtet, wie oft dem Tripper das Rheuma folgt, oder wie Patienten mit Tuberkulose in jungen Jahren anfällig für Krebserkrankungen im höheren Alter sind.

Vorurteilslose und nüchterne Beobachter wie seinerzeit Hahnemann werden aufgrund dieser Abläufe erkennen, dass es sich bei diesen verschiedenartigen Krankheiten, die beinahe unheimlich-gesetzmäßig aufeinander folgen, eigentlich um die gleiche Störung handeln muss – um eine **dynamische Verstimmung der Lebenskraft**.

Der Prozess der Heilung

Gemäß dem homöopathischen Gesetz *similia similibus* wird ein homöopathisches Arzneimittel den Patienten heilen, wenn seine Lebenskraft stark genug ist, und das Arzneimittel die Symptome, die wir am Patienten beobachten können, auch bei der Prüfung an einem gesunden Menschen erzeugt hat. Wie verläuft nun der Heilungsprozess? Schon Hahnemann und seine Schüler hatten beobachtet, dass die Heilung bestimmten Gesetzmäßigkeiten unterliegt. Als erster fasste Constantin Hering diese Beobachtungen in klare Regeln.

Chronische Krankheiten

Bei chronischen Krankheiten wird der Heilungsprozess wie folgt verlaufen:
- von **innen nach außen** und von den wichtigen zu den weniger wichtigen Organen oder
- von **oben nach unten** oder
- die Symptome verschwinden – wie die Bilder eines Films, der zurückgespult wird – in der **umgekehrten Reihenfolge ihres Erscheinens**, d. h. momentane Beschwerden bessern sich zuerst, früher aufgetretene Symptome verschwinden später.

Der Patient wird sich zuerst seelisch besser fühlen, danach werden die lebenserhaltenden inneren Organe (Gehirn, Herz, Leber, Lungen, Nieren) und schließlich die übrigen Körperteile (Knochen, Gelenke, Muskeln, Haut) geheilt. Zuerst wird demzufolge die Migräne verschwinden, dann die Blasenreizung, später die Rückenbeschwerden und schließlich wird die Hautkrankheit geheilt. Im Verlaufe einer homöopathischen Behandlung können Symptome früherer Krankheiten wieder aufflackern.

Akute Krankheiten

Bei **akuten Erkrankungen** wird es dem Patienten im Allgemeinen in kurzer Zeit subjektiv und objektiv besser gehen. In den meisten Fällen kommt es zu einer Besserung der Beschwerden und zu einer **Heilung innerhalb von Stunden bis Tagen**. Im schnellen Heilungsprozess liegt aber auch eine Gefahr. Der Patient kann sich so gut fühlen, dass er alle Vorsicht außer Acht lässt, vielleicht die verordnete Bettruhe nicht einhält, sodass es zu einem Rückfall kommt. Bei sehr empfindsamen Menschen können sich die Symptome nach Einnahme des Arzneimittels verschlimmern („initiale Überreaktion"). Solche Erstreaktionen kommen allerdings selten vor. Sie zeigen an, dass das Arzneimittel richtig gewählt worden ist.

Akute Erkrankungen sind „schnelle Erkrankungs-Processe des innormal verstimmten Lebensprincips, welche ihren Verlauf in mäßiger, mehr oder weniger kurzen Zeit zu beendigen geeignet sind".[21]

Hahnemann erlebte bei seinen Patienten aber auch Rückfälle, die nach Monaten, manchmal erst nach Jahren auftraten. Wie konnte das geschehen? Hahnemann gab sich mit den bisherigen Erklärungen nicht zufrieden. Was er anstrebte, war Heilung, und nicht bloß vorübergehende Besserung. Unablässig arbeitete er daran, das Wesen von Krankheiten und ihren Verlauf zu ergründen. Knapp 40 Jahre nach der ersten Arzneimittelprüfung stellte Hahnemann 1828 dann sein umfangreichstes Werk vor: „Die chronischen Krankheiten, ihre eigenthümliche Art und homöopathische Heilung". Er beschreibt darin, wie die Lebenskraft den schleichenden chronischen Krankheiten, die den Organismus oft unbemerkt verstimmen, aus eigenem Antrieb keine Gegenwehr entgegensetzen kann. Unter wiederholtem Aufflackern in widrigen Umständen[22] schreiten die Krankheiten dann fort bis zur endgültigen Zerstörung des Organismus.

---

[21] Organon, § 72.

[22] Jedes Aufflackern wird heute mit einer anderen Diagnose versehen: Angina, Blaseninfekt, Nierenbeckenentzündung, Brustkrebs, Depression, Morbus Alzheimer. Homöopathisch genau genommen ist indessen auch eine akute Erkrankung ein vorübergehendes Aufflackern einer chronischen Krankheit.

1 Einführung in die homöopathische Heilmethode

Hahnemann hatte bei seinen Forschungen beobachtet, dass chronische Krankheiten vererbt werden können. Mit gut gewählten, tief wirkenden homöopathischen Arzneimitteln kann man diese schweren miasmatischen Störungen ausheilen. Der beste Beweis dafür sind die bis ins hohe Alter geistig und körperlich rüstig gebliebenen homöopathischen Ärzte des letzten Jahrhunderts. Hahnemann heiratete im Alter von achtzig Jahren eine junge französische Adlige[23], übersiedelte von Köthen nach Paris und arbeitete bis kurz vor seinem Tod in seiner erfolgreichen Praxis. Er verstarb friedlich im Alter von 88 Jahren. Das von ihm geschaffene großartige Werk jedoch lebt weiter. *Satyam eva jayate*[24] – die Wahrheit wird siegen!

Heile schnell, sanft und dauerhaft

Hahnemann war ein hart arbeitender Arzt, ein begnadeter Naturwissenschaftler und ein als genial anerkannter Forscher, der seiner Zeit weit voraus war und auf vielen Gebieten neue Wege beschritt. Im „Organon der Heilkunst" hatte er sich dem „höchsten Ideal der Heilung" verschrieben, nämlich der „schnellen, sanften, dauerhaften Wiederherstellung der Gesundheit"[25]. Die von ihm begründete homöopathische Heilmethode gründet auf dem **Prinzip des Simile**, einem **Naturgesetz**, das immer schon vorhanden war, so wie die Gesetze der Gravitation, der Magnetkraft oder der Elektrizität existierten, lange bevor sie entdeckt wurden. Bereits vor Hahnemann „ahnten" einige wenige Ärzte, „dass die Arzneien durch ihre Kraft, analoge Krankheits-Symptome zu erregen, analoge Krankheits-Zustände heilen" können.[26] Hahnemann jedoch war der erste, der das Simile-Prinzip experimentell überprüfte und es für die Heilung kranker Menschen anwendete.

Die homöopathische Heilmethode ist ein in sich geschlossenes, eigenständiges Heilsystem[27], das sich zudem „wissenschaftlich" nennen darf.

---

[23] Die „Dorfzeitung von Sachsen-Meiningen" (Nr. 22/1835) schreibt zu diesem Ereignis: „Der große Vater der Homöopathie, Dr. Hahnemann in Köthen, um der Welt zu zeigen, wie sich seine Kunst an ihm verherrlicht, hat am letzten 18. Januar in seinem 80. Lebensjahre abermals geheiratet – eine junge katholische Dame, Tochter eines Gutsbesitzers aus Paris. Der junge Mann ist noch in rüstiger Kraft und fordert alle Allopathen auf: Macht's mir nach, wenn ihr könnt!", zitiert aus Haehl, a.a.O., S. 338.

[24] Vedisches Motto (in Sanskrit) aus den Mundaka Upanischaden.

[25] Organon, § 2.

[26] Organon, Einleitung, S. 85. Hahnemann erwähnt hier, neben anderen, ausdrücklich auch Hippokrates.

[27] Die homöopathische Heilmethode ist deshalb **alternativ** (und nicht komplementär) zur Schulmedizin.

Das Arzneimittel Phosphorus verursacht heute die gleichen Prüfsymptome wie vor zweihundert Jahren, und eine Gabe Phosphorus heilt Krankheiten mit eben diesen Symptomen, so wie Phosphorus damals Krankheiten mit diesen Symptomen heilte! Das Naturgesetz des Simile entfaltet seine Wirkungen immer und überall, gleichgültig, ob wir nun das Gesetz einsehen, daran glauben oder nicht.

> Die homöopathische Heilmethode ist eine wissenschaftlich fundierte und systematische Methode, die Lebenskraft des Körpers mit einem potenzierten Arzneimittel dazu anzuregen, eine Kunstkrankheit zu erzeugen und durch Überstimmung der natürlichen Krankheit den kranken Menschen schnell, sanft und dauerhaft zu heilen. Je stärker die Lebenskraft ist, umso sicherer wird auch die Heilung sein.

Symptome und Modalitäten

Allgemeine und individuelle Symptome

Jede Krankheit manifestiert sich durch bestimmte Symptome. Ein Herzinfarkt beispielsweise wird erfahrungsgemäß bei den meisten Patienten begleitet sein von Herzschmerzen, die in den linken Arm ausstrahlen, von Angst und Blässe, von erhöhtem oder zu tiefem Blutdruck, Tachy- oder Bradykardie. Diese Symptome nennt man **allgemeine Symptome**. Neben diesen allgemeinen Symptomen treten bei einem Herzinfarkt Symptome auf, die sich von Patient zu Patient unterscheiden, etwa
- kalter Schweiß,
- warmer Schweiß,
- Schmerzen, die in den ganzen Körper ausstrahlen,
- Schmerzen, die in den rechten Arm ausstrahlen,
- Schmerzen, die in die Halsschlagadern ausstrahlen,
- Angst und Unruhe ohne Herzschmerzen.

Man nennt diese Symptome **individuelle Symptome**. Der homöopathische Arzt richtet seine Aufmerksamkeit besonders auf die individuellen Symptome.
Am Beispiel des **Pseudokrupp** soll der Unterschied zwischen allgemeinen und individuellen Symptomen weiter verdeutlicht werden. Der

1 Einführung in die homöopathische Heilmethode

Pseudokrupp ist eine Sonderform der Krankheit mit der Diagnose „Laryngitis acuta".

Allgemeine Symptome

Laryngitis acuta zeigt als Hauptsymptome einen bellenden Husten, Heiserkeit und inspiratorischen Stridor. Wenn diese Symptome – fast immer in der Nacht – bei einem Kind schlagartig auftreten und zu hochgradiger Atemnot mit starken Einziehungen im Jugulum und im Epigastrium führen, handelt es sich um eine Sonderform der akuten Laryngitis, den gefürchteten Kehlkopf-Krupp oder Pseudokrupp (die Bezeichnung „echter Krupp" ist dem Diphtheriekrupp vorbehalten). Pseudokrupp neigt zu Rückfällen und tritt vornehmlich während der Wintermonate auf. Bei schweren Formen kommt es zum in- und exspiratorischen Stridor. Zusätzliche Symptome sind Tachykardie, blasse Hautfarbe, Angst.
Die aufgeführten Symptome sind allgemeine Krankheitssymptome, d. h. sie lassen sich bei allen Patienten mit der Diagnose „Pseudokrupp" beobachten. Solche Symptome helfen uns bei der Suche nach dem passenden homöopathischen Arzneimittel nicht weiter.

Individuelle Symptome

Das Arzneimittel, das heilen wird, wählen wir gemäß den individuellen Symptomen des Patienten aus.
- Der Pseudokrupp tritt plötzlich im ersten Schlaf des Kindes auf, ohne vorhergehende Erkältung. Das Kind ist totenblass, stark verängstigt mit weit geöffneten Augen und hält sich gerade wie eine Kerze. An der frischen Luft geht es ihm besser. Auslöser ist oft kalter, trockener Wind oder ein großer Schreck am gleichen Tag. In diesem Fall hilft **Aconitum napellus C 30**, alle fünf Minuten bis zur Besserung. Meistens genügt eine Gabe.
- Der Pseudokrupp tritt in der Stunde vor Mitternacht auf bei einem Kind, das bereits seit Tagen erkältet ist. Es hat Mühe, die Augen offen zu halten. Bei warmer, feuchter Luft geht es ihm deutlich besser. Wir stellen deshalb alle Wasserhähne im Badezimmer auf heiß und drehen auf. Ein Schluck kalten Wassers bringt leichte Linderung. In diesem Fall hilft **Causticum C 30** sofort. Meistens genügen 1–3 Gaben.
- Der Pseudokrupp tritt am frühen Morgen auf bei einem Kind, das bereits einen lockeren, rasselnden Husten hat und seit einigen Tagen gereizt ist. Bereits ein sanfter Durchzug von kalter Luft verschlim-

mert den Husten. In diesem Fall hilft **Hepar sulphuris C 30** schnell. 1. Gabe sofort, die nächsten 2 Gaben jeweils in einem Abstand von 12 Stunden.

> Die genaue Beachtung der individuellen Symptome des Patienten ist das Markenzeichen der homöopathischen Heilmethode.

Hahnemann nannte solche Symptome die „auffallendern, sonderlichen, ungewöhnlichen und eigenheitlichen (charakteristischen) Zeichen und Symptome des Krankheitsfalles".[28] Unter den individuellen Symptomen wiederum sind vorrangig die Symptome zu beachten, die besonders auffällig sind. Beispiele: Ein Patient hat das Gefühl, im Kehlkopf kratze eine Feder, oder ein sonst lieber und höflicher Mensch reagiert bei einer Erkrankung plötzlich aggressiv. Wegen der durchgängigen Individualisierung der Symptome erfasst die homöopathische Heilmethode Körper, Seele und Geist eines Menschen. Sie darf sich deshalb wahrhaft **ganzheitlich** nennen.

Modalitäten

Wie wir gesehen haben, sind bei der Wahl des richtigen Arzneimittels vorab die individuellen Symptome zu beachten. Wenn ein Patient mit starken Halsschmerzen uns berichtet, dass er hartes Brot essen könne, nicht aber Joghurt, so liegt ein individuelles Symptom vor. Zugleich ist das Symptom außerordentlich selten. Wir werden deshalb das Arzneimittel, das heilen wird, sehr schnell finden – in diesem Fall Ignatia. Hingegen sind allgemeine Symptome wie beispielsweise Husten für die Wahl des Arzneimittels in der Regel ohne Wert. Es gibt nun aber eine

---

[28] Organon, § 153. Der Paragraph wird wegen seiner Bedeutung für die Behandlung von akuten Krankheiten hier in vollem Umfang wiedergegeben: „Bei dieser Aufsuchung eines homöopathisch specifischen Heilmittels, das ist, bei dieser Gegeneinanderhaltung des Zeichen-Inbegriffs der natürlichen Krankheit gegen die Symptomenreihen der vorhandenen Arzneien, um unter diesen eine, dem zu heilenden Uebel in Aehnlichkeit entsprechende Kunstkrankheits-Potenz zu finden, sind die **auffallendern, sonderlichen,** ungewöhnlichen und **eigenheitlichen** (charakteristischen) Zeichen und Symptome des Krankheitsfalles, besonders und fast einzig fest in's Auge zu fassen; **denn vorzüglich diesen, müssen sehr ähnliche, in der Symptomenreihe der gesuchten Arznei entsprechen,** wenn sie die passendste zur Heilung seyn soll. Die allgemeinern und unbestimmtern: Eßlust-Mangel, Kopfweh, Mattigkeit, unruhiger Schlaf, Unbehaglichkeit u. s. w., verdienen in dieser Allgemeinheit und wenn sie nicht näher bezeichnet sind, wenig Aufmerksamkeit, da man so etwas Allgemeines fast bei jeder Krankheit und jeder Arznei sieht".

1 Einführung in die homöopathische Heilmethode

elegante Möglichkeit, allgemeine in individuelle Symptome zu verwandeln. Dieser Weg führt über die Modalitäten.

Eine Modalität kennzeichnet die **Art und Weise, wie sich ein Symptom durch Zeit, Lage oder Umstände verbessert oder verschlimmert**[29]. Das Zeichen < steht für „Verschlimmerung" bzw. „schlimmer durch", das Zeichen > für „Besserung" bzw. „besser durch". Die Modalitäten erlauben es, die Symptome genau zu beschreiben, d. h. zu individualisieren und helfen am sichersten, bei der Wahl des Arzneimittels ins Schwarze zu treffen. Je mehr individualisierte Symptome bei einer akuten Erkrankung vorhanden sind, mit desto größerer Sicherheit werden wir das Arzneimittel finden, das heilen wird. Zu den Modalitäten zählen u. a.:

- **Tageszeit:** Bei manchen Patienten verschlimmern sich die Symptome z. B. nachts zwischen 2 Uhr und 4 Uhr, bei anderen nachmittags um 15 Uhr.
  - **Beispiel:** Bei der Prüfung von **Apis** hatten die Prüfer an sich selbst beobachtet, dass sich regelmäßig nachmittags um 15 Uhr ein Frösteln einstellte, verbunden mit Durst, obwohl sie während der Apis-Prüfung, die Wochen dauerte, sonst nur wenig Durst verspürten. Für einen Patienten, der um diese Zeit fröstelt und plötzlich Durst hat, wird deshalb Apis mit einer hohen Wahrscheinlichkeit das passende Arzneimittel sein.
- **Wärme und Kälte:** Bessern sich die Symptome im kühlen Zimmer? Fühlt sich der Patient erleichtert durch Auflegen eines heißen Wickels? **Bessern** sich die Beschwerden durch ein kaltes oder ein warmes Bad, durch kalte oder warme Getränke, durch eine wärmende Decke? Oder, ganz im Gegenteil, **verschlimmern** sich die Beschwerden durch Kälte oder durch Wärme?
Die Modalitäten **Kälte** und **Wärme** haben bei akuten und chronischen Erkrankungen gleichermaßen große Bedeutung, insbesondere bei Patienten, die wetterempfindlich sind. Wetterempfindsamkeit ist eine vererbte oder erworbene Schwäche.
  - Empfindsamkeit auf **feucht-nasse Kälte** ist Ausdruck einer rheumatischen Veranlagung. Hahnemann spricht in solchen Fällen von der Sykose. Zu den typischen Beschwerden gehören Angina, Blasenentzündung, Gelenkbeschwerden u. a.

---

[29] H. C. Allen bezeichnet in der „Materia Medica of the Nosodes" die Modalitäten als „natural modifiers of sickness". Namentlich erwähnt er die folgenden Modalitäten: Zeit, Temperatur, frische Luft, Lage, alleine, Bewegung, Schlaf, Essen und Trinken, Berührung, Druck, Absonderungen, seelischer Zustand, Gereiztheit, Traurigkeit, Furcht.

- Empfindsamkeit auf **trockene Kälte** sieht man bei Familien mit Tuberkulose in der Familienanamnese. Als typische Beschwerden sind zu nennen: Otitis media, Pseudokrupp, Asthma u. a.
- Die Familienanamnese ergibt, dass einzelne Familienmitglieder, die Vorfahren eingeschlossen, heftig auf die **Pockenimpfung** reagierten oder dass wegen fehlender Lokalreaktion mehrfach gegen Pocken geimpft wurde. Diese Patienten neigen zu bleierner Müdigkeit bei **Schneeluft**, d. h. in den Stunden bevor der Schneefall einsetzt, zu Migräne bei kaltem Nordostwind, zu Kreuzschmerzen und rissiger Haut an Fingern und Fersen, vor allem nach Geburten.
- Auch **warmer Wind** wie Föhn in den Alpentälern, Mistral im Rhonetal oder Wind auf einigen Ferieninseln der Ägäis kann Beschwerden auslösen oder verschlimmern.

Die Homöopathie kann in vielen Fällen von Wetterempfindsamkeit mit sehr wirksamen Arzneimitteln helfen.

- **Bewegung:** Einige Patienten finden Erleichterung durch Bewegung, während andere mit einer Verschlimmerung der Beschwerden reagieren, wenn sie sich bewegen.
- **Reaktion auf Druck:** Bei gewissen Patienten werden die Beschwerden besser durch harten Druck, aber schlimmer bei der geringsten Berührung.
- **Durst:** Hat der Patient viel Durst, wenig Durst, überhaupt keinen Durst? Hat er Durst und trotzdem Abneigung gegen das Trinken?

Epidemien – Genius epidemicus

Im Laufe seiner Forschungen fand Hahnemann heraus, dass das Arzneimittel bei Epidemien, die er auch als „Kollektivkrankheiten" bezeichnete[30], nicht ausschließlich nach den individuellen Symptomen des Patienten bestimmt werden kann. In solchen Fällen drückt die Epidemie dem Kranken den Stempel auf, und seine **Individualität tritt in den Hintergrund**. Der Arzt muss deshalb nicht nur nach den individuellen Symptomen des Patienten, sondern nach den **charakteristischen Symptomen der Seuche** suchen. Dabei geht er so vor, dass er die allgemeinen und auffallenden Symptome von verschiedenen Patienten aufnimmt und so ein vollständiges Krankheitsbild entwirft, welches erfahrungsgemäß durch ein bis vier Arzneimittel abgedeckt wird. Die ersten Patienten werden sorgfältig nachkontrolliert, ob sich die Wahl des

---

[30] Zu den epidemischen Krankheiten (Kollektivkrankheiten) vgl. Organon, §§ 100–102.

Arzneimittels bestätigt oder ob ein Arzneimittel angezeigt ist, welches noch besser passt. Sind die Epidemie-Mittel einmal ausgewählt und getestet, dann kann der Arzt innerhalb weniger Minuten das für jeden Patienten entsprechend den individuellen Symptomen beste Arzneimittel auswählen, welches heilen wird. Bei der Choleraepidemie in den Jahren 1830/31 halfen die Arzneimittel
- **Veratrum album: starkes Schwitzen; starke Kälte;** Bläue; ungewöhnlich starke, wässerige Durchfälle; Krämpfe.
- **Camphora:** Kälte; Bläue; **wenig** Schweiß; **wenig** Erbrechen, **wenig** Durchfall **("trockene Cholera")**.
- **Cuprum metallicum:** ungewöhnlich starke Krämpfe; **Muskelkrämpfe** der Extremitäten und Zittern.

Hahnemann hatte diese drei Arzneimittel bereits um das Jahr 1800 geprüft, rund dreißig Jahre vor dem Ausbruch der Choleraepidemie. Da er ein ausgezeichneter Kliniker war, hatte er schnell erkannt, dass die Prüfsymptome den Krankheitssymptomen, die bei Cholera auftreten, sehr ähnlich waren. So konnte er die gute Wirkung dieser drei Arzneimittel bei Cholera voraussagen.

Neben Cholera wüteten damals in Europa andere „Kollektivkrankheiten" wie Scharlach, Diphtherie, Typhus und Syphilis. Bei diesen verheerenden Epidemien hatte Hahnemann mit seinen Arzneimitteln phänomenale Heilerfolge. In unseren Tagen tritt regelmäßig und epidemieartig die Grippe auf, die zu schweren Komplikationen führen kann. Im Winter 1998/99 etwa litten zahlreiche der an Grippe erkrankten Patienten an einem Infekt der Luftwege, oft begleitet von schweren Kopf-, Glieder- und Bauchschmerzen. Säuglinge mit schweren Atemproblemen mussten als Notfälle in Intensivstationen eingewiesen werden. Das (einzige) Epidemie-Mittel **Stannum metallicum** brachte allen Patienten, Säuglingen, Kindern und Erwachsenen, rasche Linderung und Erholung. Bei keinem der Patienten, die Stannum metallicum erhielten, kam es zu einer Bronchitis oder Lungenentzündung.

Studium und Praxis

Das Handwerkszeug des Homöopathen

Wer je einen homöopathisch tätigen Arzt aufgesucht hat, war vielleicht über die vielen dickleibigen Wälzer in der Bücherwand erstaunt. Der Leser dieses Buches wird sich aber daran erinnern, dass der homöopathische Arzneimittelschatz mehr als zweitausend Arzneimittel umfasst, die alle, vielfach sehr intensiv, geprüft worden sind. Da darf es nicht wundern, dass auch die dazugehörende Fachliteratur epische Dimensionen angenommen hat. Zum Handwerkszeug des Homöopathen zählen die Arzneimittellehren (Materia Medica) und die Repertorien. Wer zurück an die Quellen gehen will, wird die Berichte über die Arzneimittelprüfungen studieren, welche die Prüfsymptome enthalten.

Arzneimittellehre – Materia Medica

Die Arzneimittellehren enthalten die Ergebnisse von Arzneimittelprüfungen und gehen zurück bis ins 19. Jahrhundert. Die erste Materia Medica mit dem Titel „Reine Arzneimittellehre" wurde noch von Hahnemann erstellt.[31] Zu den Standardwerken gehören die Werke von Freiherr von Bönninghausen, Hering, H.C. Allen, Kent, Clarke, Nash und zur Lippe.[32] Aus neuerer Zeit stammen u.a. die Arzneimittellehren von Candegabe, Mezger, Dorcsi, Vithoulkas, Scholten, und vielen anderen.[33] Hahnemann und seine frühen Schüler lösten zu Beginn ihre Fälle noch ausschließlich mit Hilfe der Prüfsymptome. Anhand der klinischen Erfahrungen schrieben sie dann die Materia-Medica-Bücher. Eine Materia Medica enthält die Prüfsymptome der Arzneimittel und die klinischen Symptome, die zum Mittel führten und die durch das Mittel geheilt wurden. Wer mit Homöopathie auch bei chronischen und tief sitzenden Krankheiten erfolgreich sein will, muss sich gut in der Materia Medica auskennen und hat nie ausgelernt.

---

[31] Hahnemann, S.: Reine Arzneimittellehre (1811–1821).

[32] Bönninghausen, C.v.: Therapeutisches Taschenbuch für homöopathische Ärzte. 2. Aufl. Stuttgart 2000.
Hering, C.: Kurzgefasste homöopathische Arzneimittellehre (2 Bde.). Göttingen 1999.
Allen, T. F.: The Encyclopedia of Pure Materia Medica. New Delhi 1992.
Kent, J. T.: Arzneimittelbilder (3 Bde.). 9. Aufl. Heidelberg 1997–1999.
Clarke, J. H.: Praktische Materia Medica. (2 Bde.). Berg 1994.
Nash, E. B.: Leitsymptome in der Homöopathischen Therapie. Neuübersetzung. Heidelberg 2004.
Lippe A. v.: Grundzüge und charakteristische Symptome der homöopathischen Materia Medica. Göttingen 1992.

[33] Candegabe, E. F.: Vergleichende Arzneimittellehre. 2. Aufl. Göttingen 1994.
Dorcsi, M.: Arzneimittellehre. Heidelberg 1985.
Vithoulkas G.: Materia Medica Viva, (bislang) 9 Bde. Göttingen 1991–2000.

1 Einführung in die homöopathische Heilmethode

Repertorien

Ein Repertorium ist, vereinfacht gesagt, ein Inhaltsverzeichnis der erfassten Symptome aller geprüften Arzneien. Es soll dem Homöopathen helfen, möglichst zeitsparend das den individuellen, charakteristischen Symptomen ähnlichste Arzneimittel zu finden. Die Repertorien sind auf der Grundlage der Arzneimittelprüfungen und der klinischen Erfahrung entstanden. Das erste Repertorium stellte ein von Hahnemann angestellter Medizinstudent nach Hahnemanns Unterlagen zusammen. 1831 verfasste Bönninghausen ein ausgezeichnetes Repertorium, das er im Verlauf seiner erfolgreichen homöopathischen Tätigkeit ergänzte.[34] Das Repertorium von Kent wurde von ihm und seinen Studenten ab dem Jahre 1890 erstellt.[35] Heute sind zahlreiche Repertorien in Buchform und als Software erhältlich. Um ein Repertorium sinnvoll nutzen zu können, bedarf es einer gründlichen Anleitung zum richtigen Gebrauch, was über das Ziel des vorliegenden Buches hinausgeht.

Für die Bedürfnisse dieser Einführung sind **Arzneimittelbeschreibungen** geschaffen worden, die eine Arzneimittellehre in hoch komprimierter Form darstellen, eine Art Materia Medica im Taschenformat. Als unentbehrliche weitere Hilfen stehen dem Leser außerdem eine speziell entwickelte **Modalitätentabelle** (☞ Teil 4, S. 222, ☞ Kopiervorlage hintere Buchinnenseiten sowie kostenlosen Download unter www.elsevier.de/3-437-55912-5) und ein **Vereinfachtes Repertorium** (☞ Teil 4, S. 224) zur Verfügung.

Wie finde ich den Einstieg in die Homöopathie?

Es gibt viele Wege, Homöopathie zu lernen und in der Praxis anzuwenden. Doch ungeachtet dessen, wie ich mir das Wissen erwerbe, die notwendige Voraussetzung ist immer die Bereitschaft, „homöopathisch" denken zu lernen. Homöopathisch denken heißt, den **Patienten genau beobachten** und die **ungeteilte Aufmerksamkeit auf Ursache, wichtige Symptome und Modalitäten** zu richten. Wenn ich erfolgreich sein will, ist tägliches Üben angesagt!

---

[34] Bönninghausen, C. v.: Systematisch-alphabetisches Repertorium der homöopathischen Arzneien (1833–1835).

[35] Kent, J.T.: Repertory of the Homoeopathic Materia Medica (1897).

Studium und Praxis

Angesichts der unüberblickbaren Auswahl von Büchern und des riesigen homöopathischen Arzneimittelschatzes ist die Gefahr groß, dass der Anfänger den Überblick verliert und schließlich enttäuscht aufgibt. Nach dem Motto „weniger ist mehr" empfiehlt es sich deshalb, bescheiden zu beginnen und das Wissen Schritt für Schritt zu erweitern. Dieses Lehr- und Praxisbuch setzt auf einen **stufenweisen Aufbau**, dargestellt durch die Zahlen 7 – 12 – 40. Sie stehen für die 7 Arzneimittel im Notfall – genannt die „großen Sieben" –, für die 12 Arzneimittel bei Verletzungen und die 40 Arzneimittel bei akuten Erkrankungen und Notfällen (☞ Teil 3, Materia Medica).

In der ersten Etappe beschäftige ich mich intensiv mit den „großen Sieben" und den zwölf Verletzungsmitteln (☞ Übersichten vordere Buchinnenseiten). Diese Arzneimittel lerne ich **auswendig**, bis ich sie alle im Schlaf aufsagen kann! Aus Erfahrung weiß ich nämlich, dass ich im Ernstfall nur aus dem Gedächtnis abrufen kann, was ich gelernt und mir fest eingeprägt habe. So gibt mir das Pauken die Gewissheit, das hilfreiche Arzneimittel im Notfall nicht zu verpassen. Wenn ich die Notfall- und Verletzungsmittel sicher beherrsche, vertiefe ich mich in das Studium der komprimierten Arzneimittelbeschreibungen der 40 Arzneimittel in Teil 3. Zum gründlichen Studium gehören auch die 36 Übungsfälle, die in diesem Buch aufgenommen worden sind. Durch die Arbeit an den Fällen erwerbe ich Sicherheit und Routine und ein Gefühl dafür, wie die Homöopathie funktioniert. Die ersten geglückten Therapien im Familienkreis geben die Gewissheit, dass das richtig ausgewählte homöopathische Arzneimittel in jedem Fall schnell und sanft heilen wird. Dadurch gewinne ich Vertrauen in mein Können.

Mit der Zeit bin ich so weit fortgeschritten, dass ich weitere Arzneimittel ins Repertoire aufnehme. Außerdem studiere ich die 40 in diesem Buch beschriebenen Arzneimittel auch in den Klassikern der Materia Medica, deren Autoren berühmte Namen tragen: Lippe, Clarke, Bönninghausen, Nash, Boericke.[36]

Vielleicht trage ich mich mit dem Gedanken, eine formelle Ausbildung zu absolvieren. Die Ausbildung an einer guten Schule dauert – je nach Vorbildung – zwischen zwei und vier Jahren.

Früher oder später stellt sich die Frage nach einer **Homöopathie-Software**. Ein gutes Programm ist zweifellos wertvoll und später in der täglichen Praxis unentbehrlich. Vor Euphorie sei allerdings gewarnt! Auch die beste Software ist nicht in der Lage, die Symptome auszuwählen, die zum Arzneimittel führen. Dazu braucht es eine geschärfte Beobach-

---

[36] Vgl. Fußnote 32.

1 Einführung in die homöopathische Heilmethode

tungsgabe und gründliches Wissen der Materia Medica. Erfahrungsgemäß ist der Einsatz eines Software-Programms erst dann sinnvoll, wenn der Lernende die Grundsätze der homöopathischen Heilmethode begriffen hat und die entsprechende Repertoriumssprache beherrscht.

Eine goldene Regel zum Schluss: bei jeder Behandlung sollten dem Therapeuten Hahnemanns Grundsätze aus dem „Organon der Heilkunst" gegenwärtig sein. Das Organon zählt zum geistigen Handwerkszeug eines jeden, der mit der Homöopathie erfolgreich therapieren und auf dem Weg der homöopathischen Heilkunst vorwärts kommen möchte.

Teil 2
Die praktische Anwendung der homöopathischen Heilmethode

Die Wahl des Arzneimittels

Erfahrene Ärzte und Homöopathen wissen, wie schwierig es sein kann, das *Simillimum* zu finden, das ähnlichste Arzneimittel, das schließlich zur Heilung führen wird. Die Wissenschaft und Kunst, das passende Arzneimittel zu finden, erfordert „ein phantastisches Gedächtnis, ausgezeichnete Beobachtungs- und Kombinationsgabe und lange Erfahrung. Es ist wirklich eine Kunst, an der der Homöotherapeut sein Leben lang lernen muss und worin er nie aufhören kann zu lernen und zu beobachten"[37]. Gemeint ist damit insbesondere die Wahl des Arzneimittels bei der Therapie von chronischen und tief sitzenden Krankheiten. Es geht hier darum, eine Vielzahl von oft nur schwach ausgeprägten Symptomen und Modalitäten zusammenzutragen, richtig zu gewichten, d.h. zu „hierarchisieren" und zum passenden Arzneimittelbild zusammenzufügen – wahrlich ein anspruchsvolles Puzzlespiel!
Bei **akuten Erkrankungen und in Notfällen** richtet sich die Wahl des Arzneimittels nach den gleichen Grundsätzen, doch ist das ähnlichste Arzneimittel in der Regel leichter zu finden. Die Symptome präsentieren sich meist in scharfen Konturen, und in vielen Fällen führen auffallende Symptome sehr schnell auf die richtige Spur. Allerdings wird die Wahl des Arzneimittels erschwert, wenn der Patient zuvor Medikamente eingenommen hat und dadurch Symptome verschleiert worden sind. In solchen Fällen stehen auch erfahrene Praktiker vor schwierigen und oft unlösbaren Aufgaben.
Wir werden nachfolgend zeigen, wie wir bei der Fallaufnahme das Krankheitsbild des Patienten erfassen. Mit den Hilfen Modalitäten-

---

[37] Risch, G.: Der sanfte Weg – eine Information über Homöopathie für jedermann. München 1994 S. 62.

tabelle (☞ Teil 4, S. 222, ☞ Kopiervorlage hintere Buchinnenseiten sowie den kostenlosen Download unter www.elsevier.de/3-437-55912-5), Vereinfachtes Repertorium (☞ Teil 4, S. 224) und Materia Medica (☞ Teil 3) gelangen wir dann schrittweise zum passenden Arzneimittel, genauer zum Arzneimittelbild, das dem Krankheitsbild am ähnlichsten ist. Drei Fälle aus der Praxis werden die dargestellte Methode veranschaulichen.

Fallaufnahme

Bei der Fallaufnahme wird das Krankheitsbild des Patienten erfasst und schriftlich dokumentiert[38]. Das Krankheitsbild umfasst die **Ursache der Krankheit**, falls sich eine solche erschließt, sowie die allgemeinen und individuellen **Symptome** und die **Modalitäten**. Es dient als Grundlage für den Repertorisationsprozess, d.h. für die Suche nach dem passenden Arzneimittel. Hier lohnt es sich, genau und systematisch zu arbeiten. Ein Krankheitsbild, das ohne die nötige Sorgfalt und unvollständig erfasst wurde, wird uns das Auffinden des richtigen Arzneimittels unnötig erschweren oder unmöglich machen.

Spontanbericht

Die Konsultation in der ärztlichen Praxis beginnt mit dem Spontanbericht, d.h. mit den spontanen Aussagen des Patienten über seine Beschwerden. Der Spontanbericht ist die **Grundlage** für das **Gespräch mit dem Patienten** sowie für gezielte Fragen, die wir zu den Beschwerden und zum seelischen Zustand stellen. Wir notieren uns alle Symptome, am besten wortwörtlich so, wie der Patient sein Leiden schildert. Jedes einzelne Symptom hat eine eigene Zeile. Dabei lassen wir genügend Raum offen für die Modalitäten, die wir im Verlauf des Gesprächs erfragen. Ganz oben auf der Seite sparen wir genügend Raum aus für die Ursache der Krankheit, da sich diese oft erst während oder gegen Ende des Gesprächs erschließt.

Während des Gesprächs gilt die ungeteilte Aufmerksamkeit dem gegenwärtigen körperlichen, seelischen und geistigen Zustand des Patienten. Auch scheinbar nebensächliche Details wie Mimik, Händedruck, die

---

[38] Die „individualisierende Untersuchung eines Krankheits-Falles", schreibt Hahnemann, „ [...] verlangt vom Heilkünstler nichts als Unbefangenheit und gesunde Sinne, Aufmerksamkeit im Beobachten und Treue im Aufzeichnen des Bildes der Krankheit" (Organon, § 83).

Art zu sprechen, auffallende Verhaltensweisen in Wartezimmer und Praxis können wichtige Hinweise geben. „Das Auge des Arztes", so fordert Hahnemann, „ruht auf dem Patienten!"[39] Entgegen seinem gewohnten Verhalten ist der Patient vielleicht mürrisch oder gereizt, oder er reagiert aggressiv auf Fragen. Oft werden in das Krankheitsbild auch Beobachtungen einfließen, die dem Arzt durch Angehörige des Patienten mitgeteilt werden und in vielen Fällen hilfreich sind.

> Der seelische und geistige Zustand, als wichtiger Teil des Krankheitsbildes, ist besonders zu beachten.

Checkliste

Das Krankheitsbild des Patienten, d.h. die Ursache, die allgemeinen und individuellen Symptome sowie die Modalitäten, müssen vollständig erfasst werden. Dabei empfiehlt sich ein systematisches Vorgehen anhand einer Checkliste, die sich in der Praxis ausgezeichnet bewährt hat:

- ▶ Ursache der Krankheit
- ▶ Auffallende Symptome
- ▶ Weitere Symptome und ihre Modalitäten
- ▶ Begleitende Beschwerden und ihre Modalitäten
- ▶ Lokalisation der Symptome
- ▶ Wertung der Symptome

Ursache der Krankheit

„**Was ist geschehen?**" Diese Frage ist zentral und darf beim Gespräch mit dem Patienten unter keinen Umständen vergessen werden. Jedes Leiden hat seine Vorgeschichte. Welches Ereignis, welcher Unfall, welche Kränkung könnten den Anlass zur akuten Störung gegeben haben? Die Ursachen einer Krankheit können beispielsweise Liebeskummer sein, Schikanen am Arbeitsplatz, ein böser Traum, eine erlittene Demütigung, Heimweh, Schreck, kalter Nordostwind. Nicht immer werden solche Ereignisse vom Patienten in ihrer Bedeutung für das Leiden

---

[39] Eine gute Homöopathie-Software liefert viele nützliche Daten bei der Repertorisation und ist tatsächlich oft unentbehrlich – nach der Konsultation! Der Arzt, der sich während des Gesprächs über den Bildschirm seines Computers beugt, kann wichtige Reaktionen des Patienten und dadurch das richtige Arzneimittel verpassen.

erkannt, sodass sie oft unerwähnt bleiben. Es kommt auch vor, dass Patienten aus Scham oder Angst über gewisse Geschehnisse nicht berichten wollen. Wir dürfen uns deshalb nicht scheuen, durch wiederholtes Fragen oder durch Umformulieren einer Frage während des Gesprächs die **wahre Ursache** der Krankheit zu ergründen.

Die Ursache der Beschwerden kann körperlicher, seelischer oder geistiger Natur sein. Liegt den Beschwerden eine **seelisch-geistige Ursache** zugrunde[40], so erhält sie für die Wahl des Arzneimittels ein besonderes Gewicht.

Beispiele

Bei einer akuten Erkrankung, die durch **Ärger** ausgelöst wurde, finden wir das passende Arzneimittel mit einer hohen Wahrscheinlichkeit in der Gruppe der so genannten Ärgermittel. Diese Gruppe umfasst Bryonia, Chamomilla, Colocynthis, Hepar sulphuris, Nux vomica und Staphisagria. Ist **Zorn infolge einer Kränkung** die Ursache einer Erkrankung, so wird mit großer Wahrscheinlichkeit Colocynthis helfen. Colocynthis nimmt als einziges Arzneimittel die seelisch-geistige Ursache „Zorn durch Kränkung" auf. Für den Patienten, der auf eine Kränkung zornig und entrüstet reagiert hat und nun unter heftigen Bauchkoliken leidet, die sich durch Wärme und harten Druck bessern, wird deshalb wahrscheinlich Colocynthis das passende Arzneimittel sein.

Auch ein gut gewähltes Arzneimittel kann versagen, wenn es die Ursache nicht aufnimmt. Das zeigt der folgende lehrreiche Fall:
Eine Patientin kommt mit starken **Ohrenschmerzen** in die Praxis, nachdem sie soeben eine Grippe überstanden hat. Die Grippe ist nicht homöopathisch behandelt worden. Die Schmerzen im Ohr, erzählt sie, seien plötzlich aufgetreten. Klare Symptome fehlen, eine Ursache – außer vielleicht der Grippe – lässt sich nicht finden. Diagnose: Mittelohrentzündung links mit spontanem, schnellem Durchbruch. Sulphur bringt keinen durchgreifenden Erfolg. Mit einem Antibiotikum bessern sich die Beschwerden langsam, die Patientin leidet jedoch noch an einem Druckgefühl im Ohr.

Zwei Tage später erscheint ein weiterer Patient mit Ohrenschmerzen in der Praxis. Auch dieser Patient ist gerade von einer Grippe genesen. Er berichtet, dass er am ersten Tag nach überstandener Grippe den Friseur

---

[40] Bei Patienten, die in Städten und städtischen Agglomerationen wohnen, stehen bei akuten Krankheiten häufig seelische und geistige Ursachen im Vordergrund, während bei der „typischen" Landbevölkerung (Landwirte) klimatisch und körperlich bedingte Krankheitsursachen überwiegen.

aufgesucht habe. Wenige Stunden später seien heftige Ohrenschmerzen aufgetreten. Könnten die Ohrenschmerzen vielleicht etwas mit dem Friseurbesuch zu tun haben, will er wissen? Eine gute Frage, die uns auf die richtige Spur führt! Die Ursache für die Beschwerden ist das Wechselbad zwischen der Wärme im Friseursalon, der Feuchte beim Haarewaschen und der winterlichen Kälte draußen: kalte Luft trifft auf den feuchten Gehörgang und bewirkt Ohrenschmerzen. Zu den wenigen Arzneimitteln, welche diese Ursache aufnehmen, gehört **Ledum**. Auch die Symptome „ungewöhnliche Blässe" und „stechende Schmerzen" weisen auf Ledum hin. Eine Gabe Ledum C 30 befreit den Patienten innerhalb von wenigen Stunden von seinen Ohrenschmerzen.
Könnte dieser Fall der Schlüssel sein für den noch ungeklärten Fall der Patientin mit Mittelohrentzündung? Die Ärztin ruft die Patientin an. Diese erzählt, dass sie nach der überstandenen Grippe beim Friseur war, bevor am Abend desselben Tages plötzlich die Ohrenschmerzen einsetzten. Bingo! Nach einer Gabe Ledum C 200 verschwinden die restlichen Beschwerden der Patientin sehr schnell. Hinweis: Diese nicht seltene Ledum-Ursache kann insbesondere bei **Patienten mit rheumatischer Veranlagung** auftreten.
Diese Beispiele zeigen, dass es sich lohnt, hartnäckig nachzufragen, wenn die Ursache unklar ist.

Das hilfreiche Arzneimittel finden wir oft über die Ursache der akuten Erkrankung.
Die Ursache darf jedoch nie konstruiert werden, auch wenn sie noch so schön zu einem Symptom passen würde! Die Homöopathie ist eine präzise Erfahrungswissenschaft, und Wunschdenken wird immer zu falschen Resultaten führen. Erschließt sich uns keine Ursache, so lassen wir die für die Ursache reservierte Zeile leer.

Auffallende Symptome

Wenn der Patient sein Leiden schildert, wird er gewisse Symptome erwähnen, ohne dass er erst dazu aufgefordert werden muss. Meist berichtet er über ein körperliches Symptom, das ihn besonders stört. Beispielsweise erwähnt er spontan eine der folgenden Beschwerden:
- „Jedes Mal wenn ich lache, muss ich husten".
- „Ich muss beim Herumspringen husten".
- „Ich habe das Gefühl, als hätte ich eine Feder im Kehlkopf".

Patienten berichten auch spontan, wie ihre Stimmung umgeschlagen hat, seitdem sie sich krank fühlen. Besonnene Menschen reagieren auf die unbedeutendsten Ereignisse plötzlich mit Panik, liebe und sanfte Kinder benehmen sich unvermittelt aggressiv gegenüber Eltern und Mitschülern.

Beispiele

- „Meine Frau sagt, ich sei seit zwei Tagen nicht mehr zum Aushalten". Das Symptom „stark gereizt" ist ein Hinweis auf eines der drei Arzneimittel: Bryonia, Hepar sulphuris oder Nux vomica.
- „Ich bin gestern zu Hause wegen einer Kleinigkeit ausgerastet". Auf Nachfrage hin erzählt dieser Patient, dass ihn zuvor ein Kollege beim Training kritisiert hätte. Beim Symptom „schnell beleidigt durch Kritik" denken wir zuerst an Staphisagria.
- „‚Lasst mich doch alle in Ruhe', hätte ich am liebsten geschrien und mich in den hintersten Winkel verkrochen." Eine solche Reaktion ist ein wichtiger Hinweis auf Gelsemium.

Im Spontanbericht des Patienten oder während des anschließenden Gesprächs werden bei den meisten akuten Erkrankungen solche auffallenden Symptome zum Vorschein kommen. Wir notieren uns diese Symptome sorgfältig.

Nicht alle Patienten beobachten sich und die Reaktionen ihres Körpers gleich aufmerksam. Bei manchen Patienten muss der Arzt die für die Wahl des Arzneimittels wichtigen Symptome durch gezielte Fragen herausfinden. Durch aufmerksame Beobachtung wird er beim Patienten zudem gewisse **Verhaltensweisen** registrieren, ohne dass er überhaupt erst Fragen stellen muss. So gibt beispielsweise die Reaktion des Patienten auf **Trost** bereits wichtige Hinweise auf mögliche Arzneimittel. Wenn der Arzt einen Patient z. B. mit den Worten zu trösten versucht „Das tut mir leid", „Ich weiß, das ist eine schwierige Situation für Sie", und dieser reagiert entweder gereizt-aggressiv oder verschlossen, so kann diese Reaktion bereits ein erster Hinweis auf Ignatia oder Nux vomica sein und die Arzneimittel Phosphorus und Pulsatilla ausschließen, deren Beschwerden sich durch Trost bessern.

Erwähnt der Patient ein ganz **ungewöhnliches und speziell merkwürdiges Symptom**, so wird der erfahrene Praktiker direkt nach dem Arzneimittel suchen. Das merkwürdige und seltene Symptom „Ich habe das Gefühl, als würde das Herz zu schlagen aufhören, wenn ich mich nicht bewege" wird die Anzahl der möglichen Arzneimittel bis auf ein einziges, nämlich Gelsemium reduzieren. Dieses, übrigens nicht erfundene, Beispiel zeigt, dass jedes besonders ungewöhnliche Symptom eine unschätzbare Hilfe ist. Doch selbst wenn der Arzt felsenfest überzeugt ist, das richtige Arzneimittel gefunden zu haben, so ist er klug beraten, wenn er das Arzneimittel abschließend anhand der Materia Medica auf die Ursache sowie auf alle Symptome und Modalitäten hin überprüft.

Weitere Symptome und ihre Modalitäten

Neben den auffallenden Symptomen beobachten wir am Patienten normalerweise auch **allgemeine Symptome**, beispielsweise Husten. Diese allgemeinen Symptome sind für die Wahl des Arzneimittels erst dann wertvoll, wenn sie durch **Modalitäten individualisiert** worden sind. Modalitäten beziehen sich auf die Art und Weise, wie sich ein Symptom durch Tageszeit, Lage oder Umstände verschlimmert (Symbol <) oder verbessert (Symbol >). Sie werden durch die zwei Fragen „**Schlimmer durch ...?**" bzw. „**Besser durch ...?**" erschlossen. Ein oft vorkommendes, allgemeines Symptom wie Übelkeit kann durch Erbrechen deutlich besser oder nicht besser bzw. verschlimmert werden. Im ersten Fall prüfen wir Nux vomica, im zweiten Ipecacuanha.

Klagt ein Patient, dass er am heftigsten husten müsse, sobald er sich abends hinlege, so erhält dieses Symptom für die Wahl des Arzneimittels eine große Bedeutung. Die Modalität muss allerdings klar vorhanden sein! Nicht alle Antworten helfen uns weiter. Vielleicht reagiert der Patient auf die Frage nach den Modalitäten des Hustens mit einem Schulterzucken oder mit einem „Ich weiß es nicht so genau". Das allgemeine Symptom „Husten" wird in einem solchen Fall nicht vorbehaltlos durch eine Modalität näher beschrieben und darf deshalb für die Wahl des Arzneimittels nicht verwendet werden.

Es kann vorkommen, dass ein Patient erwähnt, dass der Husten vor einigen Monaten schlimmer gewesen sei, wenn er sich abends hingelegt hätte, seit einiger Zeit müsse er allerdings immer etwas husten. In einem solchen Fall wird eine Therapie nach den Regeln für akute Erkrankungen nicht helfen. Ein Symptom mit unklarer Modalität darf nur ausnahmsweise verwendet werden, nämlich dann, wenn der Patient eine Ursache für den Husten nennen kann, etwa „Seit dieser Nahrungsmittelvergiftung muss ich husten, ist das nicht seltsam?".

> Als Regel gilt: Nur ein Symptom mit klaren Modalitäten ist ein „gutes" Symptom!

Erscheinen zur gleichen Zeit viele Patienten mit ähnlichen Symptomen in der Praxis, wie es oft bei einer Grippewelle im Winter vorkommt, dann müssen wir die charakteristischen Symptome dieser **epidemischen Krankheit**[41] studieren (☞ Teil 1, Epidemien – Genius epidemicus, S. 19).

Begleitende Beschwerden und ihre Modalitäten

Die Krankheit des Patienten kann begleitet sein von Beschwerden wie Erbrechen, einem Gefühl von Kälte, von brennender Hitze oder von Durstlosigkeit. Diese „begleitenden Beschwerden" oder „Begleitsymptome" treten meist zusammen mit den Hauptsymptomen auf, können aber auch vorher oder nachher erscheinen. Wie die Symptome werden auch die begleitenden Beschwerden durch Modalitäten näher beschrieben und auf diese Weise individualisiert.

Eine genaue Befragung zu den begleitenden Beschwerden und ihren Modalitäten ist insbesondere dann erforderlich, wenn das Gespräch bisher weder Ursache noch auffallende Symptome oder durch klare Modalitäten näher beschriebene allgemeine Symptome zu Tage gebracht hat. Mitunter zeigt ein Patient erst bei den Fragen nach eventuell begleitenden Beschwerden und ihren Modalitäten seine Gereiztheit (Colocynthis, Nux vomica, Bryonia) oder, ganz im Gegenteil, seine Freude, dass er endlich ernst genommen wird (Arsenicum).

Wichtige Fragen

- **Durst:** Hat der Patient Durst? Falls ja: stärker als normal? Will er lieber kalt oder warm trinken? Möglicherweise hat der Patient Durst, trinkt aber nicht oder der Patient ist durstlos trotz trockenen Mundes.
- **Wärme und Kälte:** Bessern oder verschlimmern sich die Beschwerden durch Wärme oder Kälte? Wenn sich brennende Schmerzen durch Hitze bessern, so weist dies auf Arsenicum hin, während eine Abneigung gegen Wärme bei gleichzeitigem Kältegefühl Pulsatilla als mögliches Arzneimittel anzeigt.
- **Bewegung und Ruhe:** Werden die Beschwerden schlimmer oder besser durch Bewegung? Bewirkt Ruhe eine Verschlimmerung oder Besserung?
- **Lage:** Wie wirkt sich Liegen, Sitzen oder Stehen auf die Beschwerden aus?
- **Erbrechen:** Muss der Patient sofort nach dem Essen oder Trinken er-

---

[41] Wer das passende Arzneimittel bei Epidemien finden will, braucht dazu ausgezeichnete Kenntnisse der Materia Medica. Nur in Ausnahmefällen wird sich das Epidemie-Mittel unter den 40 in diesem Buch beschriebenen wichtigen Arzneimitteln auffinden lassen.

brechen (⇒ evtl. Arsenicum); bzw. erst fünf Minuten nach dem Essen oder Trinken (⇒ evtl. Phosphorus).

Es ist wichtig, die Fragen so zu stellen, dass wir dem Patienten die Antworten durch die Fragestellung nicht suggerieren. Das erreichen wir, indem wir die Fragen offen formulieren, also beispielsweise „Wie steht es mit dem Stuhlgang?" oder „Wie steht es mit dem Durst"?

Lokalisation der Symptome

Die Symptome eines homöopathischen Arzneimittels manifestieren sich vorzugsweise in bestimmten Organen bzw. Körperregionen[42], die bei den Arzneimittelbeschreibungen in einer speziellen Rubrik aufgeführt sind. Diese Angaben können wichtige Hinweise für die Wahl des Arzneimittels geben oder die Wahl bestätigen. Die Symptome des Arzneimittels Causticum etwa treten vorwiegend im Gemüt, im Atmungssystem und in der Blase auf.

Wertung der Symptome

Während des Gesprächs und der Befragung anhand der Checkliste haben wir uns die allgemeinen und individuellen Symptome sorgfältig notiert. Als eiserne **Regel** merken wir uns, dass wir für die Wahl des Arzneimittels nur **ausreichend individualisierte Symptome** verwenden dürfen. Diese „auffallendern, sonderlichen, ungewöhnlichen und eigenheitlichen (charakteristischen) Zeichen und Symptome des Krankheitsfalles" fasst Hahnemann für die Wahl des Arzneimittels „besonders und fast einzig fest in's Auge" (Organon, § 153). Hahnemanns prägnante Anweisungen sind zugleich die beste Zusammenfassung unserer Checkliste! Bei der nachfolgenden Repertorisation verwerten wir:
- die Ursache,
- die auffallenden Symptome,
- die Symptome und begleitenden Beschwerden, denen eine klare Modalität zugeordnet werden kann

Allgemeine Symptome, für die wir keine Modalität gefunden haben, scheiden aus und werden bei der Suche nach dem passenden Arzneimittel nicht berücksichtigt.

---

[42] Die für ein Arzneimittel charakteristischen Körperregionen und Organe finden sich in Bogers „A Synoptic Key to Materia Medica" (New Delhi 1995) und in der „Synoptic Materia Medica" von Vermeulen (Haarlem 1994).

Für die Arzneimittelwahl dürfen wir auch keine Symptome verwenden, die vor der gegenwärtigen akuten Erkrankung vorhanden waren. Meist wird uns der Patient ohnehin nur die akuten Symptome mitteilen.

Der Prozess der Repertorisation

Nun suchen wir das Arzneimittel, welches heilen wird. Aus der großen Anzahl von Arzneimittelbildern wählen wir dasjenige **Arzneimittelbild** aus, das dem **Krankheitsbild des Patienten**, d.h. der Ursache, den wichtigen Symptomen und Modalitäten des Krankheitsfalles, am **ähnlichsten** ist. Diesen Suchprozess nennen wir **Repertorisieren**.
Dieses einzig passende Arzneimittel hat zuvor bei gesunden Prüfern ähnliche Symptome erzeugt, wie wir sie am Patienten beobachten. Wir können auch sagen, dass das richtig gewählte Arzneimittel die Symptome des Patienten „aufnehmen" bzw. „abdecken" muss. Nur dann dürfen wir das Arzneimittel als *Simile* – als ein den individuellen Symptomen ähnliches – bzw. als *Simillimum*, d.h. als das den individuellen Symptomen ähnlichste Arzneimittel, bezeichnen. Dieses Arzneimittel wird den Patienten entsprechend dem homöopathischen Gesetz *Similia similibus* heilen.

Hilfen beim Repertorisieren

Dem Praktiker stehen heute als Hilfen verschiedene umfangreiche Repertorien zur Verfügung. Der kundige Umgang mit einem Repertorium will allerdings gelernt und geübt sein. Dazu bedarf es der gründlichen Anleitung. Im vorliegenden Buch, das sich als Einführung in die homöopathische Heilmethode versteht, kann diese fortgeschrittene Technik nicht vermittelt werden. Wir haben deshalb ein vereinfachtes Verfahren der Repertorisation gewählt und diesem Buch die Arzneimittelbeschreibungen von 40 wichtigen Arzneimitteln beigegeben (☞ Teil 3). Als weitere Hilfen beim Suchprozess benutzen wir eine Modalitätentabelle (☞ Teil 4, S. 222, ☞ Kopiervorlage hintere Buchinnenseiten sowie den kostenlosen Download unter www.elsevier.de/3-437-55912-5) und ein Vereinfachtes Repertorium (☞ Teil 4, S. 224). Mit den Arzneimittelbeschreibungen, der Modalitätentabelle und dem Vereinfachten Repertorium werden wir das passende Arzneimittel in der Regel schnell und sicher finden, immer vorausgesetzt, das Arzneimittel gehört zu den 40 Arzneimitteln, die sich bei akuten Erkrankungen bewährt haben.

Arzneimittelbeschreibungen (Materia Medica)

Die Beschreibung von 40 wichtigen Arzneimitteln in alphabetischer Reihenfolge (☞ Teil 3) hat die Funktion einer Materia Medica, die auf ihre wichtigsten Elemente komprimiert worden ist. Zusammenfassend werden die folgenden **Elemente** eines **jeden Arzneimittels** beschrieben: Seelischer und geistiger Zustand, Beschwerden infolge von (Ursache), Organe/Körperregionen, spezielle Symptome, Modalitäten, Folgemittel. Außerdem ein typisches Fallbeispiel und eine Rubrik „wichtige Frage/Beobachtung" die sich in vielen Jahren Praxiserfahrung herauskristallisiert hat und einen ersten, unmittelbaren Zugang zum Wesen des Arzneimittels erschließen kann.

Modalitätentabelle

Die Modalitätentabelle (☞ Teil 4, S. 222, ☞ Kopiervorlage hintere Buchinnenseiten) ist das Ergebnis der langjährigen praktischen Erfahrung einer homöopathisch tätigen Ärztin und speziell für die Bedürfnisse dieses Lehr- und Praxisbuches entwickelt worden. Sie enthält neun Symptome bzw. Zustände und 22 Modalitäten, die bei akuten Erkrankungen erfahrungsgemäß besonders oft vorkommen. Die Modalitätentabelle ist ein vielfach getestetes und unverzichtbares Arbeitsinstrument. Mit ihrer Hilfe ist es möglich, die Anzahl der Arzneimittel bei einer akuten Erkrankung schnell und sicher auf einige wenige, im besten Fall sogar bis auf ein einziges Arzneimittel zu reduzieren.

Vereinfachtes Repertorium

Im Vereinfachten Repertorium (☞ Teil 4, S. 224) finden wir für ein bestimmtes Symptom alle Arzneimittel, die dieses Symptom geprüft haben. Einen großen Teil des Repertoriums beansprucht die wichtige Rubrik „Gemüt – Beschwerden durch", in welcher die Symptome und Arzneimittel für die auslösenden seelischen Ursachen einer Erkrankung aufgelistet sind. Das Vereinfachte Repertorium mit den 40 in diesem Buch beschriebenen Arzneimitteln ist eine nützliche Hilfe bei der Suche nach dem passenden Arzneimittel, entweder allein oder – in den meisten Fällen – in Kombination mit der Modalitätentabelle.

2 Die praktische Anwendung der homöopathischen Heilmethode

Das Vorgehen Schritt für Schritt

Wie finden wir nun das *Simile*, das ähnliche Arzneimittel? Wir wissen, dass das Arzneimittel nur dann richtig gewählt ist, wenn es sowohl die Ursache als auch **alle** Symptome und Modalitäten des Krankheitsbildes abdeckt. Der Weg zur Lösung ist somit vorgezeichnet. Wir suchen das Arzneimittel, das sich wie ein roter Faden durch die Ursache und alle Symptome und Modalitäten hindurchzieht.

1. Schritt: Ursache

Zuerst fragen wir nach der **Ursache**. Nicht immer finden wir eine solche. Es kann auch vorkommen, dass wir zwar eine Ursache finden, diese aber nicht verwerten können, weil sie zu allgemein ist und deshalb nicht in das Vereinfachte Repertorium aufgenommen worden ist. Dazu gehören zum Beispiel ein Virusinfekt oder die Ursache „Schwangerschaft", die allein mehr als 100 Arzneimittel umfasst. Gibt es eine spezifische Ursache, so notieren wir uns alle Arzneimittel, welche diese Ursache abdecken. Wo finden wir die Arzneimittel?
- Im Vereinfachten Repertorium: hier sind u.a. die besonders wichtigen seelisch-geistigen Ursachen – in der Rubrik „Gemüt – Beschwerden durch" – und die wetterbedingten Ursachen aufgeführt;
- Wenn die Ursache eine Verletzung ist, kommt eines der zwölf Verletzungsmittel in Frage. Die zwölf Verletzungsmittel schlagen wir nach
  - in der Übersichtstabelle der vorderen Buchinnenseite,
  - in der Übersicht bei den „Bewährten Indikationen" (☞ Teil 5, S. 298) oder
  - in der Modalitätentabelle (☞ Teil 4, S. 222, ☞ Kopiervorlage hintere Buchinnenseiten; jeweils blau ausgezeichnet).

2. Schritt: Symptome und Modalitäten

Nachdem wir uns mit der Ursache befasst haben, wenden wir uns den **Symptomen und Modalitäten** zu. Die dazugehörigen Arzneimittel holen wir uns aus der Modalitätentabelle und dem Vereinfachten Repertorium. Aus praktischen Gründen verwenden wir für die Ursache, für jedes Symptom und jede Modalität jeweils eine eigene Zeile. Ganz am Schluss unterstreichen wir die Arzneimittel, die in jeder Zeile erscheinen, d.h. bei der Ursache, falls eine solche vorhanden ist, bei jedem Symptom und jeder Modalität. Das richtig gewählte Arzneimittel muss sich unter den unterstrichenen Arzneimitteln befinden.

Die Wahl des Arzneimittels

In vielen Fällen lässt sich durch dieses Verfahren die Anzahl der möglicherweise passenden Arzneimittel auf ein einziges reduzieren, das sich durch die Ursache und alle Symptome und Modalitäten hindurchzieht – ein Haupttreffer! Die Chance dazu ist vor allem dann gegeben, wenn die Symptome gut gewählt worden sind.

In anderen Fällen bleiben zwei oder mehr Arzneimittel in der engeren Wahl. Diese Arzneimittel nehmen wir unter die Lupe, indem wir in der Materia Medica bei den Beschreibungen der betreffenden Arzneimittel nachlesen und das zutreffende auswählen. Können wir uns nicht mit Sicherheit für ein Arzneimittel entscheiden, dann bleibt uns die Möglichkeit, den Patienten gezielt mit Bezug auf die noch zur Wahl stehenden Arzneimittel zu befragen – ein elegantes und anspruchsvolles Verfahren, bei dem es darum geht, die Fragen geschickt so zu stellen, dass sich aus den Antworten und Reaktionen des Patienten das passende Arzneimittel herauskristallisiert. Die erfolgreiche Anwendung dieser Methode setzt allerdings ein vertieftes Wissen über die Arzneimittel und auch etwas kombinatorische Begabung voraus – der Arzt als Hercule Poirot der Homöopathie!

Beispiel

In der Auswahl sind als einzige Arzneimittel **Nux vomica** und **Ignatia** verblieben. Welches Arzneimittel wählen wir? Nux vomica und Ignatia weisen einige gemeinsame Symptome auf: „gereizt", „ertragen keinen Widerspruch", die Symptome werden „schlimmer durch geistige Anstrengung", „besser durch Beschäftigung".

Zudem zeigen Nux vomica und Ignatia als typische Nervenmittel starke Reaktionen auf äußere Reize. Wir wollen nun wissen, wie der Patient auf Lärm reagiert. Ohne zu zögern gibt er zur Antwort, dass er durch Geräusche furchtbar „genervt" würde. Die Wortwahl und die knappe, kurz angebundene Antwort sprechen für Nux vomica. Bei Ignatia hätten wir ein Seufzen und Klagen zu hören bekommen. Wir haben nun – gefühlsmäßig – ein Indiz für Nux vomica, das jedoch nicht ausreicht, um Ignatia auszuschließen.

Als nächstes stellen wir die offene Frage: „Wie steht es mit dem Stuhlgang?" Der Patient antwortet, dass er Mühe mit dem Stuhlgang habe, „es wolle einfach nicht". Ein Nux-vomica-Symptom wie aus dem Lehrbuch! Zudem bestätigt er ein weiteres Symptom für Nux vomica, nämlich das Gefühl, als ob sein Kopf vergrößert wäre. Dieses Symptom finden wir in der Rubrik „Spezielle Symptome – Kopfschmerzen". Da unser Patient während des Gesprächs zudem nicht ein einziges Mal seufzt, scheidet der Mitkonkurrent Ignatia aus. Seufzen ist ein untrügliches Leitsymptom von Ignatia. Nux vomica ist das passende Arzneimittel.

3. Schritt: Sicherheitscheck

Das ausgewählte Arzneimittel muss immer und ausnahmslos den **Sicherheitscheck** bestehen. Deckt es sowohl die Ursache der Erkrankung als auch die wichtigen Symptome, Modalitäten und begleitenden Beschwerden umfassend ab? Um ganz sicher zu sein und einen Irrtum bei der Wahl auszuschließen, studieren wir das Arzneimittel deshalb abschließend in der Materia Medica.

Fehlerquellen

Es kann vorkommen, dass wir trotz aller Bemühungen kein Arzneimittel finden, das Ursache, Symptome und Beschwerden vollständig abdeckt. Ein solcher Misserfolg kann mancherlei Gründe haben.

- Wir haben die Ursache, ein wichtiges Symptom oder eine Modalität übersehen.
- Die Angaben des Patienten waren ungenau.
- Der Patient hat uns ein wichtiges, oft seelisches Symptom verschwiegen.
- Wir haben den seelischen und geistigen Zustand des Patienten nicht richtig beurteilt, beispielsweise als Staphisagria statt als Causticum.
- Es sind nicht genügend verwertbare Symptome vorhanden, wie es der Fall sein kann bei Befindlichkeitsstörungen wie Schnupfen oder Husten.
  Regel: abwarten, bis klare Symptome erscheinen! Eine Ausnahme sind Notfälle und Verletzungen. In diesen Fällen geben wir das Arzneimittel sofort, wenn möglich noch am Unfallort.
- Die akute Erkrankung ist epidemisch – sei es eine Grippeepidemie, Cholera, Typhus etc. (☞ Teil 1, Epidemien – Genius epidemicus, S. 19).
- Das Leiden ist chronisch, d.h. wir haben es mit einer tief sitzenden Störung zu tun, die nicht gemäß den Regeln für akute Erkrankungen behandelt werden darf.
- Das passende Arzneimittel gehört nicht zu den 40 Arzneimitteln, die in diesem Buch näher beschrieben werden.

Das folgende Ablaufschema zeigt zusammenfassend das Vorgehen bei der Wahl eines Arzneimittels, das mit der Frage nach der Ursache beginnt und durch den Sicherheitscheck abgeschlossen wird. Wenn die Überprüfung positiv verläuft, gibt uns das die Gewissheit, dass wir das gewählte Arzneimittel mit gutem Gewissen geben können.

Die Wahl des Arzneimittels

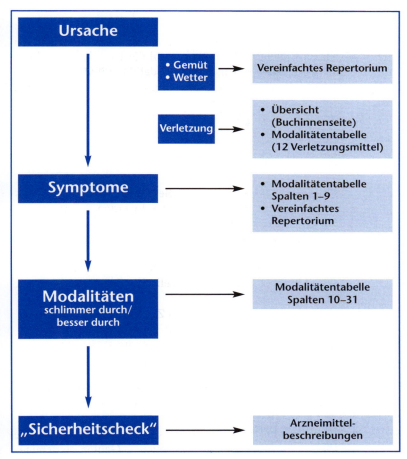

Ablaufschema:
Linke Seite: systematisches Vorgehen bei der Wahl eines Arzneimittels
Rechte Seite: Fundstellen für Arzneimittel, Ursachen, Symptome und Modalitäten in diesem Buch

Auf den folgenden Seiten wird das oben beschriebene Vorgehen für die Wahl des Arzneimittels mit drei Beispielen illustriert. Und da bekanntlich Übung den Meister macht, enthält dieses Buch 36 Übungsfälle mitsamt Lösungen und Lösungsweg (☞ Teil 6) – eine gute Gelegenheit, diese bewährte Methode einzuüben und zu vertiefen.

Drei Fälle aus der Praxis

Drei Beispielfälle sollen veranschaulichen, wie wir vorgehen, um das Arzneimittel sicher zu finden.

Fall 1

Eine Patientin, in der neunten Woche schwanger, klagt über häufiges Erbrechen seit Beginn der Schwangerschaft. Beim Erzählen weint die Patientin und klagt, es gehe um ihr Kind, das so nicht gedeihen könne. Es sei ihr dauernd übel, und diese Übelkeit verschlimmere sich in einem warmen Raum und nach dem Essen. Eigentlich fühle sie sich nur dann besser, wenn sie draußen an der frischen Luft Spazierengehen könne. Wenn der Ehemann an Wochenenden zu Hause sei und sie kuscheln könne, fühle sie sich glücklich. Überhaupt brauche sie viel mehr Zuwendung, seit sie schwanger sei. Auf die tröstenden Worte der Ärztin, man werde ihr bestimmt helfen können, lächelt sie dankbar. Mühe mache ihr auch das Trinken, da sie einfach keinen Durst habe.

Fallaufnahme

Ursache
Wir notieren uns „Schwangerschaft" als offenkundige Ursache der Beschwerden.

Auffallende Symptome, weitere Symptome und ihre Modalitäten

- Die Patientin ist liebebedürftig, anhänglich, was wir uns als wichtigen seelischen Zustand bzw. als wichtiges Symptom notieren.
- Auf tröstende Worte reagiert sie dankbar, mit einem Lächeln. Wir notieren uns die Modalität „besser durch (>) Trost".
- Auffallend ist auch die Durstlosigkeit. Die Patientin trinkt sehr wenig, obwohl sie sich bemüht. Ihre Übelkeit wird schlimmer in einem warmen Raum und besser durch Gehen an der frischen Luft. Wir notieren uns das Symptom „kein Durst" und die Modalitäten „schlimmer durch (<) Wärme", „besser durch (>) Bewegung", „besser (>) an frischer Luft".
- Die Patientin klagt ferner über häufiges Erbrechen und über Übelkeit nach dem Essen, was wir ebenfalls aufschreiben.

Begleitende Beschwerden und ihre Modalitäten
Keine

Lokalisation der Symptome
Die Beschwerden manifestieren sich im Gemüt und im Magen-Darm-Trakt.
Wir können nun das Krankheitsbild aufgrund des Gesprächs wie folgt zusammenfassen:
- **Ursache:** Beschwerden infolge Schwangerschaft
- **Symptome und Modalitäten:**
  - anhänglich, liebebedürftig
  - \> Trost
  - Durst, kein
  - Übelkeit nach dem Essen
  - Übelkeit < Wärme
  - Übelkeit > Bewegung
  - Übelkeit > frische Luft
  - Häufiges Erbrechen

Wertung der Symptome
Wir konzentrieren uns auf die wichtigen Symptome und Modalitäten des Krankheitsbildes. Nicht dazu gehören die beiden Symptome „häufiges Erbrechen" und „Übelkeit nach dem Essen", die bei Schwangerschaft nicht ungewöhnlich sind. Wir fassen sie deshalb nicht „besonders und fast einzig fest in's Auge" (Organon, § 153) – als allgemeine Symptome scheiden sie aus. Bei der nachfolgenden Repertorisation werden wir deshalb nur die folgenden Symptome und Modalitäten verwerten:
- anhänglich, liebebedürftig
- \> Trost
- Durst, kein
- Übelkeit < Wärme
- Übelkeit > Bewegung
- Übelkeit > frische Luft

Wahl des Arzneimittels

Wir suchen nun nach dem Arzneimittelbild, das der Ursache sowie den wichtigen Symptomen und Modalitäten des Krankheitsbildes am ähnlichsten ist. Dabei gehen wir wie folgt vor:

2 Die praktische Anwendung der homöopathischen Heilmethode

Ursache

Ursache der Krankheit ist die Schwangerschaft. Diese Ursache ist zu allgemein; sie umfasst im „Synthesis, Repertorium Homoeopathicum" 125 Arzneimittel und ist im Vereinfachten Repertorium deshalb nicht aufgeführt. Für die Suche nach dem Arzneimittel werden wir die Ursache nicht verwenden. Wir wenden uns nun den Symptomen und Modalitäten zu.

Symptome und Modalitäten

Als Hilfen dienen uns die Modalitätentabelle und das Vereinfachte Repertorium. Bereits ein Blick in die Modalitätentabelle zeigt, dass alle wichtigen Symptome/Zustände und Modalitäten dort aufgeführt sind. Dieser Umstand wird uns die Arbeit mit Sicherheit erleichtern.

- **Modalitätentabelle**
  - **liebebedürftig, anhänglich** (Spalte 3)
    Phosphorus, Pulsatilla
  - **Durst, wenig bis keiner** (Spalte 8)
    Apis, Arsenicum, Cantharis, Pulsatilla
  - **< Wärme** (Spalte 11)
    Aconitum, Allium cepa, Apis, Bryonia, Drosera, Euphrasia, Glonoinum, Mercurius, Pulsatilla, Sulphur, Tabacum
  - **> Bewegung** (Spalte 26)
    Arsenicum, Drosera, Dulcamara, Pulsatilla, Rhus toxicodendron, Ruta, Sulphur
  - **> an frischer Luft** (Spalte 31)
    Aconitum, Allium cepa, Apis, Cactus, Carbo vegetabilis, China, Drosera, Euphrasia, Gelsemium, Glonoinum, Ipecacuanha, Ledum, Phosphorus, Pulsatilla, Sulphur, Tabacum

Wir unterstreichen die Arzneimittel, die bei allen Symptomen und Modalitäten vorkommen und stellen schnell fest, dass einzig Pulsatilla diese Bedingung erfüllt.

- **Vereinfachtes Repertorium:** Da wir alle Symptome und Modalitäten erfasst haben, benötigen wir das Vereinfachte Repertorium nicht zur Lösung des Falles.

Ein schneller Weg ...

Im vorliegenden Fall sind ausnahmslos alle Symptome und Modalitäten in der Modalitätentabelle enthalten. Wir haben deshalb die Möglichkeit, ein schnelles Verfahren zu wählen. Anstatt die zahlreichen Arzneimittel handschriftlich von der Modalitätentabelle auf das Arbeitsblatt zu übertragen, markieren wir die Spalten 3, 8, 11, 26, 31 auf einer fotokopierten Modalitätentabelle (☞ Kopiervorlage hintere Buchinnenseiten) von oben bis unten mit einem Leuchtstift. Ein Blick in die Tabelle zeigt schnell, dass einzig Pulsatilla alle fünf Symptome und Modalitäten abdeckt.

Sicherheitscheck

Um die Arzneimittelwahl zu bestätigen und sicher zu sein, dass wir mit Pulsatilla gut gewählt haben, lesen wir in der Materia Medica (☞ Teil 3) bei der Arzneimittelbeschreibung von Pulsatilla nach. Wir stellen fest, dass Pulsatilla sowohl den seelischen Zustand der Patientin – anhänglich, liebebedürftig, besser durch Trost – als auch alle Modalitäten des Krankheitsbildes aufnimmt.

Ein einfacher Fall! Pulsatilla geht meistens einher mit Magen/Darm-Beschwerden und wird bereits seit zwei Jahrhunderten bei Schwangerschaftsbeschwerden erfolgreich eingesetzt.
Nach einer Gabe Pulsatilla wird sich die Übelkeit bessern und die Patientin wird sich, befreit von ihren Beschwerden, auf eine glückliche Schwangerschaft freuen können.

Fall 2

Ein Patient kommt in die Praxis. Er ist heiser und klagt über einen Husten, der ihn stark störe, vor allem morgens beim Erwachen und nachts, besonders vor Mitternacht. Er finde nachts keine richtige Ruhe, da er wegen des Hustens immer wieder aufwache. Wenn er einen Schluck Wasser trinke, beruhige sich der Husten leicht. Dieser Husten dauere jetzt bereits seit drei Tagen, und seit vier Tagen sei er heiser.

Zunächst will die Ärztin wissen, was in den letzten Tagen passiert sei. „Nichts Besonderes", antwortet der Patient. Nun leuchten alle Alarmlämpchen auf! Mit dieser Antwort, die er in der Praxis oft zu hören bekommt, darf sich ein Arzt niemals zufrieden geben. In diesen Fällen heißt es nachfragen! Nun erinnert sich der Patient, dass die Heiserkeit erstmals nach einer Sitzung im Geschäft aufgetreten ist. „Was ist in dieser Sitzung geschehen?" Der Patient erzählt, es sei ihm ungerechtfertigt ein Vorwurf gemacht worden, der ihn nach zehn Jahren loyalen Verhaltens gegenüber dieser Firma sehr getroffen habe. Die Geschichte, berichtet der Patient weiter, beschäftige ihn, er denke immer daran und komme dabei „ins Grübeln".

Fallaufnahme

Ursache

Wir fragen nach der Ursache der Krankheit. Auf Nachfrage hin hat der Patient die Antwort gegeben: Er fühlt sich durch den Vorfall im Geschäft gekränkt. Diese Kränkung ist die eigentliche Ursache seiner Heiserkeit. Wir notieren uns deshalb das Symptom „Beschwerden infolge Kränkung" als auslösende Ursache seiner Beschwerden.

Auffallende Symptome

- Seit diesem Ereignis grübelt der Patient, er ist kummervoll. Wir notieren uns „kummervolle Gedanken".
- Die anderen Symptome sind „Heiserkeit" sowie „Husten morgens" und „Husten vor Mitternacht". Für sich allein genommen, sind diese Symptome nicht besonders auffallend. Wir benötigen deshalb Modalitäten, welche die Symptome näher beschreiben und dadurch individualisieren.

Weitere Symptome und ihre Modalitäten

Wir fragen den Patienten, was die Heiserkeit und den Husten verschlimmere, und was sie bessere. Wir erfahren, dass die Heiserkeit am Morgen schlimmer sei und sich auch durch Reden verschlimmere. Morgens müsse er stark husten, bis sich etwas Schleim löse, dann hätte er Ruhe. Der Husten vor Mitternacht werde besser, wenn er einen Schluck Wasser trinke. Wir notieren uns folgende Symptome/Modalitäten:

- Husten < morgens, > Abhusten von Schleim
- Husten < vor Mitternacht, > Trinken eines Schluckes kalten Wassers
- Heiserkeit < morgens
- Heiserkeit < Reden

Begleitende Beschwerden und ihre Modalitäten

Wir fragen nach eventuell begleitenden Beschwerden und ihren Modalitäten, insbesondere nach 1. Durst, 2. Wärme/Kälte, 3. Bewegung, 4. Ruhe, 5. Lage (Liegen, Sitzen, Stehen). Der Patient erklärt, alles sei „normal, wie immer".

Lokalisation der Symptome

Die Symptome des Patienten manifestieren sich in zwei Organen/Regionen: im Gemüt durch kummervolle Gedanken nach Kränkung und im Atmungssystem durch Heiserkeit und Husten.

Damit wir das Arzneimittel sicher finden, hätten wir noch gerne ein oder zwei weitere Symptome. In dieser Situation hilft dem Praktiker das Wissen um die Leitsymptome eines Arzneimittels sowie das Gefühl für die Stimmungslage des Patienten. Er weiß, dass Kränkung als Ursache eines Leidens, verbunden mit kummervollen Gedanken und „Grübeln", fast unfehlbar typische Symptome für Causticum sind.

Causticum hat als spezielle Organe/Regionen das Gemüt, das Atmungssystem und die Blase. Sowohl die Gemütssymptome, d.h. der seelische und geistige Zustand, als auch die Symptome des Atmungssystems wie Husten und Heiserkeit sind durch die Befragung bereits bestätigt worden. Für die Blase fehlt uns noch ein Symptom. Aufgrund aller Indizien, die auf Causticum schließen lassen, stellen wir nun die offene Frage: „Wie steht es mit der Blase?" Der Patient ist überrascht. Zögernd antwortet er, es sei ihm peinlich, es zu erwähnen, aber es sei so, dass sich beim Husten jeweils einige Tropfen Urin lösten, und außerdem auch immer dann, wenn ein Kollege einen guten Witz erzähle. Voilà!

Das Krankheitsbild steht nun deutlich umrissen vor uns. Wir fassen es wie folgt zusammen:

- **Ursache:** Beschwerden infolge Kränkung
- **Symptome und Modalitäten:**
  - kummervolle Gedanken
  - Husten < morgens, > Abhusten von Schleim
  - Husten < vor Mitternacht, > Trinken
  - Heiserkeit < morgens
  - Heiserkeit < Reden
  - Urinabgang beim Husten, Lachen

Wertung der Symptome

Das Krankheitsbild zeigt uns eine seelische Ursache, ein auffallendes Symptom sowie ausnahmslos durch Modalitäten näher beschriebene Symptome.

Bei der nachfolgenden Repertorisation können wir deshalb alle vorstehend genannten Symptome und ihre Modalitäten verwerten.

Wahl des Arzneimittels

Ursache

Die Arzneimittel für die Ursache holen wir uns aus der großen Rubrik im Vereinfachten Repertorium „Gemüt – Beschwerden durch".

- **Gemüt – Beschwerden durch Kränkung, Demütigung**
  Aconitum, Arsenicum, Belladonna, Bryonia, Causticum, Chamomilla, Colocynthis, Gelsemium, Ignatia, Mercurius, Nux vomica, Pulsatilla, Rhus toxicodendron, Staphisagria, Sulphur

2 Die praktische Anwendung der homöopathischen Heilmethode

Symptome und Modalitäten
- **Modalitätentabelle:**
  - **< nachts** (Spalte 18)
    Aconitum, Arnica, Arsenicum, Bryonia, Cactus, Cantharis, <u>Causticum,</u> Chamomilla, China, Drosera, Dulcamara, Euphrasia, Hamamelis, Hepar sulphuris, Hypericum, Ledum, Mercurius, Rhus toxicodendron, Silicea, Staphisagria, Sulphur
  - Für die Modalität „schlimmer morgens" ist in der Modalitätentabelle keine Spalte reserviert.

Die Hustensymptome schlagen wir im Vereinfachten Repertorium nach.
- **Vereinfachtes Repertorium:**
  - **Husten, Auswurf bessert**
    Belladonna, <u>Causticum,</u> China, Hepar sulphuris, Ipecacuanha, Phosphorus, Sulphur
  - **Husten, Trinken bessert**
    Bryonia, <u>Causticum,</u> Euphrasia, Spongia tosta

Die zwei Heiserkeitssymptome und das auffallende Symptom „Urinabgang beim Husten, Lachen" finden wir trotz längeren Suchens nicht im Vereinfachten Repertorium.

Wir **unterstreichen** nun alle Arzneimittel, die bei der Ursache, bei der Modalität „schlimmer nachts" und bei den beiden wichtigen Hustensymptomen vorkommen. Wir haben Glück! Als einziges Arzneimittel nimmt Causticum Ursache, wichtige Symptome und Modalitäten auf. Wir dürfen Causticum allerdings erst dann als das ähnlichste Arzneimittel bezeichnen, wenn es auch die drei wichtigen Symptome abdeckt, die wir bis jetzt noch nicht gefunden haben. Die Suche muss also weitergehen. Wir wenden uns nun der Arzneimittelbeschreibung von Causticum zu.

Bestätigung der Arzneimittelwahl

Wir lesen bei Causticum nach und finden bestätigt, dass Causticum ein wichtiges Mittel bei Beschwerden mit Heiserkeit und Husten ist. Zugleich fällt auf, dass die unter „wichtige Frage/Beobachtung" aufgeführte Frage „Ist eine Ungerechtigkeit geschehen, die Sie bedrückt?" den seelischen Zustand des Patienten besonders gut zu treffen scheint.

Causticum „hängt kummervollen Gedanken nach", hat die Modalität „schlimmer nachts" und deckt alle Organe und Körperregionen sehr gut ab.

Schließlich finden wir in der Arzneimittelbeschreibung auch die drei Symptome, die uns noch fehlen: „Unwillkürlicher Harnabgang beim Husten", „Heiserkeit schlimmer morgens" und „Heiserkeit nach Überanstrengung der Stimmbänder".

Causticum ist das Arzneimittel, welches heilen wird.

Bei akuten Erkrankungen wird das Arzneimittel, wie mehrfach erwähnt, meist über die körperlichen Symptome ausgewählt. Gerade dieser nicht ungewöhnliche Fall jedoch zeigt, wie bedeutsam seelisch-geistige Symptome sein können. Causticum gehört zu den Arzneimitteln, die sich uns vielfach erst über den seelischen und geistigen Zustand erschließen.

Fall 3

Sonntagnachmittag auf dem Fußballplatz. Andreas, ein schneller und dribbelstarker Stürmer, wird durch ein grobes Foul eines gegnerischen Verteidigers zu Fall gebracht. Mit schmerzverzerrtem Gesicht bleibt der junge Mann am Boden liegen. Kurz darauf humpelt er vom Spielfeld, gestützt durch zwei seiner Freunde. Er verspürt starke Schmerzen in der Leistengegend, ein Ziehen und Reißen im Hüftgelenk und in der Oberschenkelmuskulatur. Der Masseur behandelt ihn mit dem Kältespray, das er bei Verletzungen immer anwendet und das gewöhnlich hilft. Dieses Mal aber werden die Beschwerden des verletzten Spielers nicht besser. Andreas tut es bereits weh, wenn er nur den Fuß auf dem Boden aufsetzt. Die Schmerzen sind so intensiv, dass er sich nicht einmal niederlegen kann. Auch im Stehen und im Sitzen verspürt er starke Schmerzen.
Als er zum Auto seines Freundes humpelt, der ihn zum Röntgen ins Krankenhaus fährt, lassen die Schmerzen zu seiner Überraschung etwas nach. Aufgrund des Röntgenbildes lassen sich glücklicherweise ein Knochenbruch und eine Gelenkverletzung ausschließen. Die Diagnose lautet: schwere Zerrung des Musculus iliopsoas. Die darauf folgende Nacht erlebt der junge Mann trotz vieler Schmerzmittel als eine einzige Tortur. Die fürchterlichen Schmerzen zwingen ihn, im Bett alle paar Augenblicke die Stellung zu wechseln. Schließlich hält er es nicht mehr aus. Er erhebt sich mühsam und humpelt während der halben Nacht an den Krücken durch die Wohnung. Am nächsten Tag erscheint er frühmorgens als Notfallpatient in der Praxis.

Fallaufnahme

Ursache

Wir notieren uns als Ursache eine Verletzung, spezifisch eine Verletzung der Muskeln und Sehnen durch eine Zerrung. Das passende Arzneimittel wird sich somit mit großer Wahrscheinlichkeit unter den zwölf in diesem Buch dargestellten Verletzungsmitteln finden. Wir können da-

2 Die praktische Anwendung der homöopathischen Heilmethode

rauf vertrauen, dass wir – wie immer bei einer Verletzung – das passende Arzneimittel schnell finden werden.

Auffallende Symptome, weitere Symptome und ihre Modalitäten

Der Patient schildert spontan die fürchterlich lange letzte Nacht. Die Modalitäten sind klar und springen ins Auge:
- besser (>) durch fortgesetzte Bewegung, schlimmer (<) in der Ruhe.
- Zudem haben sich die Beschwerden trotz der sofortigen Applikation eines Kältesprays nicht gelindert. Diese Beobachtung gibt uns einen zusätzlichen Hinweis, der allenfalls weiterhelfen kann: „nicht besser durch Kälte".

Begleitende Beschwerden und ihre Modalitäten

Der junge Fußballer ist auffallend unruhig. Er kann nicht ruhig sitzen oder liegen.

Lokalisation der Symptome

Sehnen/Muskulatur. Wir können nun das Krankheitsbild wie folgt zusammenfassen:
- **Ursache:** Beschwerden infolge einer Verletzung
- **Symptome und Modalitäten:**
  - große Unruhe
  - > fortgesetzte Bewegung
  - < Ruhe

Wertung der Symptome und Modalitäten

Das Symptom „große Unruhe" und die beiden Modalitäten treten klar hervor und dürfen deshalb bei der nachfolgenden Repertorisation verwertet werden.

Die negative Modalität „nicht besser durch Kälte" kann uns eventuell als **zusätzliches** Unterscheidungsmerkmal helfen, das passende Arzneimittel schnell zu finden.

Wahl des Arzneimittels

Ursache

Verletzung. Die Beschwerden von Andreas haben ihre Ursache in einer Verletzung, was uns erlaubt, die Auswahl der möglichen Arzneimittel auf die zwölf Verletzungsmittel einzuschränken (☞ Übersicht vordere Buchinnenseite, ☞ Übersicht Teil 5, S. 240, ☞ Teil 4, S. 223, ☞ Kopiervorlage hintere Buchinnenseiten: blau ausgezeichnete Mittel).

Die Wahl des Arzneimittels

Zwölf Verletzungsmittel: Apis, Arnica, Arsenicum, Calendula, Cantharis, Hamamelis, Hypericum, Ledum, Rhus toxicodendron, Ruta, Staphisagria, Symphytum.

Symptome und Modalitäten

- **Modalitätentabelle:**
  - **große Unruhe** (Spalte 2)
    Aconitum, Apis, Arsenicum, Belladonna, Cantharis, Carbo, vegetabilis, Causticum, China, Colocynthis, Ignatia, Mercurius, Nux vomica, Phosphorus, Rhus toxicodendron, Ruta, Staphisagria, Sulphur
  - **< Ruhe** (Spalte 12)
    Arnica, Colocynthis, Drosera, Dulcamara, Pulsatilla, Rhus toxicodendron, Sulphur
  - **> Bewegung** (Spalte 26)
    Arsenicum, Drosera, Dulcamara, Pulsatilla, Rhus toxicodendron, Ruta, Sulphur

Wir stellen fest, dass von den zwölf Verletzungsmitteln einzig Rhus toxicodendron das Symptom und die beiden Modalitäten aufnimmt. Arnica ist hier nicht erste Wahl, weil sich die Schmerzen von Andreas durch das Kältespray nicht gelindert haben. Die wichtige Arnica-Modalität „besser durch Kälte" trifft hier somit nicht zu. Eine Arnica-Verletzung bessert sich immer durch die Anwendung von Kälte. Das Kältespray hat deshalb im Sport seinen festen Platz.

Da alle Symptome und Modalitäten des Falles in der Modalitätentabelle enthalten sind, wenden wir das elegante **Schnellverfahren** an. Wir fotokopieren die Vorlage der Modalitätentabelle (hintere Buchinnenseiten) und der dazugehörigen Legende auf ein DIN-A4-Blatt und markieren die drei Spalten 2, 12 und 26 von oben bis unten mit einem Leuchtstift. Ein Blick in die Tabelle zeigt schnell, dass von den zwölf blau ausgezeichneten Verletzungsmitteln einzig Rhus toxicodendron alle drei Symptome/Modalitäten abdeckt.

- **Vereinfachtes Repertorium:** Das Vereinfachte Repertorium wird zur Lösung des Falles nicht benötigt.

Sicherheitscheck

Wir lesen in der Materia Medica bei Rhus toxicodendron nach. Alles stimmt! Die Schmerzen zwingen den Patienten, sich dauernd zu bewegen. Rhus toxicodendron ist das klassische „Arbeiter- und Athletenmittel" und ein hervorragendes und vielfach bewährtes Arzneimittel bei Muskel- und Sehnenverletzungen.

2 Die praktische Anwendung der homöopathischen Heilmethode

Die Ärztin verabreicht sofort eine Gabe Rhus toxicodendron C 200. Noch in der Praxis wird der Schmerz erträglicher, Andreas wird ruhiger und muss sich nicht mehr unablässig hin- und herbewegen. Der Gesichtsausdruck wird von Minute zu Minute entspannter. Wegen der Schwere der Verletzung wird das Arzneimittel je 1 × täglich über 4 Tage verordnet, zudem wird dem Patienten ein Trainings- und Spielverbot für zwei Wochen auferlegt. Entgegen der ärztlichen Anordnung steht der fußballverrückte junge Mann am nächsten Wochenende wieder auf dem Fußballplatz und schießt sogar ein Tor! Hinweis: Die C-30-Potenz hätte genügt, wenn das Arzneimittel auf dem Fußballplatz oder auf der Notfallstation gegeben worden wäre. Auch Arnica hätte die Schmerzen, wenn nicht ganz genommen, so doch wenigstens gelindert.

Aufgrund der Ursache, nämlich einer Verletzung, der Modalitäten „schlimmer in der Ruhe" und „besser durch (fortgesetzte) Bewegung" sowie der großen Unruhe ist Rhus toxicodendron im vorliegenden Fall klar angezeigt. Der hier übungshalber Schritt für Schritt geschilderte Ablauf der Repertorisation hat sich in der Praxis innerhalb einer Minute abgespielt.

Da bei Verletzungen nicht nach der Ursache geforscht werden muss, ist die Anwendung von Verletzungsmitteln eine ausgezeichnete Übung für Anfänger. An einem Verletzungsmittel kann jeder sehr schnell und eindrücklich die phänomenale Heilkraft eines homöopathischen Arzneimittels erfahren. **Bei Unfällen geben wir sofort Arnica, wenn möglich am Unfallort.** Anschließend haben wir genügend Zeit, das ähnliche Arzneimittel zu suchen, sei es nun Rhus toxicodendron bei einer Zerrung, Hamamelis bei einer schweren Schürfung oder Ruta bei nächtlichen Schmerzen nach einem Schlüsselbeinbruch. **Alle Verletzungsmittel vollenden die Arbeit von Arnica!**

Die drei Fälle aus der Praxis zeigen, dass das richtige Arzneimittel durch methodisches Vorgehen mit den Hilfen in diesem Buch sicher gefunden werden kann. Irrtümer kommen erfahrungsgemäß dann vor, wenn im Gespräch nicht nach der Ursache der Beschwerden gefragt worden ist oder wenn die Ursache nicht zum übrigen Symptomenbild passt.

Um Fehler zu vermeiden, muss als letzter Schritt immer die Überprüfung anhand der Arzneimittelbeschreibung durchgeführt werden.

Die Anwendung der Arzneimittel

Einnahme und Dosierung

Die Gaben werden auf zwei Arten verabreicht:
- 1. als Globuli, trocken,
- 2. anfangs als Globuli, trocken, später in Wasser gelöst.

Einnahme trocken

- Die Gaben werden als Globuli, trocken, eingenommen.
- 1 Gabe = 2–4 Globuli.
- Gabe unter die Zunge legen und zergehen lassen.
- Eine halbe Stunde vor und nach Einnahme des Arzneimittels – ausgenommen in Notfällen – nicht essen, trinken, Zähne putzen, rauchen.

Wie lange dürfen Globuli bei akuten Erkrankungen eingenommen werden? Der Patient reagiert meist ausgezeichnet auf 2 Gaben täglich über 2 Tage. Als maximale Dosierung merken wir uns die

> **Dreier-Regel:** täglich höchstens 3 Gaben des Arzneimittels über die Dauer von 3 Tagen.

Es ist nicht ratsam, diese Faustregel zu missachten. Bei Einnahme des Arzneimittels über eine längere Zeit können bei überempfindlichen Patienten Prüfsymptome auftreten, die unangenehm sind. Oder hätten Sie etwa Lust, Hepar sulphuris zu prüfen? Ein solches Experiment wäre für Ihre Familie sicher ein unvergessliches Erlebnis!

Einnahme trocken und in Wasser gelöst

Einnahme der ersten Gabe(n) trocken, der weiteren Gaben in Wasser gelöst.
Zur Herstellung der **Lösung** wird ein Globulus in einem Glas kalten Wassers aufgelöst.
Vor der Einnahme die Arzneimittellösung jeweils mit einem Plastiklöffel (nicht mit Silber- oder Metalllöffel) 10 × umrühren, den Schluck eine Minute lang im Mund behalten und hinunterschlucken.

2 Die praktische Anwendung der homöopathischen Heilmethode

- Glas wieder mit Wasser auffüllen, wenn sich noch ca. 1 Zentimeter Lösung im Glas befindet – keine weiteren Globuli zugeben!

Bei schwerem und schnellem Krankheitsverlauf, z. B. bei einer schweren Fischvergiftung oder bei Hirnhautentzündung, die Lösung 100 × umrühren.

Wir unterscheiden bei dieser Darreichungsform zwei Fälle im Verlauf:

1. Dem Patient geht es deutlich besser, nachdem er 2 Gaben als Globuli täglich über 2 Tage eingenommen hat. Er fühlt sich jedoch noch nicht ganz gesund.
   Weiteres Vorgehen: Arzneimittel am 3. und 4. Tag als Lösung einnehmen, 1–3 × täglich je einen Schluck.
2. Bei schnell oder heftig verlaufenden Erkrankungen wie Nierensteinkolik, Vergiftungen (z. B. durch Stiche und Bisse von Tieren) etc.:
   - Erste Gabe des Arzneimittels trocken, die weiteren Gaben in Wasser gelöst einnehmen, je nach Heftigkeit der Beschwerden viertelstündlich bis stündlich einen Schluck, bis sich die Beschwerden bessern. Wiederholen, wenn die Beschwerden später wieder auftreten.
   - Vergiftungen: Arzneimittel wiederholen, auch nachdem die Beschwerden verschwunden sind!

Als Faustregel merken wir uns, dass wir im Falle einer Vergiftung das Arzneimittel insgesamt etwa über eine Dauer von drei Tagen einnehmen. Die Anwendung eines homöopathischen Arzneimittels bei einer Vergiftung unterscheidet sich dadurch von der Anwendung bei einer Erkrankung, wo das Arzneimittel nur so lange eingenommen wird, als die Symptome bestehen.

Die oben erwähnte Beschränkung der Dreier-Regel gilt nicht, wenn das Arzneimittel in Wasser gelöst eingenommen wird.[43]

---

[43] Da sich die Potenz durch das Umrühren der Lösung unmittelbar vor der Einnahme immer wieder leicht verändert, treten bei dieser Verabreichungsform keine Prüfsymptome auf.

Die Anwendung der Arzneimittel

Potenz

Bei akuten Erkrankungen und Verletzungen geben wir das Arzneimittel in der Regel in der **C-30-Potenz**. Ausnahme: **Arnica C 200**.[44] Zu Spezialfällen in Bezug auf Potenz/Dosierung ☞ das betreffende Arzneimittel in der Materia Medica (☞ Teil 3).

Unfälle und Verletzungen im Besonderen

- ▶ Arzneimittel sofort geben, wenn möglich noch am Unfallort.
- ▶ 1 Gabe = 2–4 Globuli
- ▶ 1. Gabe **sofort**, danach
- ▶ 2. Gabe **nach 2–4 Stunden**,
- ▶ eventuell 3. und 4. Gabe in den darauf folgenden 2–3 Tagen.
- ▶ In **schweren Fällen:** Arzneimittel alle 5–10 Minuten wiederholen, bis Ambulanz/Rettungshelikopter eintrifft. Das homöopathische Arzneimittel kann in schweren Fällen lebensrettend sein und Folgeschäden verhindern.

Das wichtigste und herausragende Notfallmittel ist **Arnica**. Wir geben es bei Unfall und Schock in der C 200, bei einem schweren Schädel-Hirn-Trauma oder einer Rückenmarksverletzung in der XM-(= C 10000)-Potenz. Zu Potenzen und Dosierungen der Arzneimittel bei Verletzungen ☞ Teil 5, Übersicht „Verletzungen von Kopf bis Fuß", S. 241.

Der Unfall liegt bereits einige Zeit zurück

Das richtig gewählte homöopathische Arzneimittel hilft auch, wenn das Unfallereignis Monate oder Jahre zurückliegt.
- Arnica bzw. das Arzneimittel der Wahl (z. B. Hypericum): 1 Gabe C 200, täglich über 4 Tage, morgens auf nüchternen Magen,
- C 10000 bei Schädel-Hirn-Trauma oder Wirbelsäulenverletzung.

---

[44] Die C-Potenzen bringen bei akuten Krankheiten ausgezeichnete Resultate und sind zudem für den Anfänger leicht zu handhaben. Schon Bönninghausen verschrieb die C 200 Potenz, später arbeiteten die Schule von Kent und die Indische Schule erfolgreich mit C-Potenzen. Die ausgezeichneten Resultate haben sich in meiner Praxis bestätigt. Hahnemann verwendete in seinen späteren Jahren Q-Potenzen (= LM-Potenzen), die ich ebenso gebrauche, insbesondere bei chronischen Störungen und Exazerbationen von chronischen Störungen. Ausnahmsweise wende ich auch bei akuten Krankheiten LM-Potenzen an.

2 Die praktische Anwendung der homöopathischen Heilmethode

Wiederholung und Zweitverschreibung

Wenn das Arzneimittel hilft, aber nicht vollständig heilt,
- wählen wir die höhere Potenz des gleichen Arzneimittels, wenn die Symptome unverändert sind – z. B. erst Hypericum C 30, dann Hypericum C 200;
- wechseln wir auf das Folgemittel, wenn sich das Hauptsymptom deutlich bessert und ein anderes Symptom in den Vordergrund tritt.
Beispiel: ein elfjähriger Junge, kurz vor der Abreise in die Sommerferien mit seiner Familie, turnt im Flughafen an einer Absperrung und stürzt auf das Gesicht. Er beißt sich die Lippe durch, die oberen Schaufeln wackeln. Der Junge erhält sofort Arnica C 200. Er wird zum Flughafenarzt gebracht, der die Lippe näht. Über die nächsten 2 Tage erhält er Arnica C 200, 1–2 × täglich. Da die Schleimhaut der Lippen nicht schön ausheilt, sorgt danach Calendula C 200, 2 × täglich über 2 Tage, für eine gute Wundheilung an dieser heiklen Stelle. Einige Tage später erhält er schließlich Symphytum C 30, 1 × täglich über 4 Tage, als Schutz für die oberen Schneidezähne. Die Zähne wachsen gut an und verfärben sich nicht.

Bessern sich die Beschwerden nicht, dann ist das Arzneimittel falsch gewählt worden oder es liegt eine chronische Krankheit vor, die nicht nach den Regeln für akute Erkrankungen therapiert werden darf.

Abschließende Hinweise zur Anwendung

Unwirksame Arzneimittel/Antidote

Gewisse Substanzen können die Wirkung von homöopathischen Arzneimitteln antidotieren, d. h. aufheben. Ein sehr starkes Antidot ist Kampfer. Kampfer ist hauptsächlich in Produkten der Sport- und Krankenpflege enthalten (Dul-X®, Pulmex®) und macht praktisch alle homöopathischen Arzneimittel unwirksam. Es empfiehlt sich deshalb, kampferhaltige Produkte zu meiden. Auch stark riechende Substanzen wie Räucherstäbchen, Menthol oder gewisse ätherische Öle können homöopathische Arzneimittel unwirksam machen.

Einige homöopathische Arzneimittel werden durch bestimmte Substanzen besonders leicht antidotiert. Dazu gehören Calcium durch ätherische Öle und Sepia durch Essig. Nach der Einnahme von Nux vomica und Psorinum sollte auf Weißwein und Kaffee, von Natrium muriaticum auf Pfefferminztee verzichtet werden.

Akutmittel während einer konstitutionellen Behandlung

Eine konstitutionelle Behandlung kann Monate oder Jahre dauern. Was tun wir, wenn während dieser Zeit eine akute Erkrankung auftritt? Als Regel gilt, dass wir ein Arzneimittel nur dann geben, wenn der Patient leidet und das Arzneimittel klar angezeigt ist, wenn also eindeutige Symptome und Modalitäten vorliegen. Zuerst vertrauen wir wenn immer möglich auf bewährte Heilverfahren wie Bettruhe, Wickel etc. Bei einer Verletzung dürfen wir das Arzneimittel sofort geben. Hier ist die Ursache klar, und eine homöopathische Behandlung unmittelbar nach dem Unfall wird eine zusätzliche Verstimmung der Lebenskraft verhindern.

Arzneimittel überlegt einsetzen!

Medikamente sind nicht harmlos. Auch homöopathische Arzneimittel können schaden, wenn sie unüberlegt angewendet werden. Arzneimittel, die nicht nach den Regeln der homöopathischen Heilkunst ausgewählt worden sind, können Arzneimittelprüfungen verursachen. Diese sind in leichten Fällen bloß unangenehm. In einer hohen Potenz kann ein unpassendes oder falsch ausgewähltes Arzneimittel jedoch heftige Symptome auslösen. Wer einmal an einer Arzneimittelprüfung teilgenommen hat, weiß davon zu erzählen! Nicht richtig ausgewählte homöopathische Arzneimittel in tiefen und mittleren Potenzen können Symptome verwischen mit der Folge, dass das passende Arzneimittel schwieriger oder im ungünstigen Fall überhaupt nicht mehr zu sehen ist.

> Das ausgewählte Arzneimittel muss in jedem Fall anhand der Arzneimittelbeschreibung (Materia Medica) überprüft werden.

Homöopathische Arzneimittel sollten mit Bedacht und zurückhaltend eingesetzt werden. Homöopathie anzuwenden heißt nicht, sich bei der geringsten Unpässlichkeit einige Globuli „einzuwerfen". In vielen Fällen hilft eine Therapie aus Großmutters Hausapotheke, Wickel, Fuß- und Armbäder etc. Zu diesem Thema gibt es viele gute Bücher, die weiterhelfen.

Teil 3
Arzneimittelbeschreibungen
– Materia Medica

Nachfolgend werden 40 **wichtige Arzneimittel** bei akuten Erkrankungen dargestellt, maßgeschneidert auf die Bedürfnisse dieses Lehr- und Praxisbuches. Diese Beschreibungen sind eine kompakte Materia Medica im Taschenformat und bilden den **Grundstock des homöopathischen Wissens bei akuten Krankheiten**. Wer sich vertieft mit den Wirkungen und der Anwendung der homöopathischen Arzneimittel befassen möchte, benötigt dazu eine größere Materia Medica. Zu empfehlen sind hier die Bücher von Boericke, Clarke, Kent, zur Lippe und Nash.

Die Beschreibungen der Arzneimittel sind nach folgenden Rubriken gegliedert.

Seelischer und geistiger Zustand

Diese Rubrik beschreibt die **Gemütslage des Patienten bei einer akuten Erkrankung**.[45] Der seelisch-geistige bzw. emotionale Zustand ist bei einer akuten Erkrankung immer besonders zu beachten, so etwa bei den Ärgermitteln Bryonia, Colocynthis, Hepar sulphuris, Nux vomica, Staphisagria. Für die Wahl des Arzneimittels ist der seelische und geistige Zustand besonders dann hilfreich, wenn sich aufgrund der körperlichen Symptome mehrere Arzneimittel anbieten. Das (einzig) passende Arzneimittel wird dann über den seelisch-geistigen Zustand ausgewählt.

---

[45] An dieser Stelle sind zwei Begriffe auseinander zu halten, die oft vermengt werden: der homöopathische Konstitutionstyp (oft auch Typ bzw. Typus genannt) und der seelisch-geistige Zustand. Bei einer konstitutionellen Behandlung spricht man vom homöopathischen Konstitutionstyp, bei der Behandlung von akuten Krankheiten vom seelisch-geistigen Zustand des Patienten. Der seelisch-geistige Zustand kennzeichnet die Gemütsverfassung während einer akuten Krankheit, der Konstitutionstyp weist auf das Arzneimittel hin, welches den Menschen mit allen seinen seelischen und geistigen Eigenheiten umfassend charakterisiert. Dieses Arzneimittel wird ihm, nach sorgfältiger und umfassender Fallaufnahme, bei einer konstitutionellen Behandlung verschrieben. Ein Nux-vomica-Konstitutionstyp beispielsweise, d. h. ein Mensch, der als Konstitutionsmittel Nux vomica benötigt, lässt sich beschreiben als Geistesarbeiter, erfolgreicher Geschäftsmann, materialistisch, nervös, reizbar, keinen Widerspruch ertragend. Ein Patient, der infolge einer akuten Erkrankung die Praxis aufsucht, die Praxisassistentin anherrscht und sich nicht gerne widersprechen lässt, befindet sich wahrscheinlich in einem Nux-vomica-Zustand.

Bei anderen Arzneimitteln wiederum, namentlich Euphrasia, Ledum und Symphytum, treten die seelischen und geistigen Symptome hinter die körperlichen Symptome zurück. Hier ist diese Rubrik nicht aufgeführt.

Wichtige Symptome

Hier sind die wichtigsten **körperlichen Symptome** aufgeführt, die beim entsprechenden Arzneimittel geprüft worden sind. Die Auswahl muss sich naturgemäß auf typische und häufig vorkommende Symptome beschränken. Bei dieser nicht immer einfachen Auswahl stütze ich mich insbesondere auf die Arzneimittelprüfungen und Arzneimittellehren von Hahnemann, Bönninghausen, Nash, zur Lippe, Clarke, Kent und Hering. Darüber hinaus sind in diese Rubrik auch die Arzneimittelbeschreibungen meiner Lehrer Mohinder Singh Jus, Jeremy Sherr und der Dres. Wolfgang Mettler und Michael Rakow eingegangen. Schließlich bleibt zu erwähnen, dass jedes einzelne der in dieser Rubrik beschriebenen Symptome **in meiner ärztlichen Praxis mehrfach hilfreich** war.

Bei einer akuten Erkrankung wird der Patient in den meisten Fällen zuerst körperliche Symptome wahrnehmen, und oft werden uns diese körperlichen Symptome, zusammen mit den Modalitäten, den Weg zum richtigen Arzneimittel weisen. Zum vollständigen Symptomenbild gehören aber immer auch die seelischen und geistigen Symptome (s. o. „Seelischer und geistiger Zustand"), wie folgendes Beispiel aufzeigt.

Das Arzneimittel Chamomilla verursacht bei zahnenden Babys stinkenden Durchfall sowie einen stark gereizten Zustand. Chamomilla wird deshalb nur bei Säuglingen helfen, die stark gereizt sind **und** stinkenden Durchfall haben. Hingegen ist Chamomilla nicht das richtige Mittel 1. bei einem Säugling, der gereizt und verstopft ist sowie 2. bei einem Säugling mit stinkendem Durchfall, der nicht gereizt ist. Das Arzneimittel, welches zu den körperlichen Symptomen den seelischen Zustand „liefert", in welchem sich der Patient befindet, wird in aller Regel das passende Arzneimittel sein – der Schlüssel passt nun genau ins Schloss!

> Die fett gedruckten Symptome sind so genannte Leitsymptome. Wenigstens **drei dieser Symptome** sollten vorhanden sein, damit wir das Arzneimittel mit gutem Gewissen geben können. Zwei Symptome genügen, sofern diese sehr stark ausgeprägt sind. Im Falle einer Verletzung ist die Ursache für die Wahl des Arzneimittels leitend. Diese Ursache ist meist einfach zu sehen, sei es nun Schlag oder Stich, Verbrennung, Biss oder eine der zahlreichen anderen möglichen Verletzungsursachen.

Beschwerden infolge von

Hier ist eine Auswahl der erfahrungsgemäß wichtigsten Ursachen aufgeführt, welche die Beschwerden auslösen können. Die Ursache kann körperlicher, seelischer oder geistiger Natur sein. Mögliche Ursachen für einen Belladonna-Zustand beispielsweise sind Sonne, Furcht, Ärger oder Zugluft. Damit Belladonna gegeben werden kann, muss allerdings nicht zwingend eine dieser Ursachen vorliegen. Ist aber eine Ursache bekannt, so wird diese Ursache ein sicherer Schlüssel zur erfolgreichen Behandlung sein.

Wichtige Frage/Beobachtung

In dieser Rubrik ist eine Frage an den Patienten formuliert bzw. eine Beobachtung festgehalten, wie etwa ein besonderes Verhalten, das der Arzt am Patienten wahrnimmt. Die Antwort des Patienten bzw. die Beobachtung weisen oft auf ein besonders wichtiges Symptom hin und können schnell und ohne Umweg auf die Spur des Arzneimittels führen. In jedem Fall geben uns die wichtige Frage/Beobachtung Aufschluss darüber, ob das ausgewählte Arzneimittel überhaupt in Betracht kommen kann.

Spezielle Symptome

Die speziellen Symptome **ergänzen** die „wichtigen Symptome"; für sich allein genommen genügen sie nicht zur Wahl des Arzneimittels.

Modalitäten

Die Modalitäten können sein
- < = „Verschlimmerung durch" und
- > = „Besserung durch".

Folgemittel

Um Beschwerden vollständig zu heilen, benötigen wir manchmal ein weiteres Arzneimittel als so genanntes Folgemittel, das wir gemäß den fortbestehenden bzw. geänderten Symptomen auswählen. In dieser Rubrik sind die Arzneimittel aufgeführt, die das betreffende Arzneimittel optimal ergänzen.
Beispiele: Nach drei Gaben Apis bessert sich das Befinden eines Patienten merklich. Am dritten Tag nach Beginn der Erkrankung trinkt er wieder – nun deutlich mehr als im gesunden Zustand. Aufgrund des Symptoms „Durst" geben wir Sulphur, das die gute Wirkung von Apis ergänzt und zudem als ideales Abschlussmittel wirkt. **Sulphur** ist eine optimale Ergänzung zu fast allen Arzneimitteln. Als „König der Heil-

mittel" hat es die Kraft, ein **akutes Geschehen vollständig abzuschließen**.
Ein akutes Arzneimittel, das wiederholt gegeben werden muss, gibt uns oft wichtige Hinweise für die Wahl des homöopathischen Haupt- oder Konstitutionsmittels[46]. So sieht man die Beziehung von Belladonna zur Calcium-Gruppe, von Ignatia und Apis zur Natrium-Gruppe, von Pulsatilla zu Silicea und der Kalium-Gruppe, von Chamomilla zur Magnesium-Gruppe und von Aconitum zu Sulphur.
In der Rubrik „Folgemittel" sind – unter dem warnenden Hinweis: **Vorsicht!** – auch Arzneimittel aufgeführt, die nicht unmittelbar nacheinander gegeben werden dürfen, weil sie sich feindlich sind, wie Apis und Rhus toxicodendron oder Phosphorus und Causticum.

Aus der Praxis – Für die Praxis

Diese Rubrik enthält nützliche Hinweise für den Praktiker wie Wirkung und Anwendung des Arzneimittels, Abgrenzungen gegen andere Arzneimittel (Differentialdiagnose), allerlei Wissenswertes.

👁 Ein typischer Fall von …

Erfolgreich therapierte Fälle geben Einblicke in den homöopathischen Praxisalltag und illustrieren das erarbeitete Wissen durch praktische Beispiele.

Legende Materia Medica

⇒ Hinweis auf ein Arzneimittel mit den gleichen Symptomen
⇔ Hinweis auf ein ähnliches Arzneimittel, das mit Hilfe dieses Symptoms abgegrenzt werden kann
< Verschlimmerung
> Besserung

---

[46] Die Verschreibung von Konstitutionsmitteln ist nicht Gegenstand dieses Lehr- und Praxisbuches und wird hier nur in diesem speziellen Zusammenhang erwähnt.

Arzneimittelbeschreibungen – Materia Medica

40 wichtige homöopathische Arzneimittel bei akuten Erkrankungen und in Notfällen

Aconitum napellus	Acon.	Eisenhut
Allium cepa	All-c.	Gemeine Zwiebel
Apis mellifica	Apis	Honigbiene, Bienengift
Arnica montana	Arn.	Bergwohlverleih
Arsenicum album	Ars.	Weißes Arsenik, Arsentrioxid
Belladonna	Bell.	Tollkirsche
Bryonia alba	Bry.	Weiße Zaunrübe
Cactus grandiflorus	Cact.	Königin der Nacht
Calendula officinalis	Calen.	Ringelblume
Cantharis vesicatoria	Canth.	Spanische Fliege
Carbo vegetabilis	Carb-v.	Holzkohle
Causticum	Caust.	Gebrannter Kalk (Ätzkalk), Hahnemanns Ätzstoff
Chamomilla	Cham.	Echte Kamille
China officinalis	Chin.	Chinarinde
Cocculus indicus	Cocc.	Indische Kockelskörner
Colocynthis	Coloc.	Koloquinte
Drosera rotundifolia	Dros.	Sonnentau
Dulcamara	Dulc.	Bittersüßer Nachtschatten
Euphrasia	Euphr.	Augentrost
Gelsemium sempervirens	Gels.	Gelber Jasmin
Glonoinum	Glon.	Nitroglyzerin
Hamamelis virginiana	Ham.	Zaubernuss
Hepar sulphuris	Hep.	Kalkschwefelleber (Austernschalenkalk und Schwefelblüten)
Hypericum	Hyper.	Johanniskraut
Ignatia amara	Ign.	Ignatiusbohne
Ipecacuanha	Ip.	Brechwurzel
Ledum palustre	Led.	Sumpfporst
Mercurius solubilis	Merc.	Hahnemann'sches Quecksilber
Nux vomica	Nux-v.	Brechnuss
Phosphorus	Phos.	Gelber Phosphor
Podophyllum peltatum	Podo.	Maiapfel
Pulsatilla pratensis	Puls.	Kuhschelle
Rhus toxicodendron	Rhus-t.	Giftsumach
Ruta graveolens	Ruta	Weinraute
Silicea	Sil.	Kieselsäure
Spongia tosta	Spong.	Gerösteter Meerschwamm
Staphisagria	Staph.	Stephanskorn
Sulphur	Sulph.	Schwefel
Symphytum officinale	Symph.	Beinwell
Tabacum	Tab.	Tabak

Aconitum napellus

Eisenhut

Aconitum napellus ist das **Arzneimittel der ersten 24 Stunden**. **Wichtiges Notfallmittel: Plötzlich, heftig, Angst, Blässe → Aconitum!** Gesunde, starke Menschen werden **plötzlich und heftig krank**. Die Krankheit fegt über den Patienten wie ein starker Sturm. Todesfurcht, die sich auf die Angehörigen und den Arzt überträgt. Der Aconitum-Zustand ist in Goethes Gedicht „Der Erlkönig" treffend beschrieben worden. Nach der Arzneimittelgabe erholt sich der Patient sehr schnell.

Seelischer und geistiger Zustand

Todesangst. Patient hält sich kerzengerade, wie wenn er eben den Tod erblickt hätte. **Unruhig, angstvoll,** erregt, ungeduldig.

Beschwerden infolge von

- **Angst**
- **Schreck, Schock**
- Kälte; **kalter, trockener Nordwind**
- zu viel Sonne (Sonnenbrand, Hitzschlag); heiße Tage, kalte Nächte → Mercurius solubilis

Organe/Körperregionen

Gehirn, Nerven, Herz, Zirkulation, Arterien, Lunge, **Bauchorgane, Gelenke.**

Wichtige Symptome

- **Plötzlichkeit der Symptome!**
- Unerträglich **heftige Schmerzen, brennende Schmerzen,** wie Messerstiche.
- Plötzlich hohes Fieber – trockene, brennende **Hitze,** mit Neigung, sich abzudecken, **rasender Puls** (voll und hart, oder nicht spürbar).
- **Blässe:** Gesicht kann im Liegen rötlich sein, wird jedoch sofort blass beim Aufstehen.
- **Unruhig, angstvoll,** erregt, ungeduldig, schreit vor Schmerzen, evtl. Stöhnen.
- **Angst, allein zu sein:** Kind klammert sich an Mutter.

Aconitum napellus

- **Todesfurcht:** Intensive Angst, Patient meint den Zeitpunkt seines Todes zu kennen.
- **Schwindel.**
- **Großer Durst.**
- **Lungen-** und Hirnprobleme, v. a. im Winter.
- **Verdauungsbeschwerden**, v. a. im Sommer (heiße Tage, kalte Nächte).
- Verliert Zuneigung zu seinen Freunden, Gleichgültigkeit (z. B. Schockzustand nach Unfall).

Wichtige Frage/Beobachtung

Was haben Sie **heute** erlebt?

Spezielle Symptome

- **Kopfschmerzen**
  - **Plötzlich** auftretend und sehr **stark**.
  - Über den Augen; ganzer Kopf.
  - Brennen der Kopfhaut.
  - **Angst mit heißem Gesicht;** entwickelt sich innerhalb von fünf Minuten.
- **Meningitis**
  - Plötzlich auftretende, rasch fortschreitende Symptome, die unbehandelt innerhalb von 24 Stunden zum Tode führen können[47].
  - Heftiges Klemmen, als ob ein heißes Eisenband um den Kopf gespannt wäre.
  - Bersten.
  - Gefühl, als ob das Gehirn durch siedendes Wasser bewegt würde.
  - Schlägt sich an den Kopf.
- **Augenentzündung**
  - Plötzlich auftretend! Brennende Schmerzen und schnelles, starkes Anschwellen der Lider.
  - **Keine Absonderung**, oder Sekret **wässrig**, selten leicht blutig, nie eitrig.
  - Heiße Tränen, wenn Auge manuell geöffnet wird.
- **Otitis media**
  - Plötzlich klopfende, heftige, schneidende Schmerzen, **ohne vorangehende Erkältung**.

---

[47] Meningitis-Pandemie: Todesfälle innerhalb von 24 bis 36 Stunden nach Auftreten der ersten Symptome sind der sicherste Hinweis auf Aconitum.

- Am frühen Abend nach kaltem Wind.
- Fieber und Angst begleiten die Beschwerden. Das Kind muss getragen werden.
- Erträgt Lärm nicht, empfindet Musik als Lärm.
- **Schnupfen**
  - Nach **Kälte**, **Hitze**: trockene, brennende Hitze, evtl. eine Wange rot, die andere blass.
  - Große Unruhe, Angst steht dem Patienten ins Gesicht geschrieben.
  - Schnupfen tritt in gleicher Nacht auf, mit **heftigen Kopfschmerzen**.
  - **Nasenbluten** mit **Angst** und Furcht.
  - Zwei vergleichende Beispiele: Warme Kleidung → Überhitzung in einem Kaufhaus → Frösteln, wenn wieder im Freien → Schnupfen kommt einige Tage später, mit trockener Hitze → Carbo vegetabilis. Schnupfen entwickelt sich über mehrere Tage → Sulphur.
- **Neuralgische Gesichtsschmerzen**
  - Wie heiße Drähte, wie Messerstiche, wie Ameisenlaufen.
  - Gefühl von Eiswasser entlang den Nerven.
  - Auslöser: z. B. Skifahren bei starkem Nordwind, starke Sonnenbestrahlung.
  - Patient wird wie wahnsinnig durch die Heftigkeit der Schmerzen.
  - **Schweiß** auf der Wange, auf welcher er liegt, ist **sofort trocken**, wenn er sich wendet, Schweiß tritt dann sofort auf der anderen Wange auf.
- **Zahnschmerzen**
  - Schneidende, schießende oder pulsierende Schmerzen in gesunden oder kranken Zähnen, z. B. nach Reiten in kaltem Wind.
- **Angina**
  - **Tritt plötzlich auf**, „wie starker Nordwind"; heftig brennende, reißende Schmerzen, v. a. nachts.
  - Gerötetes Gesicht, geröteter, trockener Hals, Fieber entwickelt sich schnell, trockene Hitze.
  - **Weint jedes Mal beim Schlucken;** kann nicht schlucken – hat Durst!
  - Angst, will nicht allein sein ⇔ Belladonna: gereizt, dampfende Hitze, will niemanden um sich haben mit Ausnahme der Mutter.
- **Pseudokrupp**
  - Ausgelöst durch kalten Wind.
  - Tritt nachts auf zwischen **21 Uhr** und **23 Uhr**, im ersten Schlaf.
  - Heftiger, bellender Husten, hält sich den Hals beim Husten.
  - **Sitzt kerzengerade**, **kann kaum atmen**, **angstvoll**, **unruhig**.

- **Spastisches Einatmen**.
- Atmung besser an der frischen Luft.
- **Pneumonie**
  - Im **linken** Lungenoberlappen lokalisiert.
  - Atemnot, entwickelt sich schnell.
  - Blutiger Schleim von heller Farbe.
  - Schmerzen < Seitenlage, > Rückenlage, leicht erhöht.
- **Herzschmerzen**
  - Angst → Schweißausbruch mit heißer Haut.
  - Unruhe und Angst **vor** dem Schmerz, nach dem ersten Schlaf!
  - Herzschmerz mit Atemnot, hält sich den Hals, sitzt kerzengerade.
  - Starker oder schwacher, fadenförmiger Puls.
  - Neigt zu plötzlichem Herzsekundentod. **Bei Unruhe und Angst sofort behandeln!**
- **Verdauungsbeschwerden**
  - Akute Magen-Darm-Probleme, v.a. an heißen Tagen mit darauf folgenden kalten Nächten.
  - **Erbrechen**, **Würgen** von Galle, **evtl. von hellem Blut.**
  - Schmerzhaftes Hitzegefühl in der Speiseröhre und im Hals nach dem Erbrechen von Magensäure.
  - Verlangen nach: bitteren Getränken und Speisen, Wein, Bier, Brandy; es wird jedoch alles wieder erbrochen.
  - Alles außer Wasser schmeckt bitter.
  - Dysenterie: blutiger Stuhl, evtl. wenig Schleim; Kinder: grüner Schleim, nur wenig.
  - Schmerzhafter Stuhldrang.
  - Durst: trinkt alle 10–15 Minuten ein Glas kaltes Wasser.
  - Halsschmerzen: Brennendes Trockenheitsgefühl im Hals, helle Röte, evtl. starke Schwellung der Mandeln oder des ganzen Halses.
- **Hepatitis**
  - Rotes Gesicht, glasige Augen, Durst, Hitze, Unruhe, Angst.
- **Blase**
  - Harnverhaltung nach Schreck, z.B. bei Neugeborenem; bei der Mutter ist bei Harnverhaltung nach der Geburt oft Arnica oder Causticum angezeigt.
- **Unterleib**
  - Drohender Abort, v.a. nach Schreck.
  - Sehr starke Nachwehen, mit Fieber und **Todesfurcht**, v.a. nach schwerer Geburt oder Tod des Neugeborenen.
- **Fieber**
  - Deutlicher Frost, gefolgt von trockener, heißer Haut.

- **Kurze, heftige Fieberattacken**. Bei länger andauernder Krankheit mit plötzlichem hohem Fieber ist Aconitum nie angezeigt!
- **Lichtempfindlichkeit**.
- Augenschmerzen, starrende Augen, **enge Pupillen**, ⇔ Belladonna: weite Pupillen!
- **Gesichtsfarbe: hellrot**, wenn **Patient im Bett liegt**, **kreideweiß beim Aufstehen**.
- Fieberträume (Ratten, Mäuse); große Unruhe, Angst, Todesfurcht.
- **Neugeborenes**
  - Harnverhaltung bei hohem Fieber und nach Zangengeburt.

Modalitäten

Verschlimmerung	< abends und nachts
	< in einem warmen Zimmer
	< beim Aufstehen vom Bett
	< Liegen auf der linken oder der befallenen Seite
	< helles Licht
	< Musik, Lärm
Besserung	> Kälte
	> an frischer Luft
	> Ruhe
	> warmes Schwitzen

Folgemittel

Allgemein: Arnica, Sulphur
Pseudokrupp: Hepar sulphuris, Spongia tosta

Aus der Praxis – Für die Praxis

▶ Wirkung des Arzneimittels: trockenes Fieber → Schwitzen → Genesung.
▶ Unterscheide Aconitum und Belladonna im Fieberzustand. Aconitum: Gesichtsblässe, gegebenenfalls helle Röte im Liegen; Belladonna: Gesichtsröte, „dampfende Tomate".
▶ Aconitum ist bei eitrigem Stadium **nie** angezeigt!
▶ Aconitum ist **nicht** angezeigt bei hohem Fieber erst am dritten Tag einer Krankheit oder später.
▶ Aconitum darf **nicht** gegeben werden bei einer plötzlichen Hodenentzündung nach unterdrücktem Ausfluss oder bei Fieber nach unterdrückten Lochien.
▶ Aconitum hilft bei Angst, die in ähnlichen Umständen, gleich

heftig wie beim damals auslösenden Ereignis, wieder auftritt (**Situationsangst**). Das Ereignis kann Jahre zurückliegen.
Beispiel: Ein Patient, der ein Attentat in einem Rathaus überlebt hat. Wann immer er nun das Gebäude betritt, überkommt ihn ein intensives Angstgefühl mit Herzklopfen, und er beginnt zu zittern.

▶ Aconitum gehört zur **Krupp-Trias:** Aconitum, Spongia tosta, Hepar sulphuris (☞ Teil 5, Pseudokrupp, S. 284).

 Ein typischer Fall von Aconitum

Telefongespräch abends um neun Uhr. Die Mutter erzählt, ihr Kind habe wieder einen Pseudokrupp-Anfall. Die Eltern haben sehr große Angst. Ihr Kind ist kreideweiß, seine Augen sind angstvoll, es kann kaum mehr atmen und lässt sich nicht beruhigen. Im feuchten Badezimmer ist es schlimmer. Frage: Was hat das Kind heute getan? Die Eltern sind mit dem Kind Schlitten fahren gegangen, an einem kalten trockenen Wintertag mit Wind. Aus Angst vor einem Hund, der hinter ihm herrannte, ist das Kind in einen Baum gefahren, zum Glück ohne sich zu verletzen. Die Mutter berichtet, dass das Kind früher schon Pseudokrupp-Anfälle hatte, es sei aber noch nie so schlimm gewesen wie heute Abend.

Nach einer Gabe Aconitum beruhigt sich das Kind, und bereits nach fünf Minuten schläft es wieder ein. Am nächsten Tag holt der Vater in der Arztpraxis zwei Arzneimittel als Reserve: Hepar sulphuris und Spongia tosta.

… Allium cepa

Gemeine Zwiebel

Wer einmal rohe Zwiebeln geschnitten hat, kennt die Wirkungen: das Auge tränt, die Nase trieft, und beide brennen! Allium cepa ist ein sehr gutes Mittel bei Beschwerden der oberen Luftwege.

Seelischer und geistiger Zustand
Patient ist schläfrig, kann sich schlecht konzentrieren.

Beschwerden infolge von
- kaltem, **feuchtem**, durchdringendem Wind
- **akutem** Heuschnupfen. Allium cepa kann die Beschwerden im **akuten Fall** lindern, sofern die unten beschriebenen Allium-cepa-Symptome vorhanden sind. Um einen Heuschnupfen zu heilen, ist jedoch eine tiefgehende, konstitutionelle Behandlung notwendig

Organe/Körperregionen
Schleimhaut (Augen, obere Luftwege, Darm), Nerven. Linke Seite; Krankheit beginnt auf der linken Seite und entwickelt sich nach rechts.

Wichtige Symptome
- **Heftiges Niesen.**
- **Scharfer**, **wässriger Nasenfluss**, allerdings milde Tränenabsonderung ⇔ Euphrasia.
- **Brennen und Schmerzen der Augen und Nase.**
- **Kopfschmerzen bei Schnupfen**, besonders im Stirnbereich.
- Heiserkeit.
- Zerschlagenheitsgefühl, Benommenheit.

Wichtige Frage/Beobachtung
Wie sind die Schmerzen?
Antwort: brennend, juckend wie beim Zwiebelschneiden.

Spezielle Symptome
- **Schnupfen**
  - Die einzelnen Stadien entwickeln sich immer in der Reihenfolge **Nase → Hals → Bronchien**.

Allium cepa

- Schnupfen mit Kopfschmerzen, > an der frischen Luft, < bei Rückkehr in ein warmes Zimmer.
- Scharfer, **wund machender**, wässriger Ausfluss, von der Nase tropfend.
- **Reizender Fließschnupfen**, allerdings **milder Tränenfluss.**
- Nasenöffnung schmerzt. Patient stopft sich Watte in Nase!
- **Roter Streifen von der Nase zur Oberlippe.** Patient sollte kein Papiertaschentuch verwenden.
- **Augen** sind lichtempfindlich, **gerötet und jucken**, brennen, stechen.
- Häufiges, heftiges Niesen, besonders bei Betreten eines warmen Zimmers.
- Heiserkeit, evtl. das Gefühl, als sei ein Kloß im Hals.
- Rohes Gefühl im Schlund.
- Evtl. Atembeklemmung durch Druckgefühl auf der Brustmitte.
- Erkältung kann sich zu **Bronchitis mit übermäßiger Schleimabsonderung** entwickeln.
- Rasselnder Husten, der Patient hält sich den Hals (Kehlkopf) beim Husten.
- Zerschlagenheitsgefühl, Müdigkeit in den Gliedern, besonders in den Armen → Stannum metallicum.

Modalitäten

Verschlimmerung   < abends
                  < in einem warmen Zimmer
Besserung   > an frischer Luft
                  > in einem kalten Zimmer
                  > Bewegung

Folgemittel

Phosphorus, Pulsatilla, Silicea, Sulphur

Aus der Praxis – Für die Praxis

▶ Obwohl sich der Patient im Freien besser fühlt, kann sich bei Bronchitis der Husten durch den Kältereiz verschlimmern.

3 Arzneimittelbeschreibungen – Materia Medica

👁 Ein typischer Fall von Allium cepa

Eine Patientin ist seit drei Tagen erkältet mit heftigem Schnupfen, wunder Nase und Kopfschmerzen, die jeweils gegen Abend einsetzen. Sie berichtet, die Beschwerden hätten vor drei Tagen mit einem Schnupfen begonnen. Am Morgen des zweiten Tages sei sie heiser erwacht, mit immer noch heftigem Schnupfen und dazu starken Kopfschmerzen. Sie sei trotzdem arbeiten gegangen, aber bereits am Nachmittag nach Hause zurückgekehrt, da ihr die Augen schmerzten – sie beschreibt die Schmerzen als brennend – und eine Arbeit am Bildschirm deshalb nicht mehr möglich gewesen sei. Schließlich sei noch ein Husten dazugekommen mit Schmerzen im Bereich des Kehlkopfs. Der Husten habe sich stark verschlimmert, als sie heute in der Metzgerei – einem gekühlten Raum – einkaufen ging. Sie meldet sich daraufhin in der Arztpraxis für eine Konsultation am gleichen Tag.
Nach einer Gabe Allium cepa C 200 fühlt sich die Patientin innerhalb von Minuten besser. Am übernächsten Tag geht sie wieder zur Arbeit.

Apis mellifica

Bienengift

Apis mellifica ist ein bewährtes Arzneimittel bei **Rubor**, **Calor**, **Tumor**, **Dolor**, **Functio laesa**,[48] im Besonderen bei allergischen Reaktionen (Bienenstich, Medikamente). **Wichtiges Notfallmittel: Röte (rosa), Hitze, Schwellung → Apis!**

Seelischer und geistiger Zustand

Patient ist ruhelos, nervös, zappelig, sehr geschäftig, reizbar, weinerlich; wie nach einem Bienenstich!

Beschwerden infolge von

- Insektenstichen (Biene, Wespe)
- Sonnenexposition
- akuter Entzündung (Angina → Niereninfektion)
- unterdrückten Hautausschlägen → Meningitis, v. a. bei Scharlach
- allergischen Reaktionen
- Eifersucht, Wut, Verdruss, Kummer, Schreck

Organe/Körperregionen

Haut, Schleimhäute, Zellgewebe im Allgemeinen (Augen, Eierstöcke, Hoden, Ohr, Lippen, Zunge). Seröse Hohlräume (Gehirn, Darm, Nieren, Blase). Rechte Seite; von rechts nach links.

Wichtige Symptome

- **Röte (rosa)**, **Hitze** und **Schwellung**, die sich schnell entwickeln.
- **Brennende** und **stechende Schmerzen**, > kalte Umschläge.
- Lokale Überwärmung.
- Gefühl von Schmerz, Wundheit, fühlt sich zerschlagen.
- Ist ruhelos – große Erschöpfung mit viel Gähnen.
- Starke Empfindlichkeit gegen Berührung, Druck, besonders auf dem Bauch.
- Gefühl von Schwere und Druck im Kopf, besonders beim Aufstehen vom Liegen.
- **Kein Durst, allerdings Frösteln mit Durst um ca. 15 Uhr.**

---

[48] Rötung, Hitze, Schwellung, Schmerz, Lähmung.

> - Schwellung der Augenlider; Unterlider hängen herunter wie Wassersäcke.
> - Haut: schweißig, dann wieder trocken.
> - Beklemmungsgefühl.
> - **Kind**
>   – **Unruhig**, **gereizt** und weinerlich.
>   – Trinkt nicht bei hohem Fieber, ist nur durstig, wenn es fröstelt, meist um ca. 15 Uhr.

Wichtige Frage/Beobachtung

Wie lange dauerte es, bis die ersten Symptome auftraten?
Antwort: sofort (bei Insektenstich); am gleichen Tag (bei anderen Ursachen).
Wie sind die Schmerzen?
Antwort: brennend.

Spezielle Symptome

- **Cerebrospinalmeningitis**
  - **Cri encéphalique** (plötzliches, gellendes, durchdringendes Aufschreien).
  - Brennende, stechende Schmerzen.
  - **Ganzer Körper schmerzt bei Berührung.**
  - Unruhiger Schlaf oder tiefer Stupor.
  - Nach Unterdrückung von Hautkrankheiten, z. B. durch Schreck, Schläge, Cortison.
- **Angina**
  - Hals ist innen und außen **geschwollen.**
  - **Halszäpfchen** ist **geschwollen**, sieht aus wie ein Sack, **hellrot glänzend.**
  - Mandeln sind geschwollen, dick und feuerrot.
  - Schmerzen schlimmer durch Berührung des Halses.
  - Hat sich oft bewährt bei schnell verlaufender Diphtherie, mit ausgeprägter Ödembildung – wie von einer Biene gestochen.
- **Bronchitis**
  - Gefühl, als könne man nie wieder atmen.
  - Schnelle, schmerzhafte, krampfartige Atmung.
  - Verschlimmerung durch Liegen.
  - Besserung durch Einatmen von frischer Luft und durch Aufrechtsitzen.

Apis mellifica

- **Durchfall**
  - Brennend-stechende Schmerzen am After, besser durch Kälte.
  - Bauch und After sind berührungsempfindlich.
  - Der After scheint offen zu sein. Unwillkürlicher Stuhlgang bei jeder Bewegung.
- **Zystitis**
  - Starke, brennende, stechende Schmerzen.
  - Extrem starke Schmerzen beim letzten Tropfen Urin.
  - Spärlicher Urin, stark dunkel gefärbt.
- **Panaritium**
  - Rubor, Calor, Dolor, Tumor, Functio laesa.
  - **Brennende**, stechende Schmerzen, > Kälte ⇔ Hepar sulphuris > Wärme.
- **Urtikaria**
  - Schlimmer in der Nacht, durch Wärme.
- **Sonnenstich**
  - Spärliches Wasserlassen, Urin dunkel gefärbt.
  - Patient behauptet während des Deliriums, es gehe ihm gut ⇒ Arnica.
  - Besserung durch Pressen des Kopfes mit den Händen.
  - Kopf ist schweißnass.
- **Allergische Reaktionen**
  - Allergische Reaktion mit ausgeprägter Gewebeschwellung.
  - Gedunsenes, hell-rosafarbenes Gesicht.
  - Schwellung der Augenlider, vor allem der unteren.
  - Anschwellung der Schleimhaut des Mundes und des Rachens mit Erstickungsgefahr.
  - Quincke-Ödem.
  - Gefahr eines akuten Nierenversagens.
  - Differentialdiagnose: Arsenicum album.

Modalitäten

Verschlimmerung	< Wärme (Zimmer, Wetter, warme Getränke, Bett, Feuer), heiße Umschläge
	< abends, nachmittags um 15 Uhr
	< nach dem Schlaf
	< im Liegen
	< Bewegung
	< Nasswerden
	< **Berührung**, Druck (v.a. Genitalien; bei Meningitis).

Besserung
> an frischer Luft
> kaltes Wasser oder Baden in kaltem Wasser
> Abdecken im Bett
> beim Aufrechtsitzen
> bei Lagewechsel.

Folgemittel

Allgemein: Arnica, Arsenicum album, Pulsatilla, Sulphur
Allergische Reaktion: Arsenicum album
Vorsicht! Apis darf nicht vor und nicht nach Rhus toxicodendron gegeben werden.

Aus der Praxis – Für die Praxis

▶ In Fällen von Harnwegsentzündung ist hochwertiger Preiselbeersaft (z. B. von Donath) sehr hilfreich.
▶ Vorsicht bei der Anwendung von Apis im Falle von Fieber mit Hautausschlägen, da es sich in einem solchen Fall um eine Kontaktallergie einer Pflanze aus der Rhus-Familie (Giftsumach) handeln könnte (in den USA sind 90 % der Bevölkerung allergisch gegen die Rhus-Pflanzen). In der Schweiz führen die botanischen Gärten seit einigen Jahren keine Pflanzen mehr aus der Rhus-Familie, da sich die Gärtner nach Berührung mit diesen Pflanzen oft schwere Vergiftungen zugezogen haben (schwere Hautstörungen, Fieber, Blasenbeschwerden, Rheumatismus).
▶ Apis und Rhus toxicodendron unterscheiden sich durch die Modalitäten **Kälte** und **Wärme**. Die Beschwerden von Apis werden besser durch Kälte (kalte Luft, kalte Umschläge, kaltes Bad, kalte Getränke), während die Beschwerden von Rhus toxicodendron sich durch Wärme bessern (warme Luft, warme Umschläge, warmes Bad, warme Getränke, wärmende Decke).
▶ Bei einer **allergischen Reaktion** auf Insektenstiche mit den Symptomen von Apis ist die **C-200-Potenz** angezeigt, welche die Beschwerden lindert. Dosierung: Die Anzahl der Wiederholungen muss der Heftigkeit der Beschwerden angepasst sein. Üblicherweise helfen 3 Gaben im Abstand von jeweils 10 Minuten. Bei Besserung abwarten und zusätzliche Gaben, falls notwendig, nur in Wasser gelöst einnehmen. Erfahrungsgemäß verschlimmert sich der Zustand nach dem Zubettgehen, da sich der Körper im Bett erwärmt. In diesem Fall ist eine weitere Gabe angezeigt. Die Symptome verschwinden in der Regel nach 2–4 Gaben am 1. Tag und gegebenenfalls 1–2 Gaben am nächsten Tag. Um die allergische Grundver-

anlagung auszuheilen, ist eine tief reichende, konstitutionelle Behandlung erforderlich.

- Beim Stich einer **Bienen- oder Wespenkönigin** oder einer **Hornisse** wird die C-30-Potenz die Beschwerden lindern, nicht aber heilen. Die wirksame Potenz für Nichtallergiker ist **C 200**, 2 Gaben täglich über 2 Tage. Wenn die C-200-Potenz nicht verfügbar ist, geben wir Apis C 30, 3 Gaben trocken im Abstand von jeweils 30–60 Minuten. Verschlimmern sich die Beschwerden nach einer vorübergehenden Besserung, wiederholen wir das Arzneimittel, dieses Mal als Globulus in Wasser gelöst. Die C-200-Potenz geben wir, sobald diese verfügbar ist. Sport und Erhitzung des Körpers vermeiden, auch wenn sich der Patient wohl fühlt!
- Ein wichtiges Arzneimittel bei Insektenstichen ist auch **Ledum**. Nach dem Insektenstich fühlt sich die Einstichstelle kühl an.
- Der Insektenstich führt zu roter, heißer Schwellung und brennenden, juckenden Schmerzen, evtl. Quaddeln: ⇒ **Urtica urens** (in diesem Buch nicht berücksichtigt): sieht aus wie ein Apis-Stich. Schmerzen werden erträglicher durch Reiben und Auflegen der Hand.
- Abgrenzung zu **Arsenicum**. Arsenicum: brennende Schmerzen > Wärme.
- Bei starker Empfindsamkeit auf Berührung ☞ auch **Hepar sulphuris**.

👁 Zwei typische Fälle von Apis

Ein heißer Tag im Hochsommer. Ein junges Mädchen verbringt den ganzen Tag im Schwimmbad in der heißen Sonne. Die meiste Zeit liegt sie im feucht-nassen Badeanzug auf dem Rasen. Sie trinkt sehr wenig. Abends, zu Hause, verspürt sie außerordentlich heftige, brennende Schmerzen beim Wasserlassen. Sie wird von der Mutter zum Trinken aufgefordert, kann sich aber nicht dazu zwingen. Das Mädchen ist, anders als sonst, auffallend gereizt und weinerlich. Ihre Mutter telefoniert mit der Hausärztin. Sonnenexposition, der fehlende Durst, die heftigen, brennenden Schmerzen v. a. beim letzten Tropfen des Wasserlassens sind klare Hinweise auf Apis mellifica. Apis C 30, 1 Gabe trocken (1–3 Globuli) und später alle 15 Minuten 1 Schluck der Lösung lindern die Schmerzen. Nach 2 Stunden ist das junge Mädchen beschwerdefrei. →

A

Die Untersuchung des Urins am nächsten Tag zeigt normale Befunde.

Vater ist beim Rasenmähen. Plötzlich schreit er auf – Bienenstich! Starke, brennend-stechende Schmerzen, der Fuß schwillt sofort an, hellrosa Rötung der Haut, die Einstichstelle fühlt sich heiß an. Seine Ehefrau, die den Kurs „Die homöopathische Hausapotheke" besucht hat, erinnert sich an den Merkspruch Rubor, Calor, Tumor, Dolor sowie an die helle Rötung und verabreicht ihrem Ehemann sofort 3 Globuli Apis C 30. Dazu löst sie einen weiteren Globulus in einem Glas Wasser auf und gibt ihm davon, nach jeweils 10-maligem Umrühren mit einem Plastiklöffel, alle 10 Minuten 1 Schluck zum Trinken. Der Ehemann, welcher der Homöopathie gegenüber immer sehr skeptisch eingestellt war, ist vom schnellen Erfolg so überrascht, dass er nun seine Wochenend-Migräne homöopathisch behandeln lässt.

Arnica montana

Bergwohlverleih

Arnica – Botschafter der Homöopathie!
Arnica ist das **wichtigste homöopathische Notfallmittel. Unfall, Blutung, großer Schreck → Arnica!**
Jedermann sollte immer ein Röhrchen mit Arnica C 200 bei sich haben.
Eine Gabe Arnica im richtigen Moment kann lebensrettend sein!

Seelischer und geistiger Zustand

Patient hat **extreme Angst vor Berührung.** Selbst Liebkosungen werden als schmerzhaft empfunden und zurückgewiesen. Angst, er könnte geschlagen werden. Mürrische, abweisende Stimmung. Kinder lassen sich Wunden nicht anschauen. Eine Gabe Arnica nimmt die Angst vor Berührung.

Beschwerden infolge von

- **Schock**, seelischer oder körperlicher Art
- **Verletzungen:** Sturz, Quetschungen, Stoß mit stumpfem Gegenstand (Kopf, Rückenmark, Hoden)
- **Operation**
- Geburt
- Zugluft → Augenentzündung
- **Überanstrengung**, Übermüdung, z. B. durch die ständig gleich bleibende Bewegung von einzelnen Muskelgruppen.
  Beispiele: Trainieren mit Hanteln, Fensterreinigen während mehrerer Tage („Schulhausputz"), Stempeln von Briefmarken, Tennisellenbogen
- Feuchte Kälte

Organe/Körperregionen

Blutgefäße, Herz (venöse Stase), Blut, Muskeln, Nerven, Verdauungsorgane.

Wichtige Symptome

▶ Schmerzhafte Blutergüsse und Verletzungen.
▶ **Akute Blutung:** Arzneimittelgabe alle fünf Minuten wiederholen, bis Blutung aufhört bzw. bis zur Operation. Potenz steigern: C 200 → C 1000 (M) → C 10000 (XM)!
▶ Schmerzen mit **Angst vor Berührung.**
▶ **Wundheitsgefühl, Zerschlagenheitsgefühl,** Gelenke wie ausgerenkt.
▶ **Überempfindlichkeit des ganzen Körpers.**
▶ **Kann nicht aufrecht gehen vor Schmerzen.**
▶ Alles, worauf man liegt, scheint zu hart → Patient sucht sich einen weichen Platz.
▶ **Heißer Kopf mit kühlem Körper.**
▶ Behauptet eventuell, ihm fehle nichts. Schickt Arzt weg, kann handgreiflich werden.

Wichtige Frage/Beobachtung

Was ist geschehen? Antwort: Unfall/Schreck; Überlastung.

Spezielle Symptome

- **Gehirn- und Rückenmarksverletzung**
  - Arnica ist das erste Notfallmittel bei Gehirn- und Rückenmarksverletzungen, v. a. wenn folgende Symptome vorliegen:
    - Heißer Kopf mit kühlem Körper, evtl. kalte Nasenspitze.
    - Stupor: wenn man den Patienten jedoch anspricht, antwortet er klar und schläft dann sofort wieder ein.
    - Unwillkürlicher Urin- und Stuhlabgang.

- **Delirium**
  - Murmelndes Delirium ⇒ Rhus toxicodendron.
  - Gesicht bläulich-rot, z. B. bei Fieber, Schlaganfall, oder sehr blass.
  - Atem übel riechend, wie nach faulen Eiern.
- **Heiserkeit**
  - Verursacht durch Überanstrengung der Stimme.
- **Keuchhusten**
  - Heftiger, kitzelnder Husten, u. a. ausgelöst durch Zorn.
  - Kind **weint vor dem Anfall**, weil es **Angst vor den Schmerzen** hat.
  - Lungen und Luftröhre wie wund.

- Augen tränen stark beim Husten, milder Tränenfluss.
- **Nasenbluten**, evtl. nach jedem Hustenanfall.
- **Augenentzündung**
  - Augenentzündung infolge Zugluft (z. B. am Skilift), Durchzug, Klimaanlage (z. B. im Flugzeug, Auto, Hotel).
  - Ausfluss kann wässrig sein, aber auch gelb und dicklich, ähnlich wie bei Pulsatilla.
- **Harnverhaltung**
  - Nach Geburt ⇒ Staphisagria: postoperativ, schmerzender Dammschnitt.
  - Nach langem Radfahren.
- **Herzschmerzen**
  - Herzschmerzen nach übermäßiger körperlicher Anstrengung. Schmerzen besonders heftig im Ellenbogen des linken Armes.
- **Apoplexie**
  - Rotes Gesicht, heißer Kopf und kalter Körper.
- **Geburt**
  - Erleichtert die Geburt, wirkt angstlindernd, schmerzstillend, schützt vor starken Blutungen.
  - Hilft, das Zerschlagenheitsgefühl nach der Geburt zu erleichtern.
  - Unterstützt die Kontraktion des Uterus und die Austreibung der Nachgeburt oder von zurückgebliebenen Schleimhautfetzchen.
- **Rheumatische Beschwerden**
  - Folge von Muskelüberanstrengung, Feuchtigkeit und Kälte.
  - Patient hat das Gefühl, als wäre er verprügelt worden.
- **Schlaflosigkeit**
  - Infolge Übermüdung, z. B. lange Flugreise nach anstrengender Arbeitsphase: Eine Gabe Arnica C 200 vor dem Einschlafen im Bett einnehmen.
  - **Jetlag**. Sehr müde, kann trotzdem nicht einschlafen. „Geheimtipp" eines vielreisenden Medizinprofessors: Durchhalten, den Tag ohne Schlaf überstehen und abends einen doppelten Whisky zu sich nehmen! Mann/Frau schläft danach ausgezeichnet und ist am nächsten Tag voll leistungsfähig.

- **Zur Vorbeugung**
  - **Vor Operationen und Zahnextraktionen:** nimmt die Angst und verhindert starke Blutungen und Entzündung. **Dosierung:** Arnica C 200. 1 Gabe vor, 1 weitere Gabe nach der Operation. Bei starker Blutung nach Bedarf wiederholen, was allerdings nur selten nötig sein wird. Arnica zusätzlich am Vor-

abend bei Schlaflosigkeit und Angst vor der Operation. Folgemittel wählen, wenn Arnica die nach der Operation auftretenden Schmerzen nicht lindert: Staphisagria nach Bauchoperation (Schnittverletzung) und TUR (Prostataoperation durch Harnröhre ausgeführt), Symphytum bei Hüftgelenksprothese (Knochenverletzung), d.h. die Operation wird als Verletzung betrachtet.
- **Nach Verletzungen:** verhindert Entzündung und Tetanus.

Modalitäten

Verschlimmerung	< abends, während der Nacht
	< Berührung, Bewegung, Anstrengung
	< Lärm
	< nach Weinkonsum
	< feucht-kaltes Wetter
Besserung	> kalte Wickel
	> Beugen, Bewegung des schmerzhaften Körperteils
	> Liegen. Liegen auf weicher Unterlage
	> Ruhe

Folgemittel

Allgemein: Aconitum, Arsenicum album, Belldonna, Bryonia, Cactus, China, Calendula, Hepar sulphuris, Ipecacuanha, Nux vomica, Phosphorus, Ledum, Pulsatilla, Rhus toxicodendron, Ruta, Sulphur
Verletzungen: Bellis perennis, Calendula, Hypericum, Ledum, Rhus toxicodendron, Ruta, Staphisagria, Symphytum
Rheumatische Veranlagung: Bryonia

Aus der Praxis – Für die Praxis

- ▶ **Verletzungen:** Wenn ich unsicher bin, welches das richtige Arzneimittel ist: **sofort Arnica geben!** Arnica hilft in jedem Fall. So gewinne ich Zeit, um nach dem passenden Folgemittel zu suchen – falls notwendig.
- ▶ **Aspiration von Fremdkörpern** wie Erdnüsse, Kügelchen von Hydrokulturen, Deckel von Cola-Flaschen etc. Als **Erste-Hilfe-Maßnahme sofort Arnica geben**. Babys und kleinere Kinder an den Füßen aufrichten und durchschütteln, größere Kinder und Erwachsene rittlings auf einen Stuhl setzen, Oberkörper über die Lehne

beugen, Kopf nach unten halten und auf den Rücken klopfen. Arnica unterstützt das Heraushusten des Fremdkörpers. Auch wenn der Fremdkörper nicht immer herausgehustet werden kann, so verhindert Arnica doch die übermäßige Anschwellung der Bronchialschleimhaut, was das bronchoskopische Entfernen des Gegenstandes erleichtert.
- Arnica kann bei **Typhus** angezeigt sein, wenn die folgenden Symptome zutreffen: Schlafsucht; Gleichgültigkeit gegenüber der Umwelt und gegenüber sich selbst; Kopf ist heißer als Körper; Patient ist unruhig, sucht sich eine weiche Unterlage zum Liegen; Einblutungen am Rücken; Zerschlagenheitsgefühl. Studiere auch Baptisia (in diesem Buch nicht berücksichtigt).
- Arnica kann die muskuläre Hypertrophie des Herzens, das so genannte Sportlerherz heilen, das man bei Spitzensportlern und körperlichen Schwerstarbeitern findet.
- Arnica-Urtinktur nie auf offene Wunden auftragen! Erysipel-Gefahr.
- Bei großflächigen Hämatomen: Arnica als erstes Arzneimittel anwenden, dann gegebenenfalls Acidum sulphuricum (in diesem Buch nicht berücksichtigt).
- Langzeitfolgen eines Unfalls: Arnica hilft auch, wenn die Verletzung oder der Schock bereits längere Zeit – Monate oder Jahre – zurückliegt. Dosis: Arnica C 200, C 10 000 bei Rückenmarksverletzung oder Schädel-Hirntrauma 1 × morgens, nüchtern, über 4 Tage. Beispiele: Migräne seit einer Gehirnerschütterung oder Rückenschmerzen bei feucht-kaltem Wetter seit einem Sturz aus großer Höhe. Die Unfallereignisse liegen Jahre zurück.
- Unterscheide Arnica und Hypericum:

Arnica	Hypericum
Zerschlagenheitsgefühl	Einschießende Schmerzen, qualvoller Schmerz in der Wunde
Kann nicht aufrecht gehen	Kann sich nicht bücken
> in gebeugter Haltung	> in gestreckter Haltung, **Streckhaltung der Wirbelsäule**
Kopf heiß, Körper kalt	—
Tetanus-Prophylaxe	Tetanus-Prophylaxe
Prophylaktisch vor Operationen, zahnärztlichen Eingriffen und unter der Geburt.	**Cave!** Hypericum darf nicht prophylaktisch angewendet werden, da es die Wirkung von Lokalanästhetika und Narkotika ungünstig beeinflusst.

👁 Drei typische Fälle von Arnica

Ein erfolgreicher Geschäftsmann mit eigener Firma ist mit seiner Ehefrau auf Reisen. Auf dem Flughafen stürzt der Koffer vom Trolley, schlägt mit der scharfen Kante hart auf sein linkes Schienbein und verursacht mehrere Einschnitte, Prellungen und Schürfungen. Aus Erfahrung weiß der Passagier – er spielte früher Fußball –, dass die Verletzungen stark schmerzen werden und die Haut über dem Schienbein sich blau verfärben wird. Umso mehr ist er überrascht, als nach einer Gabe Arnica C 200, die ihm die mitreisende Freundin seiner Ehefrau sofort gibt, die erwarteten Schmerzen nicht einsetzen und das Schienbein weder anschwillt noch sich bläulich verfärbt. Nach diesem Ereignis wird der Mann, der sich selbst als Realist bezeichnet, zu einem großen Anhänger der Homöopathie.

New York. Eine junge Studentin auf Reisen gibt einem Bettler eine 50-Cent-Münze. Entrüstet ob der geringen Spende wirft ihr der Bettler die Münze an den Kopf und trifft dabei das linke Auge. Mit einer Glaskörperblutung und einer Retinaverletzung muss die Studentin in ein Krankenhaus eingewiesen werden. Wegen der schlechten Prognose, dass sie auf diesem Auge blind bleiben wird, bricht sie die Reise ab und kehrt in die Schweiz zurück. Ihre Mutter hat durch eine Freundin vom Erfolg einer homöopathischen Behandlung bei einer Augenentzündung gehört und meldet ihre Tochter zur Konsultation an. Arnica C 10 000, 1 × täglich über vier Tage führt zur vollständigen Ausheilung. Die jährlichen Nachkontrollen beim Augenarzt zeigen intakte Verhältnisse.

Der achtjährige Patrick erwacht weinend aus dem Schlaf. Die herbeieilenden Eltern finden ihren Sohn zusammengekrümmt im Bett liegen. Patrick klagt über starke Bauchschmerzen im rechten Unterbauch. Er lässt sich nicht berühren und will sich nicht helfen lassen. Die Mutter fordert ihn auf, auf die Toilette zu gehen. Immer noch weinend steht der Junge auf und geht in gebückter Haltung Richtung Toilette. Nach wenigen Schritten sinkt er zu Boden, kreideweiß. Sein Kopf ist heiß, der Körper kalt. Die Mutter drückt seinen Unterbauch, da sie den Verdacht hat, es könnte sich vielleicht um eine Blinddarmentzündung handeln (Blinddarm ist ein „Erbstück" der Familie). Der Junge weint. Als die Mutter den Druck wegnimmt, schreit er laut auf. Da erinnert sich die Mutter an den Hausapotheken-Kurs ihrer Ärztin, in welchem sie das wichtige Symptom →

„Schmerzen zwingen Patient, sich zu beugen" kennen gelernt hat. Sie gibt ihrem Sohn eine Gabe Arnica C 200. Der Junge erholt sich innerhalb von fünf Minuten und lässt sich von den Eltern ins Bett zurückbringen. Nach weiteren fünf Minuten spürt er keine Schmerzen mehr und schläft ein.

War es eine akute Blinddarmentzündung, wie vermutet? Am nächsten Tag erscheint die Mutter mit Patrick in der Praxis. Der Junge ist beschwerdefrei, sodass die Ärztin auf eine Blutentnahme verzichtet. Dieser Notfall in der Familie zeigt, dass bereits ein Grundwissen über die Notfallmittel ausreicht, um den ersten Schrecken gut zu überstehen und ein homöopathisches Arzneimittel erfolgreich anzuwenden. Die schnelle Wirkung des richtig ausgewählten Arzneimittels lindert Schmerzen und macht teure und oft leidvolle Krankenhausaufenthalte überflüssig. Die gute Zusammenarbeit zwischen Eltern und Arzt erspart zudem unnötige und kostspielige Abklärungen. Diese Geschichte ist nicht erfunden! Unzählige solcher Fälle sind gut dokumentiert. Der Beweis, wie wirksam, sanft und kostengünstig die Homöopathie ist, wird heute in der Praxis täglich erbracht.

Arsenicum album

Weißes Arsenik, Arsentrioxid (As_2O_3)

Similia similibus: Brennende Schmerzen, besser durch Hitze! Arsenicum album ist ein wunderbares Arzneimittel bei **starker Erschöpfung und trotzdem großer körperlicher und geistiger Unruhe**. **Wichtiges Notfallmittel: Schwäche, schneller Kräftezerfall; brennende Schmerzen, besser durch Wärme → Arsenicum!**

Seelischer und geistiger Zustand

Patient hat starke innere Unruhe, ist ängstlich, unzufrieden und erschöpft, jammert. Die angstvolle Unruhe ist besonders stark nach Mitternacht.

Beschwerden infolge von

- Lebensmittelvergiftung, v. a. durch Wurstwaren, Fisch
- Allergien (z. B. auf Zedernholz, Penicillin)
- Obst, Eis, Tabakkauen, Alkohol
- Stichen giftiger Insekten und Skorpione sowie Bissen von Giftschlangen
- geschwächter Lebenskraft (nach langer Krankheit; Typhus, Malaria, Krebsleiden)

Organe/Körperregionen

Arsenicum wirkt tief auf alle Gewebe und Organe.

Wichtige Symptome

- **Brennende Schmerzen**, wie von **glühenden Kohlen**, > **Hitze**.
- **Angstgefühl** und **Ruhelosigkeit**, **wimmert leise vor sich**.
- **Todesfurcht**, v. a. nach Mitternacht.
- Angst, allein gelassen zu werden.
- Gesicht blass, mit kaltem Schweiß bedeckt.
- **Absonderungen: dünn, scharf, übel riechend.**
- **Hochgradige Erschöpfung** nach der geringsten Anstrengung.
- Wasser schmeckt bitter ⇔ Aconitum: starkes Verlangen nach kaltem Wasser.
- Großer Durst, trinkt oft, aber wenig; **bei Erschöpfung durstlos**, netzt nur die Lippen.

Arsenicum album

▶ Alle Beschwerden sind schlimmer nach Mitternacht.
▶ **Liegt halb sitzend**, nie flach!
▶ Farbe: schwarz, z. B. Krebsgeschwulst, Unterschenkelgeschwür.
▶ Juckreiz wird durch Kratzen schlimmer.

Wichtige Frage/Beobachtung

Der Patient schildert seine Beschwerden penibel und sehr ausführlich. Er fühlt sich ernst genommen, wenn der Arzt **noch präziser** nachfragt: „Wann **genau** begannen Ihre Beschwerden?"

Spezielle Symptome

- **Schnupfen**
  - Wässriger Fließschnupfen.
  - Absonderung verursacht Brennen, Nasenöffnungen sind wund.
  - Gefühl von verstopfter Nase.
  - Tränenfluss brennt und macht die Haut der Wangen wund.
- **Grippe**
  - **Übelkeit**, **inneres Hitzegefühl**, **Unruhe**.
  - Durchfall.
  - Erschöpfung, Kälte der Haut.
  - Kollaps.
  - Trinkt oft aber wenig, netzt evtl. nur die Lippen, da Lippen und Mundschleimhaut trocken sind.
- **Brechdurchfall**
  - **Erbrechen sofort** nach dem Trinken, evtl. ins Trinkglas.
  - Durchfall sofort nach Essen oder Trinken.
  - Wässrige und übel riechende Durchfälle, Kadavergeruch, wie verdorbener Fisch.
  - **Rasch sinkende Lebenskraft**, **rasches Austrocknen**.
  - Große Schwäche nach dem Stuhlgang.
- **Vergiftungen**
  - durch verdorbene Speisen, insbesondere Wurst- und Fleischwaren, Eier
  - durch Stiche von Skorpionen und Bisse von Giftschlangen. Potenz: C 200 oder höher, wenn verfügbar.

Modalitäten

Verschlimmerung	< nachts, nach Mitternacht, um 1 Uhr
	< beim Betreten eines kalten Ortes
	< **kaltes Essen und kalte Getränke**, bei Milchgenuss
	< schnelles Gehen
	< Kälte
	< beim Liegen auf der befallenen Seite mit tief gelagertem Kopf
Besserung	> **äußere Hitze**
	> Herumgehen bessert die innere Unruhe, nicht aber die Beschwerden
	> heiße Getränke, heißes Essen
	> halb sitzend liegen

Folgemittel

Allgemein: Carbo vegetabilis, Arnica, Apis, Belldonna, Cactus, Chamomilla, China, Hepar sulphuris, Nux vomica, Phosphorus
Sulphur (psorisch), Thuja (sykotisch), Mercurius solubilis (syphilitisch)
Rekonvaleszenz: Carbo vegetabilis.

Aus der Praxis – Für die Praxis

▶ Eine **Arsenvergiftung** wirkt langsam und schleichend. In früheren Zeiten pflegten sich Könige durch kleine Gaben von Arsen gegen Vergiftungen zu immunisieren. Wichtig: Eine Arsenvergiftung darf homöopathisch nicht mit Arsenicum behandelt werden. Dazu muss ein homöopathisches Arzneimittel eingesetzt werden, welches Arsen aus dem Körper ausschwemmt. Bei Verdacht auf Arsenvergiftung: Haaranalyse.

▶ **Brennende Schmerzen.** Vergleiche Arsenicum album, Sulphur und Phosphorus:

Arsenicum album	> äußere Hitze, Heizkissen, Wärmflasche
Sulphur	< Wärme, Waschen, Kratzen > Kälte
Phosphorus	> Massieren, Ruhe, Schlaf

▶ Arsenicum ist als Palliativum ein ausgezeichnetes Arzneimittel bei Krebsleiden mit brennenden Schmerzen ⇒ Euphorbium officinarum, Anthracinum (beide in diesem Buch nicht berücksichtigt).

▶ Wenn wir am Patienten typische Arsenicum-Symptome beobachten, die seit längerer Zeit andauern, wie z.B. Husten/Hüsteln seit mehreren Monaten, schnelle Erschöpfung, unüblich großer Durst oder kein Durst, sollten wir immer an eine tief sitzende Krankheit denken.

▶ Arsenicum album ist ein bewährtes Mittel bei Beschwerden nach dem Genuss von **verdorbenem Fleisch und Fisch** (Verwesung). Arsenicum hat gut geholfen. Der Patient erholt sich aber nicht vollständig, er hat immer wieder Durchfall, meist nach dem Essen ⇒ Sulphur C 30 über 2 Tage, 1–2 × täglich.

👁 Zwei typische Fälle von Arsenicum album

Ein Patient klagt am Telefon über Übelkeit und Erbrechen. Er fühlt sich schwach und nur dann etwas besser, wenn er mit erhöhtem Oberkörper, in halb sitzender Position im Bett liegt. Er erzählt, er habe gestern Abend mit Freunden zusammen gegrillt, die Wurst habe aber nicht besonders gut geschmeckt. Arsenicum album C 30, 3 × in Abständen von jeweils 1 Stunde eingenommen, bringt die Sache schnell wieder in Ordnung.

Keuchhusten-Epidemie im Kindergarten. Die Ärztin macht einen Hausbesuch bei einem fünfjährigen Mädchen, das erschöpft wirkt. Das Kind hat subfebrile Temperatur, Schnupfen und Husten, der täglich stärker wird. Die Mutter berichtet, dass ihre Tochter um Mitternacht einen schweren Hustenanfall hatte (am fünften Tag nach Krankheitsbeginn). Trotz mehrmaligen Befragens ergeben sich keine individuellen Symptome. Das Kind trinkt immer wieder, warm oder kalt – was man ihm gerade anbietet. Kurzum: Die Symptome sind die allgemeinen Symptome des Keuchhustens. Die Ärztin empfiehlt der Mutter, bei einem erneuten schweren Hustenanfall Arnica zu geben, obwohl die Augen des Mädchens bei einem Hustenanfall nicht so stark tränen, wie es bei Arnica zu erwarten wäre. Erfahrungsgemäß wird Arnica lindern, auch wenn es nicht das ähnlichste Arzneimittel ist.

Beim nächsten Hustenanfall gibt die Mutter Arnica, das jedoch nicht hilft. Gegen ein Uhr nachts erhält die Ärztin einen Telefonanruf der verzweifelten Mutter, es gehe dem Mädchen ganz schlecht, die Hustenanfälle seien sehr heftig, doch dem Kind scheine die Kraft zum Husten zu fehlen. Halb sitzend, halb liegend könne es jeweils für 10–15 Minuten schlafen, bevor ein erneuter Hustenanfall es durchschüttle. Das Mädchen will nicht mehr trinken. Es ist unruhig und jammert im Halbschlaf vor sich hin. ➔

3 Arzneimittelbeschreibungen – Materia Medica

A

Jetzt haben wir die Symptome, die weiterhelfen! Kraftlosigkeit, die halb sitzende, halb liegende Stellung und die deutliche Verschlimmerung nach Mitternacht weisen auf Arsenicum album hin. Eine Gabe C 30 hilft sofort, das Mädchen verbringt eine ruhige Nacht. Weitere Behandlung mit Arsenicum album LM 6 (die LM-Potenzen werden in diesem Buch erwähnt, aber nicht beschrieben). Die LM-Potenz empfiehlt sich hier, weil so das Arzneimittel in den folgenden Wochen wiederholt bei Bedarf angewendet werden kann. Die Wirkung von Arsenicum ist durchschlagend. Der weitere Verlauf des Keuchhustens ist harmlos und belastet das Mädchen nicht.

Belladonna

Tollkirsche

Fieber tritt **plötzlich** auf und ist sehr **heftig**, meist bei gesunden, vollblütigen Personen, immer begleitet von **größter Hitze**, **Röte** und **Brennen**. Die Pupillen sind weit, der Puls ist voll und prall. **Wichtiges Notfallmittel: Plötzlich**, **heftig**, **gereizt**, **dampfende Tomate** → **Belladonna!**

Seelischer und geistiger Zustand
Der Patient ist **stark gereizt**, selten gewalttätig, oft im Delirium.

Beschwerden infolge von
- Sonne
- Furcht
- Ärger
- Zugluft am Kopf, z.B. nach Schneiden oder Waschen der Haare, Kälte
- Zahnen

Organe/Körperregionen
Gehirn, **Nerven**, **Blutgefäße**, **Kapillaren**, Schleimhäute (Augen, Ohren, Mund, Hals), Haut, Organe, u.a. **Herz**, **Lunge**. Rechte Seite (Ohr, Tonsille, Ovar, Lunge).

Wichtige Symptome
- **Plötzlich hohes Fieber** mit **heißem roten Kopf und kalten Händen und Füßen**, Puls voll und hart, klopfende Karotiden.
- Rotes evtl. bläulich-rotes Gesicht, wie eine Tomate, **dampfende Hitze** des Kopfes mit Schweiß in den Haaren, selten trockene Hitze.
- **Brennende Hitze**. Durst, trinkt oft kleine Mengen.
- **Heftige Schmerzen**, **pulsierend** oder Schmerzen kommen plötzlich und verschwinden plötzlich wie z.B. Ohrenschmerzen, Zahnschmerzen, Halsschmerzen, Kopfschmerzen, Gesichtsschmerzen.
- **Erweiterte Pupillen**, lichtscheu. Gegenstände sehen rot aus, Sehen von Feuerfunken.
- **Erdbeerzunge**.

- Lokal: **Röte**, **Hitze**, Schwellung, Krämpfe, leichtes Bluten.
- **Überempfindlichkeit aller Sinne**, Licht, Lärm sind unerträglich. Aufschrecken.
- Unruhiger Schlaf, **Zähneknirschen**, angstvolles Aufschrecken.
- Schläfrigkeit, kann jedoch nicht schlafen oder betäubender Schlaf.
- Neigung zu Fieberkrämpfen bei trockener Hitze des Kopfes.

Wichtige Frage/Beobachtung

Der Arzt beobachtet die gereizte Stimmung des Patienten oder fragt die Mutter: „Haben Sie Geduld mit dem Kind?" Die Antwort ist fast immer „Nein", da ein Kind im Belladonna-Zustand unerträglich ist und auch den liebevollsten Eltern einmal der Geduldsfaden reißen wird.

Spezielle Symptome

- **Delirium**
    - Phantasiegebilde (Ungeheuer, Feuersbrunst, entsetzliche Fratzen).
    - Wütendes Beißen, hat Angst, will fliehen.
    - Rasendes Delirium: rotes Gesicht, rote Augen, wilder starrer Blick.
    - Fast unaufhörliches Stöhnen und Ächzen.
    - Bricht in Gelächter aus und knirscht mit den Zähnen.
    - Verdrehen der Glieder.
    - Krämpfe einzelner Glieder oder des ganzen Körpers.
- **Fieberkrämpfe**
    - Treten häufig auf nach einem Infekt, der mit einem Antibiotikum behandelt wurde, oder nach einer Impfung.
    - Normaler Verlauf: plötzlich hohes Fieber mit heißem und rotem Kopf, Kopfschweiß, kalten Händen und Füßen, vollem und hartem Puls, klopfenden Halsarterien. Belladonna ermöglicht einen problemlosen Krankheitsverlauf.
    - Bei einem **geschwächten Kind** – z. B. bei Infekten mit hohem Fieber oder nach Impfungen – kann der Kopfschweiß ausbleiben. Vor dem Fieberkrampf ist das Kind blass, der Kopf ist heiß und trocken, als ob ihm die Kraft fehlen würde, die gestaute Hitze abzudampfen. Während des Fieberkrampfs ist das Kind totenblass. Nach einer Gabe Belladonna setzt erleichternder Kopfschweiß ein. Dem Kind geht es innerhalb von Minuten deutlich besser. Hände und Füße werden warm, das Kopfweh verschwindet und

das Fieber sinkt allmählich. Eine tief reichende homöopathische Behandlung ist für dieses Kind sehr wichtig.
- **Kopfschmerzen**
  - Bei hohem Blutdruck, Hitzeschlag, Erkältung mit Fieber, unterdrücktem Schnupfen.
  - Berstende Kopfschmerzen, Gefühl, die Augen würden herausgepresst, > konstanter Druck auf die Augen (lokale Modalität).
  - Hämmernde Kopfschmerzen bei Bewegung, < Berührung des Patienten, Sitzen mit gebeugtem Kopf, > Kopf in den Nacken legen.
- **Otitis media**
  - Plötzlich auftretende, heftigste Ohrenschmerzen nach 15 Uhr. Der typische Belladonna-Notfall mit schreienden Kindern in der Praxis am späten Nachmittag.
  - Heftig bohrende Schmerzen, die plötzlich beginnen und von einem Ohr ins andere schießen, meistens vom rechten ins linke Ohr.
  - Starke Rötung des Trommelfells, Trommelfell erinnert an eine Tomate.
- **Angina**
  - Schmerzen **brennend** wie Feuer.
  - **Ausgeprägte**, **rote Schwellung**, Rachen ist trocken, wie glasiert.
  - Auf der rechten Seite beginnend.
  - **Durstig, kann aber nicht trinken.**
  - Trockenheitsgefühl, Hitze, heißer Atem.
- **Husten, Pseudokrupp**
  - Trockener, abgehackter, bellender Husten, muss sich aufsetzen.
  - Erwachen nach Mitternacht mit Schmerzen im Kehlkopf, evtl. drohende Erstickung.
  - **Roter Kopf, kalte Hände und Füße.**
- **Gallensteinkolik**
  - Wunderbares Arzneimittel, wenn Symptome zutreffen.
  - Schmerzen bereits durch geringste Erschütterungen des Bettes, z. B. wenn sich jemand auf die Bettkante setzt.
- **Kind**
  - Bohrt den Kopf in das Kissen und rollt ihn von einer Seite zur anderen.
  - Bleibt in einem dösenden, schläfrigen Zustand mit zuckenden und zusammenfahrenden Bewegungen im Schlaf.
  - Zahnende Kinder mit hohem Fieber und fehlendem Kopfschweiß neigen im Belladonna-Zustand zu Fieberkrämpfen.

Modalitäten

Verschlimmerung	< Zugluft, Kälte
	< **bei geringster Berührung** der befallenen Körperteile, Druck
	< beim Schlucken von Flüssigkeit
	< **jede Bewegung**, Erschütterung (z. B. des Bettes)
	< **Lärm**, **Licht**
	< beim Anschauen von hellen, glänzenden Gegenständen
	< nach 15 Uhr bis 3 Uhr
	< Hinlegen
Besserung	> in der Ruhe, im Dunkeln
	> **im warmen Zimmer**
	> Stehen
	> Anlehnen des Kopfes
	> eine Kleinigkeit Essen

Folgemittel

Allgemein: Sulphur, Mercurius solubilis
Patienten, vor allem Kinder, die wiederholt in einen Belladonna-Zustand geraten, benötigen als Abschluss der Behandlung meist ein Konstitutionsmittel aus der Calcium-Gruppe, wie Calcium carbonicum, Calcium phosphoricum u. a.

Aus der Praxis – Für die Praxis

▶ Der Zustand des Patienten – er ist gereizt, evtl. gewalttätig, oft im Delirium – ist bei Belladonna wichtiger als die Ursache. Das Arzneimittel hilft oft innerhalb von Sekunden!

▶ Belladonna ist ein gutes Arzneimittel bei **Scharlach**. Die großartige Wirkung von Belladonna war von Hahnemann zufällig während einer Scharlach-Epidemie entdeckt worden, als zu seiner „Verwunderung" ein wegen Gelenkbeschwerden mit Belladonna behandeltes Mädchen nicht an Scharlachfieber erkrankte[49].

---

[49] Hahnemann berichtete darüber wie folgt: „Drei Kinder einer Familie hatten an einem sehr schlimmen Scharlachfieber darniedergelegen; nur die älteste Tochter, welche bis dahin für ein andres äußeres Übel an den Gelenken ihrer Finger Belladonna innerlich gebraucht hatte, nur diese wollte zu meiner Verwunderung an dem Fieber nicht erkranken, ungeachtet sie bei andern im Volke umhergehenden Übeln immer die erste war, die etwas davon auffing […]. Ich säumte nun nicht, den übrigen 5 Kindern jener zahlreichen Familie dieses göttliche Mittel zur

Belladonna

- **Vorsicht!** Bei einer Vergiftung mit Tollkirschen darf Belladonna nicht gegeben werden → Glaubersalz, evtl. Magenspülung. Passendes homöopathisches Antidot bestimmen.
- Belladonna ist oft nicht einfach zu unterscheiden von **Glonoinum**:

Belladonna	Glonoinum
• Gesicht rot	• Gesicht rot oder abwechselnd rot und blass
• Hände und Füße kalt	• Hände und Füße kalt
• Dampfende Hitze des Kopfes	• Trockene Hitze des Kopfes
• > Rückwärtsbeugen des Kopfes > Aufrechtsitzen mit angelehntem Kopf	• < Rückwärtsbeugen des Kopfes
• Kälte ist unangenehm	• > Kühle Luft • < Wein
• Licht und Geräusche unerträglich	• Hitze unerträglich
• Pulsierende Schmerzen, spürt jeden Pulsschlag im Kopf	• Wellenartige Schmerzen, aufsteigende Hitze und Schmerzwellen im Kopf • Gefühl, der Kopf sei enorm groß und zerplatze, spürt jeden Pulsschlag.

- Unterscheide Belladonna und **Aconitum**. Beide treten plötzlich und heftig auf.
    - Aconitum: angsterfüllt, blass, trockene Hitze.
    - Belladonna: gereizt, heißer und roter Kopf mit kalten Händen und Füßen, oft dampfende Hitze. Oft zwei bis drei Tage vorher Anzeichen, dass eine Krankheit im Anzug ist.
- Tritt bei Typhus ein Delirium mit Belladonna-Symptomen auf, dann ist Stramonium angezeigt! (Kent). Typhus-Fieber entwickelt sich langsam, Belladonna-Fieber schnell!
- Patient reagiert bei Belladonna-artigem Fieber nicht auf Belladonna: → studiere Pyrogenium (in diesem Buch nicht berücksichtigt).

Verwahrung in sehr kleiner Gabe zu reichen […], und sie blieben sämtlich in der ganzen Epidemie und unter den giftigsten Scharlach-Gerüchen ihrer noch kranken Geschwister gesund […]" („Heilung und Verhütung des Scharlachfiebers", 1801), zitiert aus Haehl, R.: Friedrich Samuel Hahnemann – Sein Leben und Schaffen. A. a. O., Bd. 1, S. 68.

▶ Der Belladonna-Patient schwitzt in der Regel bei hohem Fieber reichlich am Kopf („dampfende Tomate"). Wenn ein Patient nicht schwitzen kann, so ist dies Ausdruck der geschwächten Lebenskraft. Oft finden wir hier in der Familienanamnese die Krankheit Diphtherie. Trotz des fehlenden Symptoms „Schwitzen" geben wir in solchen Fällen Belladonna!

👁 Ein typischer Fall von Belladonna

Ein sechsjähriges Mädchen, seit einigen Tagen erkältet, hat plötzlich Ohrenschmerzen und Fieber. Ihr Gesicht ist rot und heiß. Dampfende Hitze. Hände und Füße sind kalt. Das Kind weint und lässt sich die Ohren nicht berühren, verweigert auch Wickel und Schmerzzäpfchen, sodass die Mutter fast die Geduld verliert. In der Arztpraxis weint das Kind. Es ist wütend und lässt sich nicht in die Ohren schauen. Die Ärztin verschreibt Belladonna C 200 und verschiebt die Untersuchung auf den nächsten Tag. Nach der Gabe des Arzneimittels beruhigt sich das Mädchen sofort. Am nächsten Tag ist das Kind beschwerdefrei, die Untersuchung zeigt noch eine diskrete Rötung des rechten Trommelfells.

Bryonia alba

Weiße Zaunrübe

Ruhe hilft und Bryonia heilt! Wichtiges Notfallmittel: Jede Bewegung ist eine Qual! Symptome entwickeln sich langsam, über drei bis fünf Tage → Bryonia!

Seelischer und geistiger Zustand

Patient ist **gereizt**, **wird schnell zornig.** Will seine Ruhe haben, starke Abneigung zu antworten. Will etwas, weiß aber nicht was.

Beschwerden infolge von

- Kälte, eher **feuchte Kälte**
- **Ärger**, **Kränkung**, **Zorn**
- Trinken von verschmutztem Wasser
- **unterdrückten Ausflüssen**, wie z. B. Menses, Schnupfen, Durchfall, Lochien
- akutem Hautausschlag, der unterdrückt worden ist, z.B. durch cortisonhaltige Präparate → Gelenkschmerzen
- Verletzungen der Gelenke bei rheumatischer Veranlagung

Organe/Körperregionen

Blut, **Zirkulation** (Kopf, Stase), Leber, alle **Schleimhäute** und **serösen Häute**, Bewegungsapparat, Lymphsystem. Rechte Seite.

Wichtige Symptome

- Der Patient will sich nicht bewegen. Er liegt ruhig im Bett. **Die geringste Bewegung verschlimmert seine Schmerzen**. Die Beschwerden sind meistens von Kopfschmerzen begleitet. Gereizt, gibt ungern Antwort.
- **Langsam sich verstärkende Beschwerden** (über drei bis fünf bis zehn Tage); Benommenheit.
- **Trockene Hitze;** kontinuierliches Fieber.
- **Stechende**, **brennende**, schießende **Schmerzen**, wandernde Beschwerden.
- Blässe oder rotes Gesicht (bläulich-rot), aufgeschwollen, dumpfes Aussehen.
- **Trockenheit:** Schleimhäute vom Mund bis Rektum sind ausge-

trocknet; aufgesprungene Lippen, trockener Mund, Verstopfung mit trockenem, wie verbrannt aussehendem Stuhl.
- **Durst: trinkt nicht häufig, dafür große Mengen auf einmal**, will kalte Getränke.
- Urin: heiß, rot, in der Menge vermindert.
- Saurer oder öliger Schweiß nach Durchfall.
- Angst, > frische Luft.
- Erhitzung, Arbeiten in überhitzten Räumen.

Wichtige Frage/Beobachtung

„Wie sind die Schmerzen, wenn Sie sich bewegen?" – „Unerträglich! Jede Bewegung ist eine Qual!"

Spezielle Symptome

- **Delirium**
  - Patient befindet sich zu Hause und sagt: „Gehen Sie weg, lassen Sie mich nach Hause gehen!"
  - Redet ständig über sein Geschäft.
  - Ist tagsüber schläfrig, nachts im Delirium, verhält sich aber völlig ruhig.
  - Bewegt den Unterkiefer.
- **Kopfschmerzen**
  - Auftretend bei zu langem Bügeln.
  - Schmerzen, als würde der Kopf **bersten**, evtl. mit **Nasenbluten**.
  - < Öffnen der Augen, Bewegung, Bücken.
  - > Schließen der Augen, Druck.
  - Ausgelöst durch mehrtägige Verstopfung.
  - Kopfschmerzen sind oft das erste Symptom einer Erkrankung.
- **Husten**
  - Jeder Hustenstoß ist schmerzhaft.
  - Trockener, harter, quälender Husten mit Würgen und Erbrechen, < nach Essen und Trinken, < durch Bewegung.
  - Betreten eines warmen Raumes löst Husten aus.
  - Hält sich den Kopf beim Husten!
  - Atembeklemmung, häufiges Verlangen, einen tiefen Atemzug zu nehmen.
  - Klagt über schweren Druck direkt über dem Brustbein.
  - Rostiger Auswurf, Bluthusten.
  - **Pneumonie:** Hält sich die Brust beim Husten. Schnelles, oberflächliches Atmen.

- **Grippe**
  - Schwindel, schlimmer in einem warmen Raum.
  - Kann sich nicht aufsetzen wegen Übelkeit und Schwäche.
  - **Stechen**, **Schießen und Brennen** in den Gelenken, Muskeln und inneren Teilen (Lunge, Herz, Magen, Darm).
  - Schmerz in den Gliedern, als wäre das Fleisch wund geschlagen.
- **Mastitis**
  - Brust ist schwer, steinhart, heiß anzufühlen und sehr schmerzhaft.
  - Blasse Farbe der Brust.
  - Brüste **müssen gestützt werden**, da die kleinste Bewegung unerträglich ist.
  - Bei schmerzhaftem Milchstau mit Bryonia-Symptomen kann Bryonia – rechtzeitig gegeben – eine Entzündung verhindern.
- **Brechdurchfall**
  - **Gallige**, **scharfe** Stühle mit **Wundheit des Afters**, < morgens, Bewegung.
  - Stühle wie **schmutziges Wasser**; Stuhl enthält **unverdaute Speisen**.
  - Liegt ganz still während einer Kolik. Druck hilft nicht!
  - Bitteres Aufstoßen; Galleerbrechen.
  - Nahrung wird unmittelbar nach dem Essen erbrochen.
  - Druck in der Magengrube, als liege ein Stein darin.
  - > häufiges Aufstoßen.
  - > warme Getränke, obwohl Patient Verlangen nach kalten Getränken hat.
- **Hepatitis**
  - Überwiegend im rechten Leberlappen lokalisiert.
  - Gefühl, als ob Leber wund und geschwollen sei.
  - Von **Verstopfung** begleitet.
  - Schmerzen, < Einatmen, Druck, Husten.
  - Übelkeit, < geringste Bewegung.
  - Patient liegt auf der rechten Seite.
- **Kind**
  - Will Dinge sofort haben, die nicht zu bekommen sind.
  - Lehnt Dinge ab, die ihm angeboten werden.
  - **Will nicht getragen oder hochgehoben werden.**
  - Träumt, nicht zu Hause zu sein.

Modalitäten

Verschlimmerung	< **Bewegung**, Einatmen
	< Berührung
	< Essen
	< beim Liegen auf der schmerzlosen Seite
	< **Wärme**, im Sommer
	< frühmorgens (erste schwere Symptome)
	< **ab 21 Uhr** bis frühmorgens (Fieber)
Besserung	> **bei Ruhe**
	> **Druck, Liegen auf der schmerzhaften Seite**
	> beim Ausatmen
	> **kalte** Getränke, **kalte** oder warme Wickel
	> **kühles Zimmer**

Folgemittel

Rhus toxicodendron, Sulphur

Aus der Praxis – Für die Praxis

- Wirkung: Bryonia fördert das Schwitzen → Heilung.
- Die akute Erkrankung entwickelt sich langsam, über drei bis fünf Tage. Müdigkeit, gereizte Stimmung, leichte Kopf- oder Rückenschmerzen werden oft nicht als Symptome erkannt. Vielmehr erklärt sich der Patient seine Beschwerden als Folge von gestörtem Schlaf, Stress am Arbeitsplatz etc. Wenn er dann z. B. am vierten Tag das Bett wegen eines Hexenschusses plötzlich nicht mehr verlassen kann, scheint es ihm, als ob die Erkrankung ihn aus heiterem Himmel überfallen habe. Aconitum wird in diesen Fällen nicht helfen.
- **Kälte bewirkt**
  am nächsten Tag:
  - Kopfschmerzen beim Erwachen → langsames Denken.
  - Unwohlsein, Niesen, Nase läuft, Geschmackssinn gestört.
  - Abneigung, sich zu bewegen (Kind weint vor der Turnstunde).

  am zweiten und dritten Tag:
  - Kältegefühl, evtl. Schüttelfrost, Wundheitsgefühl in der Brust.

  am vierten Tag:
  - Pneumonie mit trockenem Husten, starke Schmerzen, < geringste Bewegung.
  - **Zunge:** trocken, mit dickem weißem Belag; trockene, braune Zunge. Normalerweise hat der Bryonia-Patient Durst. Wenn

die Lebenskraft stark geschwächt ist, etwa bei Typhus, kann er durstlos werden ☞ Arsenicum album.

▶ Abgrenzung von Bryonia gegen das Ärgermittel Staphisagria:

Bryonia	Staphisagria
Auslöser: Ärger	Auslöser: Beleidigung
Ärgerlich Kann auf Fragen ungehobelte Antworten geben	Zittert innerlich vor unterdrückter Wut Selten: plötzlicher Wutausbruch aus geringfügigem Anlass, zu unpasserner Zeit Seelischer Zustand besser durch Geschlechtsverkehr, schlimmer durch unterdrückte Sexualität
Durst, trinkt alle Stunden ein Glas kaltes Wasser	

👁 Ein typischer Fall von Bryonia

Eine Mutter bringt ihr 21 Monate altes Kind, in eine Decke gewickelt, in die Praxis. Sie hat große Angst, da das Kind 41 °C Fieber hat und bei der geringsten Bewegung wimmert. Das Kind ist blass und leidet an Atemnot, schwitzt aber nicht. Seit vier Tagen, erzählt die Mutter, sei es leicht erkältet, es habe allerdings immer gut getrunken. Die Ärztin stellt einen hochfebrilen Zustand mit Hyperventilation und ausgeprägter Tachykardie fest. Auskultatorisch wird eine Bronchopneumonie diagnostiziert. Nach einer Gabe Bryonia C 200 beginnt das Kind bereits nach wenigen Sekunden zu schwitzen, und die Atmung bessert sich innerhalb von fünf Minuten deutlich. Nach vier Stunden hat sich das Fieber auf 39 °C gesenkt. Drei Tage später ist das Kind fieberfrei und wohlauf.
Anamnese: Krankenhausaufenthalt wegen Bronchitis und Pneumonie im Alter von vier und fünf Monaten. Später, bis zum Alter von 17 Monaten, fünfmal Antibiotika wegen asthmoider Bronchitis. Seit Beginn der homöopathischen Behandlung im Alter von 18 Monaten benötigte das Kind, das heute zwölf Jahre alt ist, keine Antibiotika mehr. Die Lungenschwäche ist ausgeheilt.

Cactus grandiflorus

Königin der Nacht

Eine königliche Blume für ein Herz, das Ruhe braucht! Cactus grandiflorus ist ein wichtiges Arzneimittel bei Patienten mit Herzerkrankungen. **Herzinfarktmittel.**

Seelischer und geistiger Zustand

Patient ist **melancholisch**, **schweigsam**, **traurig** und schlecht gelaunt (nur bei Patienten mit einer Herzkrankheit), verlangsamt in den Reaktionen, hält seine Krankheit für unheilbar. Heftige Träume, erwacht voller Schreck. Träume vom Fallen.

Beschwerden infolge von

- **Herzerkrankungen** wie z. B. Herzvergrößerung, koronare Herzkrankheit, entzündliche Herzerkrankung, nicht aber bei vegetativen Herzstörungen
- Hunger, Kaffeeentzug
- geistiger Anstrengung

Organe/Körperregionen

Herz (Muskel, **Arterien**), **Zirkulation**, Brust, Kopf, **Ringmuskulatur**, Schilddrüsen, Nieren, Gelenke.

Wichtige Symptome

- **Erschöpfung**.
- **Herzklopfen, Puls kaum spürbar**.
- **Angst und Verzweiflung wegen der starken Schmerzen**.
- **Krampfartige Schmerzen**, starke einschnürende Schmerzen, die unerträglich werden und den Patienten laut aufschreien lassen. **Gefühl des Eingeschnürtseins** von Schlund, Brust, **Herz**, Magen, Mastdarm, Blase, Uterus (Ringmuskulatur), **Gelenken**. **Gefühl wie von einem eisernen Band**.
- Blutung aus Nase, Lungen, Magen, Mastdarm, Blase, Uterus.
- Periodizität.

Wichtige Frage/Beobachtung

Haben Sie ein Herzleiden? Gibt es Herzleiden in der Familie?

Spezielle Symptome

- **Herzattacke**
  - **Todesangst.**
  - **Schmerz im Bereich der Herzspitze, schießt den linken Arm hinunter**, mit Taubheit des linken Armes ⇔ Spigelia (in diesem Buch nicht berücksichtigt): Schmerz schießt in den rechten Arm.
  - Gefühl, als würde eine eiserne Hand das Herz pressen und wieder loslassen.
  - **Herzklopfen**, < beim Liegen auf der linken Seite, beim Gehen, nachts.
  - **Frösteln** und Zähneklappern wird durch Zudecken nicht gebessert.
  - Erstickungsanfälle mit Ohnmacht, **kaltem Schweiß** im Gesicht, unfühlbarem Puls.
  - Bewährte Potenz: C 200, 2 × täglich über 2 Tage.
- **Kopfschmerzen**
  - Bei Überspringen der Hauptmahlzeit zur gewohnten Stunde.
  - Empfindung wie von einem Gewicht auf dem Scheitel, > durch harten Druck.
  - Röte und Hitze des Gesichts durch den Blutstau im Kopf, Kälte des Körpers.

Modalitäten

Verschlimmerung	< im Liegen, **Liegen auf der linken Seite**
	< beim Treppensteigen, beim Gehen
	< um 11 Uhr und 23 Uhr.
Besserung	> **an der frischen Luft**
	> **beim Sitzen**, in der Ruhe.

Folgemittel

Allgemein: Sulphur

Aus der Praxis – Für die Praxis

▶ Cactus grandiflorus hat sich bewährt bei Morbus Basedow mit Herzbeschwerden – wenn die Symptome zutreffen.
▶ Die Herzbeschwerden treten oft gemeinsam mit Gelenkrheumatismus auf.

- Herzbeschwerden: Cactus C 30 hat ausgezeichnet geholfen. Wenn nach Tagen oder Wochen wieder Beschwerden auftreten, kann eine Doppelgabe Cactus C 200, je eine Gabe im Abstand von 15 Minuten, zu einer deutlichen Besserung des Allgemeinzustandes über mehrere Monate führen. Wenn Monate später wieder Beschwerden auftreten, wiederholen wir die Doppelgabe Cactus C 200.
- Bewährt sich bei herzkranken Patienten, wenn Komplikationen auftreten wie Pneumonie, Ödeme, Nierenprobleme, drohende Apoplexie.
- Herzschmerzen, die nach übermäßiger körperlicher Belastung auftreten ⇒ Arnica.
- Starke Herzschmerzen mit Ausstrahlung in den rechten Arm → studiere Spigelia (in diesem Buch nicht berücksichtigt). Ist nur Cactus verfügbar → nicht warten, sofort geben! Cactus ist ein großartiges Arzneimittel für das Herz und wird die Schmerzen lindern, auch wenn die Symptome nicht hundertprozentig zutreffen.
- Cactus soll sich bewährt haben bei Höhenkrankheit mit Hirnödem und bei höhenbedingter Migräne[50].

👁 Ein typischer Fall von Cactus grandiflorus

Swissair-Flug von Atlanta nach Zürich. Aufruf über Kabinenlautsprecher: „Ist ein Arzt im Flugzeug?" Die Ärztin wird zu einer Frau im Alter von 50 Jahren geführt. Ihr Gesicht ist blass-grau, die Atmung schwer, der Puls kaum spürbar. Sie hält die verkrampfte rechte Hand über das Herz und klagt, sie habe starke Schmerzen im Herz, den linken Arm hinunter. Sie hat große Angst, da sie vor zwei Jahren bereits einmal einen Herzinfarkt hatte. Obwohl sie während des Fluges schon vier Kapseln Nitroglycerin eingenommen hat, fühlt sie sich immer noch elend. Die Frau erhält Cactus grandiflorus C 200. Ihre Gesichtsfarbe wird besser, die Angst schwindet und sie kann wieder besser atmen. Sie will sogar wieder essen. Nach der Landung fühlt sie sich so gut, dass man sie erst dazu überreden muss, in das Ambulanzfahrzeug zu steigen, das von der Besatzung an das Flugzeug bestellt worden ist.
Bei einem Fall von Cactus grandiflorus zu Hause: Alle 5–10 Minuten Cactus C 30 oder, falls vorhanden, Cactus C 200 geben, bis der Patient schmerzfrei ist. Fenster öffnen und frische Luft zuführen, bis der Notarzt eintrifft.

---

[50] Vgl. Mateu i Matera, M.: Erste Hilfe durch Homöopathie. Greifenberg 1997.

Calendula officinalis

Ringelblume

Eine milde und freundliche Blume für höllische Schmerzen! Calendula wirkt blutstillend, fördert die gesunde Granulation und beugt einer Infektion der Wunde vor, z.B. nach Zahnextraktion.

Seelischer und geistiger Zustand
Patient ist schreckhaft, nervös. Verschärftes Gehör.

Beschwerden infolge von
▶ **Riss-Quetsch-Wunden**, **Verletzungen durch Stacheldraht**
▶ offenen Wunden bei feuchtem Wetter → Gefahr der Infektion
▶ Brandwunden und Verbrühungen ☞ Cantharis.
▶ **eiternden Wunden**, z.B. nach Zahnextraktion, Brandwunden

Organe/Körperregionen
Weichteile, Rückenmark, Leber.

Wichtige Symptome
▶ **Gerissene oder zackige Wunde**, evtl. verbunden mit Gewebeverlust.
▶ **Schmerzen sind außergewöhnlich heftig**, Gefühl wie zerschlagen.
▶ Gebiet um die Wunde wird rot, Stechen in der Wunde.
▶ **Starke eitrige Absonderungen.**
▶ Sehr empfindlich auf kalte Luft.

Wichtige Frage/Beobachtung
Wie stark sind die Schmerzen? Mögliche Antworten: Außergewöhnlich heftig, intensiv, „teuflisch"!

Spezielle Symptome
- **Zahnextraktion**
  - mit **großer**, **gezackter Wunde**, z.B. nach schwierigem Herausoperieren einer Zahnwurzel mit „teuflischen" Schmerzen, die durch Arnica nur leicht gelindert werden → Calendula C 30, 3–4 Gaben

täglich über 2 Tage oder, bei bekannt schlechter Wundheilung und Eiterungstendenz, Calendula C 200, 1 Gabe täglich über 2 Tage. Calendula-Urtinktur, verdünnt und lokal angewendet, ergänzt die homöopathische Behandlung ausgezeichnet.

- **Riss-Quetsch-Wunden**
  - **Dammriss** als Folge der Geburt. Calendula ist ein großartiges Arzneimittel in der Gynäkologie. Kann auch Schmerzen ausheilen, die seit Jahren bestehen, z. B. beim Geschlechtsverkehr. Dosierung: 1 × täglich, über 4 Tage.
  - Bei einem heftigen Sturz mit dem Fahrrad auf Kies- und Schotterwegen können Steinchen in die Wunde gelangen. Sofort Arnica geben! Arnica lindert den Schmerz und nimmt die Angst vor Berührung. Anschließend Wunde mit warmer **Calendula-Lösung** oder mit Wasser auswaschen und Kieselsteine mit Pinzette entfernen. 2–4 Gaben Calendula C 30 garantieren eine schöne Wundheilung.

Modalitäten

Verschlimmerung	< bei feuchtem Wetter, abends
	< frische Luft auf Wunde
	< Trinken → Schüttelfrost
Besserung	> Wärme
	> absolute Ruhe (Liegen) oder Umhergehen

Aus der Praxis – Für die Praxis

▶ Calendula ist der einzige hautfreundliche Korbblütler. Arnica und Chamomilla hingegen dürfen **nie** auf eine offene Wunde aufgetragen werden.

▶ **Wirkung** des Arzneimittels: Blutstillend, schmerzstillend, entzündungshemmend, fördert die rasche Primärheilung oder, im fortgeschrittenen Stadium mit Eiterung, die Bildung eines gesunden Granulationsgewebes.

▶ **Vorsicht!** Wenn wir Riss-Quetsch-Wunden mit Salben behandeln, vergrößert sich das Infektionsrisiko. Anstelle einer Salbe empfiehlt es sich deshalb, die Wunde mit verdünnter **Calendulalösung** zu pflegen: Dabei werden 10–20 Tropfen einer Calendula-Urtinktur einem Deziliter physiologischer Kochsalzlösung beigefügt. Calendula wirkt auch ausgezeichnet, wenn wir die Urtinktur auf eine Gaze träufeln und diese auf die Wunde legen, nachdem der Alkohol verdampft ist. Diese Therapie wird im feucht-heißen Klima von Indien erfolgreich praktiziert.

▶ Bei stark schmerzhaftem Karbunkel mit Fieber: lokal wiederholt heiße Calendulakompressen auftragen. Fördert die Reifung und verhindert generalisierten Infekt. Das passende homöopathische Arzneimittel wählen wir nach den üblichen Regeln der Kunst aus.

 Ein typischer Fall von Calendula

Bei einer jungen Frau ist während der Geburt der Dammschnitt nachgerissen. Die Patientin spürt einen schlimmen Schmerz im nachgerissenen Teil, nicht im Dammschnitt. Sie kann vor Schmerzen nicht schlafen, hat das Gefühl, aus einer einzigen Wunde zu bestehen. Die Schmerzen sind grauenvoll, ein Stechen wie mit Nadeln. Die Ärztin verordnet 1 Gabe Calendula C 30, 3 Globuli sofort, einen weiteren Globulus aufgelöst in einem Glas Wasser, halbstündlich je einen Schluck. Nach zwei Stunden kann die Patientin aufstehen und sich zum ersten Mal an ihrem Baby erfreuen. Die Wundheilung verläuft problemlos.

Cantharis

Spanische Fliege

Die spanische Fliege bringt und heilt brennenden Schmerz! **Wichtiges Notfallmittel: Brennen, verbrüht, verbrannt, Krämpfe → Cantharis!** Wirksam bei Verbrennungen und bei Infektionen mit brennenden Schmerzen, v. a. im Urogenitalbereich.

Seelischer und geistiger Zustand
Patient ist unruhig, rastlos, fühlt sich elend, jammert, ist unzufrieden und wütend. Ekel vor Essen, Trinken, Rauchen.

Beschwerden infolge von
- Verbrennungen und Verbrühungen
- Sonnenbrand
- Kaffee
- Spinnenbissen, Giftsekret von Ameisenbissen

Organe/Körperregionen
Schleimhaut und **seröse Häute** (**Urogenitalorgane**, insbesondere **Blase**, **Niere**, Hals, Gehirn, Herzbeutel, Pleura, Dickdarm), **Haut**. Rechte Seite.

Wichtige Symptome
- Gesicht ist blass oder gelblich.
- **Brennende Schmerzen** (z. B. Zystitis).
- Heftiger, brennender Schmerz im Verdauungskanal.
- Krampfartige Schmerzen, schlimmer beim Anblick von Wasser.
- **Verbrennung:** Brandwunden und Verbrühungen mit Blasenbildung → Cantharis innerlich und lokal anwenden! **Sofort verabreicht, verhindert es die Blasenbildung**.
- Schaudern vor Kälte, innerlich brennend heiß.

Wichtige Frage/Beobachtung
Wie ist der Schmerz? Antwort: heftig, brennend.

Spezielle Symptome

- **Angina**
  - Halsschmerzen mit brennendem Durst, scheut sich aber vor dem Trinken ⇒ Belladonna.
- **Gastritis**
  - Nach Kaffee.
  - Heftiges Würgen und Erbrechen.
- **Brechdurchfall**
  - Sehr heftiger, brennender Schmerz durch den ganzen Verdauungskanal.
  - Stühle wie aus Schleimhautfetzchen bestehend, mit Blut vermischt.
  - Brennender, spärlicher Urin. Stuhl- und Harnzwang.
  - Krampfhafte Schmerzen zwingen den Patienten, sich vor- und zurückzubeugen: oft schlimmer beim Anblick von Wasser.
- **Zystitis**
  - **Unerträglicher ständiger Harndrang**, mit **schmerzhaften Blasenkrämpfen**.
  - Krämpfe des Blasenhalses.
  - Schmerzen **vor**, **nach** und insbesondere **während** des Wasserlassens.
  - Heftige, schneidende und brennende Schmerzen in Blase und Harnröhre, evtl. Nieren.
  - **Blasenschmerzen; schlimmer durch Trinken von kleinsten Mengen** (ein einziger Schluck genügt).
  - Urin mit Blut vermischt.
  - Wasserlassen in sehr kleinen Portionen, evtl. Harnverhaltung.
  - < beim Stehen und im Gehen.
  - > ruhiges Liegen auf dem Rücken.
  - Reizung. Knaben: Zerren am Penis.

Modalitäten

Verschlimmerung	< **nachts**
	< Kaffee
	< vor/ während/nach Wasserlassen
	< beim Anblick von Wasser
	< beim Anblick heller Gegenstände
	< beim Trinken
	< bei Berührung oder Annäherung
Besserung	> Reiben
	> bei ruhigem Liegen auf dem Rücken

Folgemittel

Mercurius solubilis, Sulphur

Aus der Praxis – Für die Praxis

- Cantharis C 30 gehört in jede Küche! Für die Lokaltherapie bei Verbrennungen/Verbrühungen und bei starkem Sonnenbrand sind zudem auch **Cantharis-Gel** oder **Cantharis-Vaseline** sehr nützlich. Herstellung: Cantharis-Urtinktur (in der Apotheke erhältlich) mit Gel bzw. Vaseline im Verhältnis 1 (Urtinktur) zu 9 (Gel oder Vaseline) mischen. Dem Gel bzw. der Vaseline kann auch ein wenig Calendula-Urtinktur beigemischt werden. Die Mischung sollte im Kühlschrank aufbewahrt werden. Cantharis-Gel/-Vaseline **direkt auf die Haut auftragen**.
- Unterscheide Cantharis und **Apis**. Beide sind gute Blasenmittel. Bei Apis ist der Schmerzcharakter brennend-stechend, letzter Tropfen beim Wasserlassen ist sehr schmerzhaft. Der Schmerz bei Cantharis ist brennend-krampfartig, Wasserlassen von Anfang bis Ende schmerzhaft. Apis ist durstlos, während Cantharis Durst hat, jedoch nicht trinkt.
- Cantharis hilft ausgezeichnet bei Bissen von **Spinnen** und bei Verätzungen durch das Giftsekret von **roten Ameisen** und **Quallen**. Die verletzte Stelle ist rot und brennend, sondert evtl. Flüssigkeit ab, zentrale Nekrose ⇒ Arsenicum album: Biss führt innerhalb von kurzer Zeit zu großer Schwäche.

Ein typischer Fall von Cantharis

Der Ehemann bereitet für seine Familie das Frühstück vor. Die dreijährige Tochter sitzt bereits am Tisch. Als er im Begriff ist, den neuen chinesischen Teekrug mit heißem Wasser auf den Tisch zu stellen, bricht plötzlich der Henkel aus Bast und das siedend heiße Wasser ergießt sich über den linken Oberschenkel und den linken Unterschenkel des Mädchens. Die Mutter gibt dem Kind sofort eine Gabe Cantharis C 30 und bringt es als Notfall in die Praxis. Dort stellt die Ärztin Verbrennungen ersten bis dritten Grades fest. Weitere Behandlung: Cantharis C 200 eine halbe Stunde nach der Verbrühung sowie Cantharis-Gel, das lokal auf die Verbrennungen aufgetragen wird. Da die Mutter als ehemalige Krankenschwester zuverlässig ist, kann sie die Behandlung zu Hause nach den ärztlichen Anweisungen selbstständig weiterführen: →

Cantharis C 200, 1 × täglich, über 4 Tage sowie Cantharis-Gel lokal täglich. Resultat: die Verbrennungen heilen ab, **ohne dass sich Narben bilden**.

Carbo vegetabilis

Holzkohle

Carbo vegetabilis glüht mit Sauerstoff, der Mensch blüht auf mit Carbo vegetabilis! Großer Lufthunger. Wichtiges Arzneimittel bei verminderter Lebenskraft infolge Säfteverlust oder während der Rekonvaleszenz.

Seelischer und geistiger Zustand
Patient ist körperlich und geistig erschöpft, weint aus Erschöpfung.

Beschwerden infolge von
- Säfteverlust wie z. B. Blutungen, starker Durchfall, Fieber mit starkem Schwitzen, langes Stillen
- Überessen, Alkohol, verdorbenem Essen
- kalten Getränken, wenn Körper überhitzt ist
- lang andauernder Herz- oder Lungenkrankheit

Organe/Körperregionen
Schleimhäute (Verdauungstrakt), Herz, Blut, Zirkulation, venöses System.

Wichtige Symptome
- **Starkes Schwächegefühl**, **Gesichtsfarbe blass-gelb**.
- **Starke Blähungen**, Bauch ist aufgetrieben.
- Blähungsgefühl im Oberbauch, > Aufstoßen.
- Übel riechender Windabgang, **häufiges Aufstoßen**.
- **Großer Lufthunger**, will Fenster geöffnet haben und Luft zugefächelt bekommen.
- Erfolgloser Drang zu niesen; häufiges Niesen mit ständigem, heftigem Kribbeln und Kitzeln in der Nase.
- **Kalte Knie**, v. a. **nachts im Bett**.

Wichtige Frage/Beobachtung
Fühlen Sie sich besser in der Wärme oder an der frischen Luft? „Ich brauche frische Luft!", wird die prompte Antwort sein.

Carbo vegetabilis

Modalitäten

Verschlimmerung	< morgens; beim Aufstehen aus dem Bett
	< beim **Gehen** (selbst an der frischen Luft!), beim Singen, beim laut Vorlesen
	< nach Genuss von Butter, Milch, Schweinefleisch oder nach fettem Essen
	< bei warmem, feuchtem Wetter
Besserung	> **Aufstoßen** (für kurze Zeit)
	> **wenn der Patient Luft zugefächelt bekommt**
	> Lockern von enger Kleidung um die Taille
	> beim Hinlegen, v. a. in frisch gelüftetem Zimmer

Folgemittel

China, Drosera, Phosphorus, Pulsatilla, Sulphur

Aus der Praxis – Für die Praxis

▶ Bei der Befragung und körperlichen Untersuchung auf die Knie achten! Die Knie von Carbo-vegetabilis-Patienten fühlen sich oft sehr kalt an.

▶ Merke: Luftstörung – zu viel Luft im Bauch, zu wenig Luft in Lunge und Gehirn ⇒ Carbo vegetabilis! Die Luft zirkuliert nicht, weil die Energie fehlt.

▶ In tropischen und subtropischen Regionen ist die Luftfeuchtigkeit ungewöhnlich hoch. Reisende schwitzen stark und haben oft das beklemmende Gefühl, dass sie zu wenig Luft zum Atmen bekommen. Wichtig ist eine regelmäßige Flüssigkeitszufuhr mit isotonen Getränken (z. B. Isostar®, Gatorade®), die den Elektrolythaushalt ausgleichen. Carbo vegetabilis erleichtert die Anpassung an das ungewohnte Klima. 1–2 Gaben C 30, wenn Beschwerden auftreten.

👁 Ein typischer Fall von Carbo vegetabilis

Die Patientin ist eine junge Frau und stillende Mutter nach der Geburt ihres zweiten Kindes. Sie hat bei der Geburt viel Blut verloren und fühlt sich seither sehr schwach. Vergangene Nacht, als sie aufstehen wollte, ist sie ohnmächtig zu Boden gefallen. Ihre Hände und Füße sind seit der Geburt kalt und verfärben sich schnell bläulich. Sie spürt, dass sie kurzatmig ist. Beim Stillen hat sie das ➔

> Bedürfnis, das Fenster zu öffnen. Sie hat oft Blähungen und muss viel aufstoßen, ein Gefühl, sie halte nicht durch, alles sei ihr zu viel. Die Untersuchung zeigt eine erschöpft wirkende Patientin mit Zirkulationsstörungen – kalte Hände, Füße, **Knie!** – und viel Luft im Abdomen. Keine weiteren pathologischen Befunde. Nach einer Gabe Carbo vegetabilis C 200 fühlt sich die Patientin innerhalb von Stunden deutlich besser. Ihre Hände und Füße sind wieder warm. Es fällt ihr auf, dass sie sich wieder schneller bewegt und dass die Arbeit ihr leichter von der Hand geht. Die Stillzeit von sechs Monaten wird für die Patientin eine gute Zeit.

Causticum

Gebrannter Kalk (Ätzkalk), Hahnemanns Ätzstoff

Ungerechtigkeit lähmt wie ein kalter, trockener Wind.
Causticum gehört zu den großen Arzneimitteln und ist oft angezeigt bei Lungen- und Blasenproblemen, v. a. wenn diese gemeinsam auftreten.

Seelischer und geistiger Zustand

Patient grübelt, ist gekränkt, hängt kummervollen Gedanken nach, weil sein **Gerechtigkeitsempfinden** tief verletzt worden ist. Abneigung gegen Süßes.

Beschwerden infolge von

- trockenem, kaltem Wind, Zugluft
- seelischem Schock, Ungerechtigkeit, die anderen oder ihm selbst widerfahren ist
- Tod von Eltern oder Freunden
- unterdrückten Hautausschlägen

Organe/Körperregionen

Gemüt, Nerven, Muskulatur (**Blase**, Larynx, Extremitäten), **Atmungssystem**, Schleimhäute, Haut, Bewegungsapparat. Rechte Seite.

Wichtige Symptome

- **Heiserkeit**, bis zu völliger Stimmlosigkeit, < morgens.
- Husten mit dem Gefühl, als ob der **Schleim hinter dem Brustbein klebe**, klopft sich beim Husten auf das Brustbein.
- Weißer Belag auf beiden Seiten der Zunge.
- Saurer Schweiß.
- Unerträgliche **Unruhe** im ganzen Körper, v. a. abends und nachts im Bett („restless legs").
- **Schwäche** durch Kummer, Kraftlosigkeit, trockener Hals, häufiges Schlucken.
- Gefühl, als seien die Muskeln und Bänder zu kurz.
- **Unwillkürlicher Harnabgang** beim Niesen, Husten, Gehen.
- Lähmungen.

Wichtige Frage/Beobachtung

Ist eine Ungerechtigkeit geschehen, die Sie bedrückt?

Spezielle Symptome

- **Gesichtslähmung**
  - Nach kaltem, trockenem Wind, z. B. nach Fahrten mit dem Skilift.
- **Erkältung**
  - **Heiserkeit**, morgens oder nach Überanstrengung der Stimmbänder.
  - Husten mit dem Gefühl, als ob der Schleim hinter dem Brustbein klebe und der Patient nicht tief genug husten kann, um den Schleim hochzubringen. **Sobald er den Schleim hochbringt, lässt der Husten nach.** Meist muss er den Schleim schlucken.
  - Kitzeln im Hals; Kitzeln im Hals wie von einer Feder.
  - **Husten** mit brennenden Schmerzen in der Luftröhre, krampfhafter Husten beim Ausatmen, **besser durch einen Schluck kalten Wassers**.
  - Gefühl von Spannung und Schmerz im Kiefer: Schmerzen in der Hüfte beim Husten.
  - Hat **Mühe, die Augenlider offen zu halten** ⇒ Gelsemium. Lichtscheu: Brennen, Gefühl von Sand in den Augen, trübes Sehen, kurz Besserung durch Reiben der Augen.
  - Patient klagt über kalten Schauer.
  - Verstopfung.
  - Gefühl von Rauheit und Wundheit der Kopfhaut und aller Organe, die mit Schleimhaut überzogen sind: Schlund, Luftwege, Mastdarm, Harnröhre.
- **Pseudokrupp**
  - Vor Mitternacht.
  - Hat Mühe, die Augen offen zu halten ⇔ Aconitum.
  - > **feuchte Wärme (Badezimmer)** ⇒ **Hepar sulphuris**.
  - > **einen Schluck kaltes Wasser**.
- **Bauchschmerzen**
  - Kneifende, schneidende Schmerzen.
  - Besser durch Zusammenkrümmen.
  - Stuhlgang leichter im Stehen.
- **Harnwege**
  - Unfreiwilliger Harnabgang beim Husten, Niesen, Schneuzen.
  - Blasenschwäche, bis zur Blasenlähmung.
  - Harnverhaltung nach langem Aufenthalt in der Kälte; nach zu langem Verhalten.
  - Urin fließt besser im Stehen.

Causticum

- **Zystitis**
  - Jucken der Harnröhrenmündung.
  - Brennen mit Wundheitsgefühl.
  - Beständiger, erfolgloser Harndrang, oft gehen nur einige Tropfen ab, mit Krampf im Enddarm und Stuhlverstopfung. Unwillkürlicher Harnabgang.

Modalitäten

Verschlimmerung	< am Abend bis Mitternacht (**23 Uhr**)
	< morgens
	< bei klarem, schönem Wetter
	< trockene, kalte Winde
	< nach Genuss von Kaffee
	< Nasswerden oder Baden
	< beim Schwitzen
	< beim Betreten eines warmen Zimmers aus der frischen Luft
Besserung	> **Wärme**, Bettwärme
	> bei **feuchtem** Wetter, **Luftbefeuchter**
	> einen Schluck kaltes Wasser (Bier)

Folgemittel

Carbo vegetabilis, Colocynthis, Sulphur
Vorsicht! Causticum darf nicht vor und nicht nach Phosphorus gegeben werden.

Aus der Praxis – Für die Praxis

▶ Causticum erschließt sich nicht einfach. Der Schlüssel liegt oft bei den seelischen Symptomen: Das Gerechtigkeitsempfinden ist verletzt worden, der Patient grübelt und hängt kummervollen Gedanken nach.

▶ Causticum heilte mehrfach Lähmungserscheinungen nach Diphtherie ⇒ Cocculus, Lachesis (in diesem Buch nicht berücksichtigt).

▶ Undeutliches Sprechen bei Causticum kann nach einem Schreck auftreten oder Ausdruck einer schweren Müdigkeit infolge einer Kräfte raubenden Krankheit sein ⇒ Gelsemium, Ignatia.

Ein typischer Fall von Causticum

Ein zehnjähriger Junge, auffallend blass, hat Mühe mit den Hausaufgaben und ist seit kurzer Zeit nicht mehr fähig, auswendig zu lernen. Er sei ruhiger als sonst, aber sehr hilfsbereit, er helfe seinem Freund bei den Schulaufgaben, erzählt die Mutter. Der Mutter ist zudem aufgefallen, dass das Gesicht morgens beim Aufstehen jeweils heiß und gerötet ist. Der Junge klagt über Spannungskopfschmerzen und Schwindel morgens beim Erwachen und über Kopfschmerzen abends bei den Hausaufgaben. Manchmal hat er das Gefühl, er sehe undeutlich, trübe, was sich jeweils für kurze Zeit bessert, wenn er sich die Augen reibt. „Was ist geschehen?" – Vor vier Wochen gab es einen Lehrerwechsel. Der Junge erzählt, der Lehrer sei gemein zu seinem Freund und stelle diesen immer bloß. Eine Gabe Causticum C 200 heilte die körperlichen Beschwerden, ein Elterngespräch mit dem Lehrer klärte die Ursache und half mit, die Situation zu verbessern.

Chamomilla

Echte Kamille

Chamomilla, die Nervensäge.

Seelischer und geistiger Zustand

Patient ist äußerst gereizt, verdrießlich, ungeduldig. Will niemanden um sich haben, Abneigung zu sprechen, will nicht, dass man ihn anspricht oder ansieht. Traurig und weinerlich: unangenehmes Jammern bei Erwachsenen, Geschrei bei Babys! Mit den Gedanken abwesend. Gleichgültig, hysterisch, schnippisch. Kann keine höfliche Antwort geben. Oft angezeigt bei Frauen und Kindern.

Beschwerden infolge von

- Zahnen
- Zorn
- Verlust von Körperwärme in kaltem, windigem Wetter
- Kaffee, Narkosemittel

Organe/Körperregionen

Nerven, Schleimhäute (Verdauungstrakt), Leber. Linke Seite.

Wichtige Symptome

- **Gereiztheit**.
- Schmerzen, begleitet von Hitze, Durst, Schweiß, evtl. Ohnmacht.
- **Schmerzempfindlichkeit**. Anfallsartige Schmerzen. Schmerz ist unerträglich.
- Koliken mit viel Wind und **stinkendem Durchfall**.
- **Eine Wange rot, eine Wange blass**.
- Abneigung gegen frische Luft.
- Schwäche.
- Zunge gelb belegt.
- **Großer Durst**, Verlangen nach kaltem Wasser.
- Schwitzen.
- **Kind**
  - Ununterbrochenes, zermürbendes Weinen; beruhigt sich erst, wenn es herumgetragen wird.

> – Kopf auf Schulter gelehnt, schaut Mutter nicht an.
> – Bei Blickkontakt beginnt das Kind wieder zu weinen.

Wichtige Frage/Beobachtung

Der Patient ist gereizt. Die Gereiztheit ist stark spürbar, sie liegt in der Luft ⇒ Belladonna, Hepar sulphuris, Nux vomica. Patient möchte lieber sterben, als so leiden.

Spezielle Symptome

- **Zahnschmerzen**
  - Wenn etwas Warmes in den Mund genommen wird.
  - Beim Betreten eines warmen Zimmers, im Bett.
  - Durch Kaffeegenuss, während der Menstruation.
  - \> kaltes Wasser im Mund.
- **Zahnendes Kind**
  - Reizbar (jammert unangenehm); **stinkender Durchfall**, wund machend.
  - Will herumgetragen werden.

> **Merke:** Gereiztes Kind mit Verstopfung: **nie** Chamomilla!
> Ruhiges Kind mit stinkendem Durchfall: **nie** Chamomilla!

- **Durchfall**
  - Stühle wie gehackte Eier und Spinat, nach faulen Eiern riechend, wund machend.
  - Unruhe.
- **Fieber**
  - Hohes Fieber mit Schweiß, besonders am Kopf ⇒ Belladonna.
  - Durst.
  - Eine Wange rot und heiß, die andere blass und kalt.

Modalitäten

Verschlimmerung	< **nachts**, abends, 21 bis 24 Uhr (v. a. Husten)
	< nach dem Frühstück
	< **beim Warmwerden im Bett**
	< an frischer Luft, im Wind
	< Zorn
	< nach unterdrücktem Schweiß
	< vom Aufstoßen
Besserung	> **Getragenwerden** ⇔ Belladonna

> beim Fasten
> bei warmem, feuchtem Wetter
> kühle Wickel
> Wärme (Nervenschmerzen)

Folgemittel

Belladonna, Sulphur
Patienten, die immer wieder in einen Chamomilla-Zustand geraten, benötigen oft ein Konstitutionsmittel aus der Magnesium-Gruppe wie z. B. Magnesium carbonicum, Magnesium muriaticum oder Magnesium sulphuricum.

Aus der Praxis – Für die Praxis

- ▶ Seelisch-geistige Ausgeglichenheit ist eine Kontraindikation für Chamomilla!
- ▶ Kamillentee kann Prüfsymptome von Chamomilla verursachen und sollte deshalb – wie überhaupt jede Art Medizinaltee – nie regelmäßig eingenommen werden.
- ▶ Bei zahnenden Kindern ist oft auch **China** angezeigt. China: Kind ist gereizt, Durchfall ist gelblich-wässerig, nicht übel riechend.
- ▶ Panaritium: Finger in Kamillelösung baden. Kamille sammelt den Eiter und fördert die Reifung. Offene Wunden hingegen dürfen nicht in Kamillelösung gebadet werden, da Kamille hautreizend ist und allergisierend wirkt. Nach Entleerung des Eiters Umschlag mit 10%iger Calendulalösung anlegen.
- ▶ „**Gemütskolik**": Abgrenzung gegen die Ärgermittel Colocynthis, Nux vomica, Staphisagria.

Chamomilla	Heißes Gesicht, Röte der Wangen, warmer Schweiß
Colocynthis	Muss sich zusammenkrümmen vor Schmerzen, starker Druck hilft
Nux vomica	Schmerzen verursachen Stuhldrang, Verstopfung
Staphisagria	Mit innerlichem Zittern

Ein typischer Fall von Chamomilla

Eine verzweifelte Mutter kommt mit ihrem schreienden Säugling in die Praxis. Sie erzählt, dass das vier Monate alte Baby seit einigen Tagen zahne, und seither hätten sie und ihr Mann keine ruhige Nacht mehr verbracht. Es schreie ohne Unterbrechung und beruhige sich nur, wenn man es herumtrage. Das Baby sei ein missmutiger kleiner Kerl geworden. Sie halte sein unangenehmes Geschrei nicht mehr aus. Frage: „Hat das Baby Durchfall"? Ja, der Durchfall ist grün-gelb und stinkt. Auffallend ist auch, dass eine Wange rot ist. Die Symptome „gereizter Zustand beim Zahnen" und „Durchfall" sind ein klarer Hinweis auf Chamomilla. Die eine rote Wange bestätigt das Mittel. Die Mutter ist am Ende ihrer Kräfte, was ebenfalls ein Hinweis auf Chamomilla als „einwirkende Kraft" ist. Chamomilla LM 18 (1–3 × täglich, bei Bedarf) half schnell. Die Potenz C 30 darf höchstens 3 × täglich über 3 Tage gegeben werden! Meistens genügen 2–4 Gaben, verteilt über einige Tage (1 Gabe = 1–3 Globuli).

China

Chinarinde

China war die erste Substanz, die Hahnemann im Jahre 1790 an sich selbst prüfte. „Die Füße, die Fingerspitzen usw. wurden mir erst kalt, ich ward matt und schläfrig, dann fing mir das Herz zu klopfen an, mein Puls ward hart und geschwind; eine unleidliche Ängstlichkeit, ein Zittern (aber ohne Schaudern), eine Abgeschlagenheit durch alle Glieder; dann Klopfen im Kopfe, Röte der Wangen, Durst […]".[51]

Seelischer und geistiger Zustand
Patient ist überempfindlich, nervös, niedergeschlagen, ärgerlich, **sarkastisch**, apathisch, hoffnungslos. Abneigung gegen jedes Geräusch.

Beschwerden infolge von
- Verlust von Körpersäften, z.B. durch Geburt, Stillen, Menstruation, Nasenbluten, Blutung aus Hämorrhoiden, starkes Schwitzen → Schwächezustand
- zu viel Schwarztee
- Essen von unreifen Früchten → Durchfall, Koliken

Organe/Körperregionen
Blut, Zirkulation, Ausscheidungen (Verdauungsfermente), **Milz**, Nerven.

Wichtige Symptome
- **Große Schwäche mit reichlichem Schwitzen bei der geringsten Anstrengung**.
- Blassgelbes, erdiges Aussehen.
- Schmerzen nehmen langsam zu, bis sie unerträglich sind. Die **geringste Berührung**, **sogar ein Luftzug**, **verschlimmert**, **starker Druck jedoch hilft**.
- Unerquicklicher Schlaf oder beständige Müdigkeit.
- Schlaflosigkeit nachts, voller Gedanken, unruhig, ängstlich. Schlimmer nach 3 Uhr nachts, erwacht früh.
- **Starke Blähungen**, viel Wind.

---

[51] Vgl. Fußnote 3.

- ▶ Dicker, schmutziger, gelber Zungenbelag mit bitterem Geschmack.
- ▶ Eine Hand ist eiskalt, die andere warm.
- ▶ **Fieber tagsüber**, nie nachts!
- ▶ Drei Stadien: Frost (vormittags) – Hitze – Schweiß. Frost und Hitze ohne Durst. Durst vor oder nach dem Frost.
- ▶ **Periodische Beschwerden**.

Wichtige Frage/Beobachtung

Wie stark und wie oft schwitzen Sie? Antwort: reichliches Schwitzen bei der geringsten Anstrengung. Bringt das Schwitzen Erleichterung? Antwort: Nein, es erschöpft noch mehr.

Spezielle Symptome

- **Fieber**
  - Periodisches Fieber, z. B. alle zwei oder 14 Tage wiederkehrend.
  - Schüttelfrost am ganzen Körper.
  - Frost geht über in lang anhaltende Hitze mit Verlangen, sich abzudecken.
  - Rotes Gesicht in der Hitze, fahles Gesicht in der fieberfreien Periode.
  - Schwächender Nachtschweiß bis zum Morgen.
  - Nächte sind fieberfrei.
- **Kopfschmerzen**
  - Heftige, pulsierende Schmerzen mit Hitze im Kopf; Pulsieren im Kopf und in den Halsschlagadern.
  - Schmerzen, als würde der Kopf bersten ⇒ Bryonia: kein Schweiß, trockene Hitze.
  - Lang anhaltende, kongestive Kopfschmerzen mit Taubheit und Geräusch in den Ohren.
  - Kopfschmerzen < Luftzug, frische Luft, leiseste Berührung, Sitzen, Liegen. > Druck, Gehen, Stehen.
- **Pneumonie**
  - Nach großem Blutverlust bei der Geburt.
  - Nach Säfteverlust, z. B. durch Malaria.
- **Bauchschmerzen**
  - Starke Kolikschmerzen jeden Nachmittag.
  - **Viel Wind**, Bauch ist stark aufgetrieben.
  - **Aufstoßen oder Windabgang bringen keine Erleichterung**.

- Schmerzen sind periodisch, z. B. jeden Tag zu einer bestimmten Stunde.
- Speisen bleiben meist lange im Magen liegen und werden schließlich unverdaut erbrochen.
- Starkes Verlangen nach Saurem ⇒ Hepar sulphuris.
* **Zahnende Kinder**
  - Schmerzloser Durchfall mit viel Luft.
  - Durchfall ist wässrig, nicht übel riechend, evtl. gelb, enthält unverdaute Nahrungsreste.
* **Malaria**
  - Ausgezeichnetes und bewährtes Arzneimittel, wenn die Symptome von China vorhanden sind.

Modalitäten

Verschlimmerung	< periodisch (z. B. jeden zweiten Tag, jeden Nachmittag)
	< nachts (Nachtschweiß, Gemüt)
	< Durchzug
	< nach Milchgenuss
	< nach Essen oder Trinken
	< **geringste Berührung**
	< Lärm
	< beim Gehen, durch Bewegung
	< geistige Anstrengung
Besserung	> **Zusammenkrümmen, starker Druck** ⇒ Colocynthis
	> Wärme
	> im Freien

Folgemittel

Carbo vegetabilis, Sulphur

Aus der Praxis – Für die Praxis

▶ China ist ein wichtiges Mittel bei plötzlichem Fieber oder bei Müdigkeit durch Schwitzen, oft angezeigt bei Frauen nach einer Geburt mit großem Blutverlust und erschöpfendem Schwitzen ⇔ Carbo vegetabilis: kein Schweiß, Lufthunger, Aufstoßen erleichtert. China und Carbo vegetabilis sind ausgezeichnete Arzneimittel bei Erschöpfung.

▶ Bei zahnenden Kindern überprüfen wir neben China auch **Chamomilla**. Chamomilla: gereizt, mit stark übel riechendem, gelbgrünem Durchfall.

> **Ein typischer Fall von China**
>
> Als die Mutter nach Hause kommt, weint ihr zwölfjähriger Sohn und klagt, er habe starke Bauchschmerzen. Der Bauch ist aufgetrieben und steinhart, attackenartig kommen immer wieder Schmerzwellen. Der Junge krümmt sich zusammen und drückt mit den Fäusten auf den Bauch, was das Bauchweh etwas lindert. Die Mutter meldet sich telefonisch in der Praxis. Fragen der Ärztin: „Hat das Kind Windabgang oder Aufstoßen? Fühlt sich der Junge dann erleichtert?" Ja, Windabgang und Aufstoßen, der Junge fühle sich aber nicht besser. Die Ärztin will wissen, ob der Patient etwas gegessen habe, was die Mutter verneint. Ärztin: „Fragen Sie ihren Sohn nochmals!" Der Sohn gibt nun zu, dass er Zwetschgen von einem Baum – in Nachbars Garten! – gegessen habe. Die Früchte waren unreif.
> Eine Gabe China C 30 trocken sofort, danach ein Globulus in einem Glas Wasser aufgelöst, jede Viertelstunde einen Schluck. Innerhalb von zehn Minuten lindern sich die Beschwerden, nach zwei Stunden sind die Bauchschmerzen ganz verschwunden.

Cocculus indicus

Indische Kockelskörner

„Rolling home", dieses Mal beschwerdefrei – „weil Sie es sich wert sind!" (aus der „Cocculus-Werbung"). Cocculus indicus ist, wie auch Tabacum, ein wichtiges Arzneimittel bei Reise- und Seekrankheit (Teil 5, Beschwerden auf Reisen, S. 295).

Seelischer und geistiger Zustand
Patient ist benommen, traurig, Verstand ist wie betäubt.

Beschwerden infolge von
- **Reisen (Auto, Schiff, Seilbahn)**
- **Jahrmarktbahnen**
- Kummer, Angst, Zorn
- nächtliche Betreuung eines Patienten über lange Zeit (krankes Familienmitglied)

Organe/Körperregionen
Gleichgewichtsorgane, Gehirn, Rückenmark. Einseitige Beschwerden.

Wichtige Symptome
- **Schwäche**, ist verlangsamt in den Bewegungen.
- **Schwindel** mit Gefühl von Schweben und schwarzen Flecken vor den Augen.
- **Schwindel** mit Gefühl von Schweben und **Übelkeit mit Erbrechen**.
  - Abneigung gegen Speisen, Ekel beim Anblick von Speisen, < Denken ans Essen, Geruch von Speisen.
  - Metallischer Geschmack im Mund.
  - Gefühl, als bewegten sich Würmer im Magen.
  - Abdomen: Gefühl, als ob die Därme zwischen scharfen Steinen eingeklemmt wären, verursacht Erbrechen und Ohnmacht.
- **Drehschwindel** beim Heben des Kopfes, beim Aufstehen vom Bett.
- Schmerz im Hinterkopf und Nacken durch Reisen.
- Abneigung gegen frische Luft.
- Schlaflosigkeit durch Schlafmangel.
- Taubheitsgefühl und Lähmungsgefühl in den Gliedern.

Wichtige Frage/Beobachtung

Bessert oder verschlimmert frische Luft ihre Beschwerden? Antwort: schlimmer an frischer Luft. Auffällig ist, dass der Patient langsam antwortet.

Spezielle Symptome

- **Kopfschmerzen**
  - Heftige Kopfschmerzen im Hinterkopf.
  - Kann nicht auf dem Hinterkopf liegen, muss auf der Seite liegen.
  - Erträgt nicht die geringste Helligkeit.
  - Lärm erzeugt Übelkeit und Erbrechen.

Modalitäten

Verschlimmerung	< **an der frischen Luft**, **geringste körperliche Anstrengung**
	< **Schlafmangel**
	< vom Sprechen, beim Lachen, Weinen, Gehen
	< Aufstehen vom Bett, Essen, Tabakrauchen, Kaffeetrinken
Besserung	> **in einem warmen Raum**
	> **ruhiges Liegen**

Folgemittel

Arsenicum, Belladonna, Hepar sulphuris, Ignatia, Nux vomica, Rhus toxicodendron, Pulsatilla, Sulphur

---

Aus der Praxis – Für die Praxis

▶ Erbrechen bringt keine Linderung der Beschwerden ⇒ Ipecacuanha.

▶ Abgrenzung gegen Tabacum, dem anderen „klassischen" Arzneimittel bei Reisekrankheit: Tabacum: besser an frischer Luft. Den Tabacum-Patienten erkennen wir unfehlbar daran, dass er nach frischer Luft verlangt. Bei Unsicherheit, ob Cocculus oder Tabacum das richtige Arzneimittel ist, geben wir Cocculus.

▶ Ein hilfreiches Arzneimittel bei Reisekrankheit ist auch Petroleum (in diesem Buch nicht berücksichtigt, ☞ Teil 5, Beschwerden auf Reisen, S. 294).

▶ Cocculus ist ein gutes Arzneimittel bei Gehörsturz.

▶ Eigenartiges Symptom: Patient kann ausgestreckte Beine nicht mehr selbst beugen, braucht dazu Hilfe.

👁 Ein typischer Fall von Cocculus indicus

Ein Ferienreisender erlebte während der letzten Ferien eine schlimme Überfahrt von Genua nach Sardinien. Von Bekannten hat er gehört, dass man gegen Seekrankheit homöopathisch etwas tun könne. Die Ärztin lässt sich berichten, wie die letzte Seereise verlaufen ist. Der Mann erzählt, dass er eine Seereise nur in einer ruhigen Kabine überstehe. Er wisse, dass er nichts essen und nicht herumgehen dürfe, sondern einfach ruhig liegen müsse. Vielleicht überstehe er dann die Reise ohne Schwindel und Erbrechen. Schon bei leichtem Seegang sei eine Schiffsreise für ihn aber eine Qual. Weil ihm jemand geraten habe, sei er einmal auf Deck an die frische Luft gegangen. Dabei habe er erbrechen müssen, er sei ohnmächtig geworden und hätte danach lange Zeit starke Kopfschmerzen gehabt.

Aufgrund dieses Berichtes gibt ihm die Ärztin Cocculus C 30, einzunehmen zwölf Stunden vor Abfahrt des Schiffes, eine weitere Dosis bei Abfahrt und eine dritte in Reserve. Als Rückmeldung trifft einige Zeit später eine Ansichtskarte aus Sardinien ein: „Danke. Reserve war nicht notwendig!"

Colocynthis

Koloquinte

Colocynthis ist ein ausgezeichnetes Arzneimittel bei Koliken, die durch Ärger ausgelöst wurden. **Druck** und **Wärme** machen alles wieder gut. *„Denn ein heißes Bügeleisen, auf den kalten Leib gebracht, hat es wieder gut gemacht".*

Seelischer und geistiger Zustand

Der Patient ist leicht reizbar und erinnert an Schneidermeister Böck, die bekannte Wilhelm-Busch-Figur aus „Max und Moritz" und seine Reaktion auf das „Schneider, Schneider, Meck, Meck, Meck":
„Alles konnte Böck ertragen, ohne nur ein Wort zu sagen;
Aber wenn er dies erfuhr, ging's ihm wider die Natur".

Beschwerden infolge von

- **Kränkung**, **Beleidigung**, beruflichen Sorgen
- Zorn mit Entrüstung
- Essen von Obst und danach Trinken von eiskaltem Wasser → Kolik, Durchfall
- Frühlings- und Herbstwetter: Die Luft ist kalt, die Sonne ist aber bereits bzw. noch stark genug, um zu erhitzen

Organe/Körperregionen

Nerven (Trigeminus, Ischias), Verdauungstrakt, Ovarien, Nieren. Die rechte Seite ist mehr betroffen als die linke Seite.

Wichtige Symptome

- **Leicht reizbar**, **entrüstet**, wird zornig, wenn man ihn etwas fragt, wirft Sachen weg, will nicht sprechen und antworten, will niemanden sehen – auch nicht seine Freunde.
- **Krampfartige Schmerzen im Bauch**, muss sich zusammenkrümmen.
- **Krampfartige Schmerzen im Allgemeinen** > **Wärme**, **harter Druck**.
- Alle Glieder sind zusammengezogen.
- Häufiger Urindrang.
- Schlaflosigkeit nach Ärger.

Wichtige Frage/Beobachtung

Was hat Sie empört, entrüstet? Mögliche Antwort: „Ihre ewige Fragerei! Tun Sie doch endlich etwas für mich!"

Spezielle Symptome

- **Kopfschmerzen**
  - Ausgelöst durch Zorn.
  - Schmerzen zwingen Patienten, sich zu bewegen, werden jedoch nicht besser durch Bewegung.
- **Schwindel**
  - Wenn der Kopf schnell nach links gedreht wird.
  - Symptom tritt oft beim Autofahren auf, v. a. im hektischen Werktags- oder im Ferienverkehr.
- **Bauchschmerzen**
  - Kolikartige Schmerzen im Bauch, hauptsächlich **um den Nabel;** muss sich zusammenkrümmen, da die Schmerzen in jeder anderen Lage unerträglich sind. Gefühl, als ob der Darm zwischen zwei Steinen gequetscht würde.
  - Große Unruhe und lautes Schreien, wann immer Patient seine Lage ändert.
  - Verschlimmerung periodisch, alle fünf bis zehn Minuten,
    > Zusammenkrümmen, harter Druck,
    > Liegen auf dem Bauch, Wärme,
  - evtl. Erbrechen und Durchfall.
  - **Durchfall sofort durch jeden Bissen oder Schluck**.
  - Durchfall morgens mit Schmerzen in den Bauchseiten.
- **Ischialgie**
  - Scharfe, krampfartige Schmerzanfälle den Ischiasnerv entlang schießend bis zu den Füßen, meistens auf der rechten Seite.
  - Krampfartige Schmerzen, als wären die Oberschenkel in einem Schraubstock eingeklemmt.
  - Schmerzen kommen anfallweise, meistens auf der rechten Seite,
    > Wärme, Druck.
- **Extremitäten**
  - Schmerzen in den Extremitäten, v. a. krampfartiger Schmerz in der Hüfte. Der Patient liegt auf der schmerzhaften Seite, was ein Ausdruck dafür ist, dass sich Colocynthis-Beschwerden durch Druck bessern.

Modalitäten

Verschlimmerung	< abends, **in der Ruhe**
	< nachts
	< Bewegung
	< nach dem Essen
	< Ärger
Besserung	> **Zusammenkrümmen**
	> **harter Druck**
	> **Wärme**
	> nach Kaffeegenuss

Folgemittel

Causticum, Mercurius solubilis, Staphisagria
Bauchkolik: Staphisagria

Aus der Praxis – Für die Praxis

▶ Abgrenzung gegen die Ärgermittel Chamomilla, Nux vomica, Staphisagria.

Gemütskolik	
Chamomilla	Heißes Gesicht, Röte der Wangen, warmer Schweiß
Colocynthis	Muss sich zusammenkrümmen vor Schmerzen, starker Druck hilft
Nux vomica	Schmerzen verursachen Stuhldrang
Staphisagria	Mit innerlichem Zittern
Ischialgie	
Colocynthis	> starker Druck, Wärme, in Ruhe
Nux vomica	< Umdrehen im Bett
Staphisagria	> Ruhe, Wärme

▶ Colocynthis ist hilfreich bei unterdrückter Menstruation infolge Ärger und Entrüstung ⇒ Chamomilla, Staphisagria.
▶ Colocynthis ist ein ausgezeichnetes Arzneimittel bei Beschwerden der Ovarien, wenn die folgenden Symptome und Modalitäten zutreffen: Die Schmerzen zwingen die Patientin, sich zusammenzukrümmen, die Beschwerden bessern sich durch harten Druck und Wärme.
▶ Colocynthis gehört zu den Ärgermitteln, deren Beschwerden durch Wärme besser werden ⇒ Hepar sulphuris, Nux vomica, Staphisagria.
▶ Colocynthis ist das beste Antidot bei einer Bleivergiftung.

Zwei typische Fälle von Colocynthis

Eine Patientin berichtet am Telefon, ihr Ehemann, kein Freund der Homöopathie, sei mit einem schweren Hexenschuss vom Geschäft nach Hause gekommen. Er weine vor Schmerzen und liege jetzt in der Badewanne. Dabei drücke er seine Faust auf den schmerzenden Ischiaspunkt und sitze auf der Faust. Zwei Tabletten Ponstan® (500 mg) hätten die Schmerzen nicht gelindert. Die Ärztin will wissen, was im Geschäft geschehen sei. Die Ehefrau geht ins Badezimmer, um ihren Mann zu fragen. Durch das Telefon hört man eine ungehobelte Antwort, nicht druckreif, die zwar keine näheren Aufschlüsse über den Vorfall im Geschäft erlaubt, aber jeden Gegner der Homöopathie sicherlich erfreuen würde. Die vorliegenden Indizien indessen genügen zur Wahl des passenden Arzneimittels. Die Reizbarkeit und die heftigen Schmerzen, verbunden mit den Modalitäten „besser durch Wärme" und „besser durch festen Druck" lassen mit Sicherheit auf Colocynthis schließen, auch wenn hier die Ursache – die Entrüstung auf einen Vorfall im Geschäft – nur vermutet werden kann.

Eine einmalige Gabe Colocynthis C 30 (3 Globuli) sowie ein weiterer Globulus, aufgelöst in einem Glas kalten Wasser, viertelstündlich ein Schluck, sorgen für eine ruhige Nacht und bringen schnelle Heilung. Wir haben hier eines der unzähligen Beispiele, welches zeigt, dass eine erfolgreiche Behandlung mit homöopathischen Arzneimitteln wohl kaum mit dem Placebo-Effekt erklärt werden kann!

Ein achtjähriger Junge erleidet erstmals einen Migräneanfall mit sehr starken Kopfschmerzen, Galleerbrechen und Kreislaufschwäche. Er ist blass, gereizt und missmutig, schimpft vor sich hin und schreit: „Ich will, dass es weggeht!" Vor Schmerzen kann er nicht ruhig liegen. Seine Mutter berichtet, dass ihm sein älterer Bruder am Tag zuvor absichtlich das Bein gestellt habe. Der Junge sei gestürzt, und sein Fotoapparat mitsamt Film sei beschädigt worden. Schlimmer noch: am gleichen Tag habe der Zwillingsbruder eine Zeichnung der Familie angefertigt und dabei „vergessen", auch seinen Bruder zu zeichnen.

Die Ärztin weiß aufgrund der Familienanamnese, dass die Migräne ein „Erbstück" mütterlicherseits ist. Die Ungehaltenheit des Jungen über seinen Schmerz und seine Entrüstung am Vortag lassen auf Colocynthis schließen. Da sie sich allerdings nicht hundertprozentig sicher ist, ob das Arzneimittel die richtige Wahl ist, schlägt ➔

> sie in den Lehrbüchern nach. Bei Clarke findet sie schließlich in der Rubrik Colocynthis: „Heftige Kopfschmerzen, die nicht ruhig liegen lassen und zum Schreien und Weinen zwingen. Ursache: Zorn, Entrüstung, Ärger, Kummer, Erkältung"[52]. Colocynthis hilft sofort. Der Junge kann einschlafen und erwacht nach zwei Stunden ohne Kopfschmerzen. Jetzt kann er mit der Mutter über seine Gefühle reden.
>
> Dieser Fall zeigt – einmal mehr – die große Bedeutung der Ursache für die Wahl des Arzneimittels. Die körperlichen Symptome passen auch zu Rhus toxicodendron und führen nicht sicher zu Colocynthis. Der Schlüssel für die Wahl des passenden Arzneimittels bei akuten Erkrankungen liegt auch hier bei der Ursache, die oft seelisch-geistiger Natur ist. Es lohnt sich deshalb, bei akuten Erkrankungen hartnäckig nach der Ursache zu forschen.

---

[52] Clarke, J. H.: Praktische Materia Medica. A. a. O., S. 637.

Drosera

Sonnentau

Drosera ist ein wichtiges Arzneimittel bei Husten und wirkt ausgezeichnet, wenn in der Familie Tuberkulose vorkam.

Seelischer und geistiger Zustand
Patient ist ängstlich, in niedergeschlagener Stimmung, hat düstere Ahnungen mit dem Gefühl, jetzt passiere dann etwas.

Beschwerden infolge von
- Erkältung
- **Keuchhusten**, Masern

Organe/Körperregionen
Atmungsorgane, Knochen (Röhrenknochen, Gelenkknochen, Hüfte), Lymphsystem.

Wichtige Symptome
- Bellender Husten nachts.
- **Schlimmer beim Hinlegen und nach Mitternacht**.
- Tiefe, heisere Stimme.

Wichtige Frage/Beobachtung
Wann ist der Husten am schlimmsten? Antwort: beim Hinlegen.

Spezielle Symptome
- **Husten und Bronchitis**
  - Bellender Husten, so häufig, dass Patient kaum Atem holen kann.
  - Evtl. mit Würgen und Erbrechen, erbricht Wasser und Schleim.
  - Oft begleitet von Nasenbluten.
  - **Husten beginnt**, **sobald der Kopf das Kissen berührt**.
  - Kitzelnder Husten: Gefühl, wie wenn eine Feder im Kehlkopf wäre, die zum Husten reizt.
  - Zusammenschnüren der Brust, Patient muss sich beim Husten die Brust mit beiden Händen halten ⇒ Bryonia.
  - Wundes Gefühl der Glieder, auf denen er liegt, als wäre das Bett zu hart ⇒ Arnica.

- Beständiges Frösteln, kann sich nicht aufwärmen.
- Abneigung gegen Saures, z. B. Orangensaft ⇔ Hepar sulphuris.
- Patienten nehmen beim Husten oft eine Kauerstellung ein.

Modalitäten

Verschlimmerung	< abends, < beim Sich-Hinlegen und **nach Mitternacht**
	< gegen Morgen; in der Ruhe (Kopfschmerzen)
	< Hitze, Wärme
	< Trinken, beim Singen, Lachen, Weinen, Springen
Besserung	> Bewegung (Kopfschmerzen)
	> in kalter Luft (Kopfschmerzen)
	> Druck
	> Aufsetzen im Bett
	> in Ruhestellung

Folgemittel

Nux vomica, Pulsatilla, Sulphur

Aus der Praxis – Für die Praxis

▶ Sonnentau (Drosera) ist eine fleischfressende Pflanze. Insekten kleben an den Blüten fest und kommen nicht mehr los. So ist auch der Schleim, der bei Drosera-Beschwerden herausgehustet wird, klebrig und fadenziehend.
▶ Drosera kann die Widerstandskraft gegen Tuberkulose stärken.
▶ Bei Bronchitis auch an **Ipecacuanha** denken: anhaltende Übelkeit, nicht besser durch Erbrechen.

Ein typischer Fall von Drosera

Ein zehnjähriger Junge, mit leichtem Husten zur Schule gekommen, muss sich in der Turnstunde wegen eines starken Hustenreizes auf die Seite setzen und zuschauen. In der Singstunde stört er den Unterricht durch Husten. Die Lehrerin ruft die Mutter an und wirft ihr vor, sie könne nicht verstehen, weshalb sie ihren Sohn in einem solchen Zustand in die Schule geschickt habe. Die Mutter ist erstaunt, da der Husten zu Hause harmlos schien. Am Nachmittag bleibt das Kind zu Hause. Die Mutter hört nur hin und wieder ein trockenes Hüsteln. Beim Zubettgehen setzen schwere, heftige Hustenanfälle ein, seltsamerweise im Moment, als der Junge mit dem →

Kopf das Kissen berührt. Er muss so stark husten, dass er das Abendessen erbricht. Als der Junge endlich einschlafen kann, wird es besser. Nach Mitternacht folgt eine schwere und lang anhaltende Hustenattacke. Am nächsten Tag bringt die Mutter ihren Sohn in die Praxis. Die Ärztin stellt eine Bronchitis fest. Sie will wissen, ob in der Familie Tuberkulose vorgekommen ist. „Ja, die Großmutter ist daran gestorben, und die ganze Familie hat eine Hustenneigung". Eine Gabe Drosera C 200 heilt die Bronchitis schnell. Seither ist auch die Hustenneigung ausgeheilt.

Dulcamara

Bittersüßer Nachtschatten

Kalt auf heiß, feucht auf trocken – Dulcamara nimmt's nicht locker! Dulcamara wirkt vortrefflich bei Patienten mit einer rheumatischen Veranlagung. Bewährtes Herbstmittel.

Seelischer und geistiger Zustand
Patient ist verlangsamt bis verwirrt, er vergisst das, was er gerade sagen wollte.

Beschwerden infolge von
- Herbstwetter, Regenwetter
- Warme Tage → kalte Nächte, trockenes Wetter → feuchtes Wetter
- **Unterkühlung nach Schwitzen**, z. B. durch Sitzen auf kaltem Boden, nach Discobesuch, Barfußgehen bei kaltem Wetter, nach Trimm-Dich-Pfad, auf der Jagd
- Überanstrengung
- **unterdrückten Ausschlägen**, unterdrückten Ausscheidungen (Menstruation, Durchfall, **Schweiß**)

Organe/Körperregionen
Schleimhäute (Augen, Hals, Blase, Bronchien, Gelenke), Mandeln, **Nieren**, Rücken (Muskulatur), Lenden, Haut, Nabel, lymphatisches System.

Wichtige Symptome
- **Erkältung (reißende Schmerzen), mit Bindehautreizung.**
- **Magen-Darm-Probleme.**
- **Blasenbeschwerden.**
- **Rheumatische Beschwerden.**
- **Urtikaria.**

Wichtige Frage/Beobachtung
Haben Sie sich unterkühlt? Antwort: Ja (durch feuchte Kälte, die von unten heraufkriecht).
Patient ist mit den Gedanken wie verwirrt. Er hat Mühe, sich auszudrücken, kann sich nur schwer auf das Gespräch konzentrieren. „Was haben Sie gerade gefragt?"

Spezielle Symptome

- **Unterkühlung**
  - Steifer Hals, Rückenschmerzen, Knochenschmerzen, Fieber.
  - Langsames und schweres Denken. Vergisst z. B., was er eben sagen wollte.
  - Zittern, Kälte, als ob die Knochen kalt wären.
  - Schnupfen: zuerst Stockschnupfen, später dicker gelber Schleim, blutige Krusten.
- **Durchfall**
  - Ausgelöst durch Wetterwechsel und große Temperaturunterschiede (heiße Tage, kalte Nächte).
  - Schleimiger Durchfall im Sommer, bei Wetterumschlag oder bei kühlen Nächten.
  - Schleimige Stühle, abwechselnd mit grün- und gelb-wässrigen Stühlen, sauer riechend.
  - Schneidender Schmerz um den Nabel vor schmerzhaftem Stuhlgang.
- **Zystitis**
  - **Katarrhalische Harnverhaltung** bei Jugendlichen, schmerzhaft, mit mildem Urin.
  - Beschwerden z. B. nach Sitzen auf kalter Steinbank, nach stundenlangem Stehen auf oder neben einem Eisfeld usw.
  - Urin enthält schleimiges, eitriges Sediment.
  - Ständiger Harndrang mit häufigem Wasserlösen oder mit Harnverhaltung.
- **Urtikaria**
  - Juckender Ausschlag am ganzen Körper, brennt nach dem Kratzen.
  - < Wärme, > Kälte (lokale Modalität).

Modalitäten

Verschlimmerung	< **kalte Luft, feuchtes Wetter, kalte Räume**
	< beim Liegen, beim Sitzen, nachts, in der Ruhe
	< unterdrückte Menstruation, unterdrückte Ausschläge, unterdrückter Schweiß
	< steter Wechsel zwischen heißen und kalten Räumen
Besserung	> Bewegung, Bewegung des befallenen Körperteils
	> beim Gehen
	> Wärme, bei trockenem Wetter

Folgemittel

Rhus toxicodendron, Sulphur

Aus der Praxis – Für die Praxis

- Dulcamara ist ein Arzneimittel für das typische Herbstwetter, bei Herbstwanderungen, in der Jagdsaison (morgens kühl, mittags heiß, Unterkühlung nach körperlicher Betätigung und Schwitzen im Freien).
- Abgrenzung gegen **Rhus toxicodendron:** Bei Dulcamara kriecht die Kälte von unten herauf, während ich auf dem Boden oder auf einem Stein sitze. Bei Rhus toxicodendron wird mir kalt, weil ich verregnet werde oder nach dem Sport überhitzt bin und friere.
- Dulcamara hat sich bewährt bei Glomerulonephritis.
- Menschen, die stark auf Wetteränderungen reagieren, haben eine vererbte oder erworbene Schwäche. In solchen Fällen empfiehlt sich dringend eine tief greifende homöopathische Konstitutionsbehandlung.

Ein typischer Fall von Dulcamara

Eine junge Frau kommt als Notfall mit Blasenkrämpfen in die Praxis. Sie kann kein Wasser lassen, obwohl sie es versucht. Was ist geschehen? Vergangene Nacht war sie auf einer Raver-Party, wo sie bis morgens früh tanzte. Danach diskutierte sie mit jungen Leuten im Freien, auf dem kalten Steinboden sitzend. Nach kurzem Schlaf erwachte sie mit Harndrang, es löste sich aber kein Wasser. Die Ärztin gibt 1 Gabe Dulcamara C 30, 3 Globuli unter die Zunge gelegt, sowie 1 Globulus aufgelöst in einem Glas Wasser. Davon soll die Patientin viertelstündlich einen Schluck einnehmen, bis sie beschwerdefrei ist. Die Einnahme der Lösung soll sie nur wiederholen, falls erneut Beschwerden auftreten. Der erste Urin zeigt eine diskrete Blasenentzündung an. Zwei Stunden nach Therapiebeginn fühlt sich die Patientin wohlauf, und sie kann ihrer täglichen Arbeit nachgehen. Bei der Kontrolle am nächsten Tag ist der Urin unauffällig.

Euphrasia

Augentrost

Nomen est omen! Euphrasia ist ein vortreffliches Arzneimittel bei Augenentzündungen – mit ausgezeichneter Wirkung auf die Schleimhäute, v. a. der Augen und Nase.

Beschwerden infolge von

- warmen Südwinden (z. B. auf Ferieninseln wie Kreta, Zypern)
- Masern, Keuchhusten, Windpocken, Röteln
- Heuschnupfen
- Augenverletzung

Organe/Körperregionen

Schleimhäute (**Augen**, Nase, Luftwege).

Wichtige Symptome

- **Scharfe, brennende Tränenflüssigkeit und milder Nasenfluss**
  ⇔ Allium cepa.
- **Übermäßige Lichtempfindlichkeit** gegenüber Tageslicht und Sonneneinstrahlung.
- Erkältung begleitet von starken Kopfschmerzen.

Wichtige Frage/Beobachtung

Die Haut um die Augen, entlang des Tränenflusses, ist gerötet.

Spezielle Symptome

- **Augenentzündung**
  - **wund machende Tränen**, bei mildem Schnupfen ⇔ Arsenicum, Mercurius solubilis, Sulphur: **alle** Sekrete sind wund machend.
- **Erkältung**
  - Augen tränen die ganze Zeit, **Außenwinkel sind rot** und die Tränenflüssigkeit ist wund machend.
  - Verklebte Augen morgens; Lidränder sind rot geschwollen, brennend, juckend; zäher Schleim.
  - Lichtscheu, Sandgefühl oder Gefühl, als hinge ein Haar über dem Auge. Häufiges Blinzeln.

- Starker Fließschnupfen, mildes Sekret.
- Patient räuspert sich morgens, bis er Schleim heraufbringt.
- **Husten nur tagsüber**, lockerer Husten.
- Husten durch Rauch aller Art.

Modalitäten

Verschlimmerung < abends, nachts, beim Hinlegen, im Bett
< grelles Tages- und Sonnenlicht
< Wärme, Berührung
< Rauch

Besserung > in der Dunkelheit
> an der frischen Luft
> Reiben der Augen, Blinzeln
> Hinlegen (bei Husten)

Folgemittel

Sulphur, Silicea, Mercurius solubilis

Aus der Praxis – Für die Praxis

▶ Euphrasia Urtinkturlösung eignet sich ausgezeichnet als Augenbad oder – auf eine Gaze geträufelt – als Augenkompresse (Verdünnung 1:10).

Ein typischer Fall von Euphrasia

Eine Kellnerin kann seit drei Wochen nicht arbeiten wegen einer Augenentzündung mit einem Tränenfluss, der so stark ist, dass die Wangen gerötet sind. Sie musste mit Sonnenbrille bedienen, und trotzdem tropften Tränen auf die Teller. Ihre Bluse wurde immer sehr schnell nass, sodass sie auch aus hygienischen Gründen den Arzt aufsuchte. Am schlimmsten empfindet sie eine starke Lichtscheu, die sie am Autofahren hindert. Weder eine Antibiotikasalbe mit Cortisonbeimischung noch ein Antibiotikum, über zehn Tage eingenommen, brachten eine Besserung. Schließlich sucht sie Hilfe bei der Homöopathie und meldet sich zur Konsultation in der Praxis.

Auffallend sind die stark gerötete Bindehaut, die roten geschwollenen Lider, die tränenüberlaufenen Augen und die roten Streifen vom äußeren Augenwinkel bis zur Mitte beider Wangen. Ungläubig lächelnd nimmt sie die paar Globuli Euphrasia C 200 entgegen. „Ist das alles?", fragt sie. Nach einer Stunde telefoniert sie begeistert ➜

mit der Praxis. Der Tränenfluss sei nach fünf Minuten versiegt, die Schmerzen wären beinahe weg. Innerhalb von zwei Tagen verschwinden auch die übrigen Beschwerden, nur die gerötete Wange braucht einige Tage zur Heilung.

Gelsemium

Gelber Jasmin

Der ideale, unsichtbare Begleiter des Examenskandidaten: **nimmt Angst und Zittern!** Gelsemium ist ein ausgezeichnetes Nervenmittel bei Erschlaffung und Erschöpfung des gesamten Muskelsystems.

Seelischer und geistiger Zustand
Der Patient will allein sein; will, dass man ihn in Ruhe lässt. **Man sieht ihm die Nervosität nicht an**. Mangel an Mut, schläfrig, scheut Bewegung.

Beschwerden infolge von
- schlechter Nachricht
- Angst, z. B. vor der Geburt
- Hitze, Sonne, Südwind (Föhn)
- Prüfungssituation
- Masern

Organe/Körperregionen
Gemüt, Zirkulation, Gehirn, spinale Nerven (Hinterkopf, Nacken), motorische Nerven (Augen, Muskulatur), Schleimhaut (Nase, Gallengänge). Rechte Seite.

Wichtige Symptome
- **Müdigkeit**, Stumpfheit. Muskeln wollen dem Willen nicht gehorchen. Kann seine Augen kaum offen halten.
- Passive Kongestion. Gesicht heiß, gerötet (eher dunkelrot), sieht aus wie berauscht.
- **Will ruhig sein**, **allein sein**; will nicht reden, will niemanden um sich haben.
- Erschöpfungszustand bei Trauer und Kummer.
- Erschöpfung mit Doppeltsehen.
- Schwindelgefühl, als ob er betrunken wäre.
- Puls in Ruhe langsam, stark beschleunigt bei Bewegung.
- **Durchfall aus Angst**, Lähmungserscheinungen (Augen, Zunge, Blase, After).
- Reichlicher, klarer Urin mit Frostigkeit und Zittrigkeit, unterbrochener Harnfluss.

Gelsemium

▶ Zittern, Zucken einzelner Muskeln (Gesicht, Kinn, Zunge). Mangelhafte Muskelkoordination. Undeutliches Sprechen.

Wichtige Frage/Beobachtung
Was hat sich ereignet? Was steht bevor?

Spezielle Symptome
- **Kopfschmerzen**
  - Kopfschmerzen mit vorangehender Sehstörung (Doppeltsehen, Blindheit).
  - Schmerzen beginnen am Hinterkopf und breiten sich nach vorne aus.
  - Patient ist apathisch und will allein in einem dunklen Raum sein.
  - Müdigkeit, Zittern.
  - Niedriger Blutdruck mit langsamem Puls und Schwindel, schweren Augenlidern, kann Augen kaum offen halten.
  - Extreme innerliche Nervosität, die von Außenstehenden nicht wahrgenommen werden kann.
  - > wenn Kopf und Schulter auf hohem Kissen gelagert sind.
    > reichliches Wasserlassen.
- **Erkältung**
  - Besonders im Frühling.
  - Niesen, viel Tränenfluss, Stimmverlust.
  - Kalte Hände und Füße, blasses Gesicht, Schwächegefühl, niedriger Blutdruck, tiefer Puls in Ruhe.
  - Kein Durst und kein Appetit.
- **Herzrhythmusstörungen**
  - **Gefühl, er müsse sich bewegen, da sonst das Herz still stehen würde**.
  - Niedriger Blutdruck, schwacher Puls.
- **Geburtswehen**
  - Schmerzen gehen den Rücken hinauf.
  - **Muskelzittern;** will evtl. gehalten werden, da dadurch das Zittern erträglicher wird.
  - Angst vor der Geburt, möchte am liebsten allein gebären.

Modalitäten

Verschlimmerung	< beim Denken an seine Beschwerden
	< Rauchen
	< vor Gewitter, bei feuchtem Wetter
Besserung	> **Ruhe**
	> an der frischen Luft
	> reichliches Wasserlassen
	> beim Bücken
	> nach Tee, Kaffee

Folgemittel

Allgemein: Sulphur

Aus der Praxis – Für die Praxis

▶ Gelsemium ist ein gutes Fiebermittel, wenn der Patient spürt, wie der Frost den Rücken hinauf- und hinunterläuft.
▶ Bei Prüfungsangst immer auch an Ignatia denken: Im Gegensatz zu Gelsemium sieht man Ignatia die Nervosität an.

Ein typischer Fall von Gelsemium

Frau X telefoniert mit der Arztpraxis wegen eines schweren Migräneanfalls, zwei Tage nach dem unerwarteten Tod ihrer Mutter. Der Anfall hat mit Sehstörungen begonnen, die sie vorher noch nie hatte. Trotz Schmerzmitteln sei sie unfähig aufzustehen, um die Beerdigung ihrer Mutter zu organisieren. Es sei, als wollten ihr die Beine nicht gehorchen. Die Patientin spricht viel langsamer als sonst. Auf Anraten der Ärztin nimmt sie Gelsemium C 30, einmal als Globuli, dann halbstündlich jeweils einen Schluck der Lösung. Drei Stunden später meldet sich die Patientin, dass sie nach dem Arzneimittel das erste Mal weinen konnte und seither dreimal Wasser habe lassen können. Die Kopfschmerzen seien verschwunden. Sie könne nun das tun, was sie tun müsse. Die Ärztin rät, nochmals eine Gabe Gelsemium C 30 einzunehmen, falls es nötig sein sollte – am Abend vor der Beerdigung oder zu einem späteren Zeitpunkt.

Glonoinum

Nitroglyzerin

Vorsicht, Explosionsgefahr! Glonoinum ist sehr empfindlich auf Hitze und kann sich leicht entzünden – Nitroglyzerin! Glonoinum wirkt stark auf die Gefäße.

Seelischer und geistiger Zustand

Patient fürchtet, ihm würde etwas Unangenehmes geschehen. Kann nicht sagen, wo er ist, empfindet Bekanntes als fremd. Gedanken sind wirr.

Beschwerden infolge von

- **Hitze** (**Sonne**, Ofenhitze, Trockenhaube beim Friseur)
- seelischer Erregung, Schreck, Angst
- mechanischer Verletzung
- hellen, glänzenden Gegenständen
- Sonnenstich

Organe/Körperregionen

Gehirn, Zirkulation (Kopf), Herz, Mastoid, Atmung. Rechte Seite.

Wichtige Symptome

- **Die Symptome sind heftig und kommen plötzlich**, **explosionsartig**.
- **Plötzlicher örtlicher Blutandrang** in Kopf, Brust; bald rotes, bald blasses Gesicht.
- **Hitzewallungen steigen vom Brustkorb zum Kopf auf.**
- **Berstende, klopfende Kopfschmerzen, synchron zum Herzschlag.**
- **Ohrenklingen.**
- Funken und Blitze vor den Augen, erweiterte Pupillen.
- Starker Schwindel, evtl. Geistesverwirrung, Krampfanfälle.
- Puls ist voll und hart, später weich und schwach.

Wichtige Frage/Beobachtung

Waren Sie lange in der Sonne, in der Hitze?

Spezielle Symptome

- **Schwindel**
  - Starker Schwindel beim Aufsetzen im Bett, beim Aufstehen von einem Stuhl.
- **Kopfschmerzen**
  - **Gesicht ist rot**, Hände und Füße sind kalt ⇒ Belladonna.
  - Berstende Kopfschmerzen vom Nacken aufsteigend, **heftiges Pulsieren**.
  - Schmerzen mit dem Gefühl der Vergrößerung des Kopfes bis zum Platzen; kann die leiseste Erschütterung nicht ertragen.
  - Angst, den Kopf zu schütteln.
  - Erträgt keine Hitze am Kopf, muss im Schatten gehen oder Schirm tragen.
  - **Vorsicht!** Migräne ist eine chronische Erkrankung – man sollte deshalb nicht mit Arzneimitteln herumprobieren!
- **Sonnenstich**
  - **Gesicht ist blass**, Augen sind starr, weiß belegte Zunge.
  - Mühsame Atmung, Gefühl des Hinseins in der Herzgrube.
  - Erbrechen infolge Hirndruck.
  - Beschwerden, die nach einem Sonnenstich zurückbleiben, z. B. Kopfschmerzen.
- **Neuralgien**
  - Mit starkem Pochen einhergehend.
  - Oft schlimmer in der Nacht.
- **Herzschmerzen**
  - Herzschmerzen strahlen in alle Körperteile aus (in beide Arme!).
- **Schwangerschaft**
  - Schwangerschaftsvergiftung mit Eiweiß im Urin, Kopfschmerzen, drohende Krampfanfälle.
- **Besonderes**
  - Kopfschmerzen anstelle der Menstruation.
  - Erwacht mit Angst vor einem Schlaganfall.
- **Verletzungen**
  - Alte Verletzungen schmerzen. Alte Narben brechen auf.
  - Kopfschmerzen nach einem Sonnenstich.
  - Beachte: Bei Kopfschmerzen nach einer Kopfverletzung geben wir Arnica (nicht Glonoinum); ebenso Natrium muriaticum, Natrium sulphuricum (in diesem Buch nicht berücksichtigt)

Modalitäten

Verschlimmerung	< **Sonnenstrahlen**, **Überhitzung**, **geringste Erschütterungen**
	< beim Bücken, beim Treppensteigen
	< nach dem Genuss von Wein
Besserung	> kalte Umschläge
	> an der kalten Luft
	> **Druck**

Folgemittel

Allgemein: Sulphur

Aus der Praxis – Für die Praxis

▶ Glonoinum ist oft nicht einfach von **Belladonna** zu unterscheiden. Das Unterscheidungskriterium ist die Art der Hitze. Dampfende Hitze spricht für Belladonna, trockene Hitze, die sich oft wellenartig ausbreitet, für Glonoinum.

▶ Vergleiche Glonoinum und Belladonna:

Glonoinum	Belladonna
• Gesicht rot oder abwechselnd rot und blass	• Gesicht rot
• Hände und Füße kalt	• Hände und Füße kalt
• Trockene Hitze des Kopfes	• Dampfende Hitze des Kopfes
• < Rückwärtsbeugen des Kopfes	• > Rückwärtsbeugen des Kopfes > Aufrechtsitzen mit angelehntem Kopf
• > Kühle Luft • < Wein • Hitze unerträglich	• Kälte ist unangenehm • Licht und Geräusche unerträglich
• Wellenartige Schmerzen, aufsteigende Hitze und Schmerzwellen im Kopf • Gefühl, der Kopf sei enorm groß und zerplatze, spürt jeden Pulsschlag.	• Pulsierende Schmerzen, spürt jeden Pulsschlag im Kopf

> **Ein typischer Fall von Glonoinum**
>
> Ein junger, sportlicher Mann wird von seinem Kollegen am frühen Nachmittag vom Arbeitsplatz nach Hause gefahren, da er so starke Kopfschmerzen hat, dass er nicht mehr fähig ist, allein zu fahren. Die Ehefrau ist stark verängstigt und ruft in der Praxis an. Ihr Mann habe heftige Kopfschmerzen, weine vor Schmerzen, halte sich den Kopf mit beiden Händen und drücke ihn gegen die Wand. „Was ist geschehen?", will die Ärztin wissen. Der Ehemann habe in der Mittagspause mit dem Rennrad bei brütender Hitze am Zugerberg trainiert. Bereits auf dem Weg zurück ins Geschäft hätten die Augen geschmerzt, die Straße sei ihm gleißend und glühend erschienen. Dem Arbeitskollegen sei aufgefallen, dass der Kopf ihres Mannes eine halbe Stunde nach dem Training immer noch stark gerötet war, was sonst nie der Fall sei.
>
> 1 Gabe Glonoinum C 30, 3 Globuli, sowie 1 weiterer Globulus aufgelöst in einem Glas kalten Wasser, schluckweise jede Viertelstunde eingenommen, bringt schnelle Erlösung.

Hamamelis

Zaubernuss

Hamamelis zaubert und vollbringt wahre Wunder! Es rettete vielen Frauen bei der Niederkunft das Leben und lindert stärkste Schmerzen bei Schürfungen.

Seelischer und geistiger Zustand
Patient ist erschöpft.

Beschwerden infolge von
- Verletzungen (Schürfungen)
- Zahnextraktion

Organe/Körperregionen
Venen (Rektum, Genitale, Extremitäten, Hals), Leber.

Wichtige Symptome
- **Venöse Blutungen:** dunkles Blut
  - **Nasenbluten**, lange anhaltend.
  - Lange anhaltende Blutung nach Zahnextraktion.
  - Starke Hämorrhoidalblutung, Gefühl von Wundheit, Schwere und Brennen im Mastdarm, Hämorrhoiden treten hervor, wundes, rohes Gefühl im After (oft nach Geburt).
  - Uterusblutung nach Sturz.
  - Zwischenblutung zum Zeitpunkt des Eisprungs.
- **Starke Wundschmerzhaftigkeit.**
- Traumatische Bindehautentzündung ⇒ Arnica; Ferrum phosphoricum (in diesem Buch nicht berücksichtigt).
- **Venenentzündungen an verletzter Stelle**.

Wichtige Frage/Beobachtung
Welche Farbe hat das Blut? Helles Blut schließt Hamamelis aus.

Spezielle Symptome

- **Zahnschmerzen**
  - Zahnschmerzen in gesunden Zähnen, < in einem warmen Zimmer.
- **Variköse Angina**
  - Venen des Pharynx sind groß und blau.
- **Schulterblattrheumatismus**
- **Geburt**
  - Diffuse Uterusblutung während oder nach Geburt.

Modalitäten

Verschlimmerung	< Druck
	< an frischer Luft ⇔ Arnica: > Kälte
	< Erschütterung bei Fahrten
	< Bewegung
	< bei Berührung
	< nachts
	< in warmer und feuchter Luft
Besserung	> in Ruhe
	> bei ruhigem Liegen

Folgemittel

Arnica

Aus der Praxis – Für die Praxis

▶ Hamamelis wirkt ausgezeichnet bei **großflächigen Schürfungsverletzungen**.

👁 Ein typischer Fall von Hamamelis

Ein 15-jähriger Junge, begeisterter Skateboarder, stürzt in seinem sommerlichen Outfit bei Sprungübungen und erleidet ausgedehnte Schürfungen und Quetschungen auf der rechten Körperseite, vom Oberarm über den Rumpf bis zu den Unterschenkeln, am schlimmsten im Bereich Hüfte und Oberschenkel. Die Schmerzen sind so intensiv, dass er sich, zu Hause angekommen, kaum mehr bewegen kann. Das Ausziehen der Kleider wird zur Tortur, die Blutung will nicht stoppen. Arnica erleichtert die Beschwerden nur für kurze Zeit, stillt die Blutung jedoch nicht und nimmt den Schmerz nicht ganz. Besorgt ruft die Mutter in der Praxis an. →

Die Ärztin verschreibt Hamamelis C 200, das bei Schürfungen und starken Blutungen ausgezeichnet wirkt, als Folgemittel nach Arnica. Innerhalb von Sekunden nach der Arzneimittelgabe stoppt die Blutung, und die starken Wundschmerzen lassen sofort spürbar nach. Die Ärztin verordnet 3 Tage Bettruhe sowie Hamamelis C 200 über 4 Tage, täglich 1 Gabe. Problemlose Wundheilung ohne Narbenbildung.

Hepar sulphuris

Kalkschwefelleber

Kalk und Schwefel verbinden sich nur widerwillig und unter großer Hitze – die Stimmung aber bleibt gereizt! Hepar sulphuris ist ein ausgezeichnetes Arzneimittel bei schlechter Wundheilung und bei eiternden Zuständen.

Seelischer und geistiger Zustand

Patient ist verdrießlich und reagiert auf alles überempfindlich; schmerzüberempfindlich. Unzufrieden, reizbar, erzürnt sich wegen Kleinigkeiten, kann gewalttätig werden. Sehr ängstlich.

Beschwerden infolge von

- schlechter Wundheilung (Biss, Hautinfektion, Stichverletzungen)
- **Eiterungsneigung**
- **kalter**, **trockener Luft; Luftzug**

Organe/Körperregionen

Nerven, lymphatisches System, Haut, Schleimhäute (Atemwege).

Wichtige Symptome

- Auf die Entzündung folgt eine **Eiterung** (z.B. Angina, Panaritium).
- Ungesunde Haut, jede kleine Wunde eitert.
- **Starke Schmerzempfindlichkeit:** pulsierende und **stechende Schmerzen**.
- **Frostigkeit:** Dem Patienten ist immer kalt; er reagiert empfindlich auf den geringsten Luftzug und auf kalte Luft.
- Lebhaftes **Verlangen nach Saurem**, Süßigkeiten ⇔ Drosera.
- Schwitzt leicht, Schwitzen bringt keine Erleichterung ⇒ Mercurius solubilis, China.

Wichtige Frage/Beobachtung

Wie sind die Schmerzen? Antwort: stechend, wie von Splittern.

Hepar sulphuris

Spezielle Symptome

- **Angina**
  - Scharfe Schmerzen, Splittergefühl im Schlund.
  - Empfindung eines Pflocks im Rachen.
  - Eiterpunkte auf den Tonsillen.
- **Husten**
  - Verliert die Stimme und hustet bei Einwirkung von kalter, trockener Luft.
  - Quälender Husten beim Gehen.
  - **Husten ist nie trocken**.
  - Auswurf sehr gering.
  - Muss husten, sobald ein Körperteil entblößt wird; nur schon dann, wenn die Hand aus dem Bett gestreckt wird!
  - Husten wird besser bei feuchtem Wetter.
- **Pseudokrupp**
  - In den ersten Morgenstunden.
  - Erstickungsanfälle; muss sich aufsetzen und den Kopf nach hinten beugen.
  - Husten ist locker, von Pfeifen und Rasseln begleitet.
  - \> **feuchte**, **warme Luft**, z.B. alle Wasserhähne im Badezimmer auf heiß stellen und aufdrehen ⇒ Causticum.
- **Panaritium**
  - Pulsierende und stechende Schmerzen.
  - Patient empfindet Entzündung schlimmer, als sie aussieht. „Ich habe das Gefühl, ich bestehe nur noch aus meinem Finger."

Modalitäten

Verschlimmerung	< **kalte Luft und Abdecken**
	< **Berührung der befallenen Körperteile**
	< nachts, besonders während des nächtlichen Frostes
	< beim Liegen auf der schmerzhaften Seite
	< nach kaltem Essen oder kalten Getränken
Besserung	> **Wärme im Allgemeinen** ⇔ Mercurius solubilis
	> warmes Einhüllen, besonders des Kopfes
	> bei feuchtem Wetter, feuchte, warme Luft
	> nach heißem Essen

Folgemittel

Wundinfekt: Calendula
Pseudokrupp: Spongia tosta, wenn der lockere Husten plötzlich wieder

trocken und pfeifend wird. Die übliche Reihenfolge ist Aconitum → Spongia tosta → Hepar sulphuris.

Aus der Praxis – Für die Praxis

▶ Hepar sulphuris gehört zur **Krupp-Trias:** Aconitum, Spongia tosta, Hepar sulphuris (☞ Teil 5, Pseudokrupp, S. 284).
Hepar sulphuris ergänzt **Aconitum** bei Pseudokrupp gut in den folgenden Fällen:
 – Kind hat sich nach Aconitum während der Nacht beruhigt, der Anfall wiederholt sich gegen Morgen ⇒ Hepar sulphuris (Kind fröstelt!).
 – Anfall wiederholt sich am nächsten Abend mit **rasselndem, feuchten Husten** ⇒ Hepar sulphuris (Kind fröstelt!).
Hepar sulphuris ergänzt **Spongia tosta** im folgenden Fall:
 – Aconitum hilft abends bei plötzlichem und äußerst heftigem Pseudokrupp-Anfall. In der Nacht erwacht das Kind mit trockener, pfeifender Atmung, wie Sägen durch Fichtenholz. Nun kommt Spongia tosta zum Zug. Wenn sich nach ein bis zwei Tagen ein feuchter und rasselnder Husten entwickelt, wird Hepar sulphuris den Fall abschließen.
▶ Bei der Anwendung von Hepar sulphuris ist **Vorsicht** geboten, da bei einem **Peritonsillarabszess** Eiter ins Gewebe durchbrechen kann:
 – Hepar sulphuris in solchen Fällen nie in tiefen Potenzen (D 6 – D 30, C 6 – C 30) anwenden. Die geeignete Potenz ist **C 200**, da dadurch die Eiterung resorbiert wird.
 – Bei Peritonsillarabszess ist eine **intensive Überwachung des Patienten durch den Hausarzt angezeigt, mit dem Facharzt für Hals-Nasen-Ohren-Erkrankungen im Hintergrund!**
▶ Hepar sulphuris gehört zu den Ärgermitteln, deren Beschwerden durch Wärme besser werden ⇒ Colocynthis, Nux vomica, Staphisagria.

👁 Ein typischer Fall von Hepar sulphuris

Der Ehemann einer Patientin drängt sich zum Ärger der Praxisassistentin telephonisch als Notfall in die ausgebuchte Praxis. Die Beschwerden werden als äußerst schmerzhafter Umlauf mit starken, stechenden Schmerzen geschildert. Nach dem Anruf legt die Praxisassistentin vorsichtshalber das chirurgische Set bereit. ➔

Hepar sulphuris

Als die Ärztin die Finger des Patienten begutachtet, muss sie ihn zuerst fragen, welcher Finger denn schmerze, weil sie auf den ersten Blick den Umlauf nicht erkennen kann. Bei sehr genauem Hinsehen entdeckt sie eine diskrete Rötung. Bei der Berührung reagiert der Patient zornig: „Können Sie nicht aufpassen!" Das weite Auseinanderklaffen von subjektivem Schmerzempfinden und objektivem Befund sowie die gereizte Stimmung des Patienten führen sofort zum passenden Arzneimittel. Hepar sulphuris C 30, trocken und in Wasser gelöst, stündlich eingenommen, verhindert die Eiterbildung und führt innerhalb von Stunden zu einer problemlosen Abheilung.

Hypericum

Johanniskraut

Hypericum ist das **Arnica der Nerven** – der Finger in der Autotür! Hypericum ist auch dann angezeigt, wenn bei Verletzungen Arnica geholfen hat, jedoch einschießende Nervenschmerzen zurückgeblieben sind.

Seelischer und geistiger Zustand

Patient ist traurig.

Beschwerden infolge von

- **Erschütterungen** der **Wirbelsäule** wie z. B. durch Sturz auf das Steißbein
- **Verletzungen** von **nervenreichen Körperteilen** wie z. B. Fingerspitzen, Zunge, Penis
- **Verletzungen** durch **spitze Gegenstände** in nervenreichen Geweben: Nägel, Nadeln, Splitter, Rattenbisse ⇒ Ledum
- Schock, Schreck

Organe/Körperregionen

Gehirn, Rückenmark, periphere Nerven, Steißbein, Rektum (Hämorrhoiden).

Wichtige Symptome

- **Unerträglich heftige**, **schießende Schmerzen entlang der Nerven**, plötzlich auftretend ⇔ Arnica: Schmerz bleibt am Ort.
- Kribbeln, Brennen, Taubheit.
- Schwäche und Zittern in den Gliedern.
- **Sehr empfindlich auf Berührung**.
- **Geht aufrecht und steif in der Wirbelsäule**
  ⇔ Arnica > gebeugte Haltung.

Wichtige Frage/Beobachtung

Bleiben die Schmerzen am Ort?
Antwort: Nein, sie schießen den Nerv entlang.

Spezielle Symptome

- **Tetanus**
  - Verhindert Tetanus und kann Tetanus heilen ⇒ Arnica, Ledum.
- **Haarausfall nach einer Verletzung**, als Ausdruck der geschwächten Lebenskraft!
- **Gehirn- und Rückenmarksverletzung**
  - Patient fühlt sich wohl, wenn er ohne Kopfkissen flach auf dem Rücken liegen kann.
  - Hypericum wirkt am besten, wenn der Patient das Arzneimittel in Rückenlage einnimmt und danach zwei Stunden lang ruhig liegen bleibt.
  - Dosierung: Hypericum C 30 dringt bei Gehirn- und Rückenmarksverletzungen nicht durch. C 10000 Potenz geben! Bei einem Notfall wählen wir die Potenz, die gerade verfügbar ist, sei es eine C 6, eine C 30 oder auch eine D-Potenz. Tiefe Potenzen entsprechend oft wiederholen. Ist Hypericum nicht verfügbar, so geben wir Arnica C 10000 oder, sollte Arnica in dieser Potenz nicht vorhanden sein, eine beliebig tiefere Potenz.
  - Auffallendes Symptom: Schwindel mit Übelkeit und Erbrechen, wenn der Patient mobilisiert wird, d.h. wenn er sich, unterstützt durch das Pflegepersonal, langsam wieder an das Sitzen, Stehen und Gehen gewöhnen muss (Aufrichten!).

Modalitäten

Verschlimmerung	< Bewegung
	< Berührung
	< Druck
	< in der Nacht
	< Beugen
	< Kälte, im Nebel (Nervenschmerz)
	< Wetterwechsel
Besserung	> ruhiges Liegen, flach, auf dem Rücken
	> **Strecken**, gerade Haltung

Folgemittel

Knochenhautschmerzen: Ruta
Wundinfekt: Calendula

Aus der Praxis – Für die Praxis

- Verletzungen durch spitze Gegenstände ☞ auch **Ledum**.
- **Potenz:** Hypericum C 30 bei peripheren Verletzungen, C 200 bei Verletzungen mit Tetanusgefahr (z. B. Verletzung durch rostigen Nagel, Hundebiss), C 1000 (M) bei Bauchverletzungen, C 10 000 (XM) bei Rückenmarks- und Gehirnverletzungen.
- Hypericum zeigt phytotherapeutisch gute Wirkung bei einer durch Erschöpfung verursachten Depression, insbesondere nach Verletzungen und Operationen.
- Unterscheide Hypericum und Arnica:

Hypericum	Arnica
Einschießende Schmerzen Qualvoller Schmerz in der Wunde	Zerschlagenheitsgefühl
Kann sich nicht bücken	**Kann nicht aufrecht gehen**
> in gestreckter Haltung, **Streckhaltung der Wirbelsäule**	> in gebeugter Haltung
—	Kopf heiß, Körper kalt
Tetanus-Prophylaxe	Tetanus-Prophylaxe
Cave! Hypericum darf nicht prophylaktisch angewendet werden, da es die Wirkung von Lokalanästhetika und Narkotika ungünstig beeinflusst.	Prophylaktisch vor Operationen, zahnärztlichen Eingriffen und unter der Geburt

👁 Zwei typische Fälle von Hypericum

Eine Patientin stürzt beim Schlittschuhlaufen und leidet von da an unter fürchterlichen Schmerzen im Bereich des Steißbeins. Bei bestimmten Bewegungen schießen die Schmerzen den Rücken hinauf bis in den Kopf. Das Röntgenbild zeigt eine Streckhaltung der gesamten Wirbelsäule. Die eingeleitete Physiotherapie bringt keinerlei Besserung. Erleichterung findet die Patientin einzig dann, wenn sie sich mit den Armen an einer Stange aufhängt. Durch eine Bekannte, die das gleiche Schicksal erlitten hat, kommt sie auf die Homöopathie. Drei Wochen nach dem Unfall erscheint die Patientin zum ersten Mal in der Praxis. Sie wartet stehend auf die Konsultation, da sich die Schmerzen im Sitzen stark verschlimmern. Die Ärztin legt die Patientin auf die Liege, gibt ihr 1 Gabe Hypericum XM →

und lässt sie 2 Stunden lang flach liegen. Nach diesen 2 Stunden ist diePatientin überrascht, dass sie sich beinahe beschwerdefrei bewegen kann. Weiteres Vorgehen: Da der Unfall einige Wochen zurückliegt, Hypericum XM 1 × täglich über 4 Tage, Trage- und Hebeverbot. Innerhalb von 3 Tagen ist die Patientin vollkommen beschwerdefrei.

Herr R., ein großer Weinliebhaber, will am Freitagabend den Karton mit seiner kostspieligen Akquisition in den Weinkeller tragen – zwölf Flaschen eines Vega Sicilia, des berühmten spanischen Weins aus der Duero-Ebene. Welch wertvolle Fracht! Da passiert es – Hexenschuss! Herr R. spürt einen stechenden Schmerz im Kreuz und kann sich kaum mehr bewegen. Mit Hilfe seiner Frau schafft er schließlich die wenigen Schritte bis in die Wohnung. Dort legt er sich flach auf den Boden. Seine Ehefrau gibt ihm aus der Hausapotheke zuerst Arnica C 200 und etwas später Hypericum C 30. Die beiden Verletzungsmittel lindern die Schmerzen jedoch nur unmerklich. Am Samstagmorgen um sieben Uhr ruft die Ehefrau die Ärztin an, die Hypericum C 30 verordnet, in Wasser gelöst einzunehmen und alle 30 Minuten zu wiederholen. Nach drei Stunden spürt der Ehemann bereits eine deutliche Besserung. Aufgrund des Zwischenberichts legt die Ärztin Hypericum C 10000 bereit, das die Ehefrau in der Praxis abholt. Um elf Uhr nimmt Herr R. die Gabe ein, immer noch im Bett liegend. Das Arzneimittel hilft sofort, die stechenden Schmerzen verschwinden. Danach bleibt er, wie empfohlen, zwei Stunden lang ruhig liegen.

Wie auch diese Erfahrung zeigt, wirkt Hypericum deutlich besser, wenn der Patient das Arzneimittel im Liegen einnimmt und danach noch einige Stunden ganz flach liegen bleibt. Hinweis: Auch Bryonia hat stechende Schmerzen, die sich durch jede Bewegung verschlimmern. Bis die Schmerzen die hier beschriebene Intensität erreicht haben, dauert es allerdings drei bis fünf Tage.

Ignatia

Ignatiusbohne

Ignatia ist das **„Heilmittel der großen Widersprüche"**. Hysterisches Nervenmittel.

Seelischer und geistiger Zustand

Patient ist **sehr empfindlich**, **leicht erregbar**. Große Stimmungsschwankungen, traurig, weinerlich. Man hört ihn immer seufzen. Verschlossen, ähnlich einer Diva, die vor ihrem Auftritt kein Wort mehr sprechen will. Ärgerlich, verdrießlich, schreit wegen Kleinigkeiten. Hysterische Anfälle.

Beschwerden infolge von

- Schreck
- Kummer, Liebeskummer
- Kränkung, Aufregung
- Schlaflosigkeit
- Prüfungen (Zustand vor Prüfungen)
- Todesfall

Organe/Körperregionen

Gemüt, **Nervensystem**.

Wichtige Symptome

- **Überempfindlichkeit aller Sinne**.
- Traurigkeit und **Seufzen** mit Schluchzen und Tränen; will nicht getröstet werden, möchte allein sein, aber Beschwerden verschlimmern sich, wenn er allein ist.
- Hysterisch; **plötzliche und überraschende Stimmungswechsel**.
- Klumpengefühl im Hals, wie ein Pflock, wird besser durch Schlucken.
- Erstickungsgefühl im Hals.
- Schwaches, leeres Gefühl in der Herzgrube.
- Leergefühl im Magen, nicht besser durch Essen.
- **Außerordentlich starke Abneigung gegen Tabakrauch**.
- Schmerz an kleinen, umschriebenen Stellen. Schmerz wie durch Druck eines spitzen, harten Gegenstandes, von innen nach außen.

Ignatia

Wichtige Frage/Beobachtung
Patient seufzt! Seufzendes Ausatmen erleichtert den Patienten.

Spezielle Symptome
- **Kopfschmerzen**
  - Schweregefühl, Pulsieren, Druck; Schmerz, als würde ein Nagel durch den Kopf getrieben.
  - \> beim Bücken.
  - \> Erbrechen, reichlicher Abgang von blassem Urin.
- **Angina**
  - Stechende Schmerzen, besser durch Schlucken von fester Nahrung, sogar von hartem Brot.
- **Husten**
  - Trockener Reizhusten, je mehr der Patient hustet, desto stärker wird der Hustenreiz.
  - Husten abends beim Hinlegen.
  - Patient wird nach einem Hustenanfall schläfrig.
- **Fieber**
  - Durst während Frost, kein Durst bei Fieber.
  - Schüttelfrost mit Röte des Gesichts.

Modalitäten

Verschlimmerung	< abends, nach dem Hinlegen
	< morgens, **nach Schlafentzug**
	< nach dem Essen, **im Nikotinrauch**, nach Kaffeegenuss
	< **Trost**
Besserung	> **Seufzen**
	> bei Lagewechsel, durch Liegen auf schmerzhafter Seite
	> harter Druck, Wärme
	> reichliches Wasserlassen
	> wenn Patient Unruhe weitergeben kann (wie pubertierende Tochter, die ihre Mutter ärgert)

Folgemittel
Allgemein: Sulphur

Aus der Praxis – Für die Praxis

▶ Ignatia gehört zu den Mitteln, bei denen **Trost nicht hilft** ⇔ Pulsatilla, Phosphorus: besser durch Trost.
▶ Bei körperlichen Beschwerden lässt sich Ignatia mit Hilfe der Ursache sowie der seelischen und geistigen Symptome sicher finden. Eigenartige Modalitäten (z. B. will allein sein, gleichzeitig schlimmer durch Alleinsein; raucht eine Zigarette nach der anderen trotz Abneigung gegen Nikotinrauch) bestätigen Ignatia als das Arzneimittel der großen Widersprüche.

Ein typischer Fall von Ignatia

Ein Lehrling beginnt in der Unterrichtsstunde – er besucht die Berufsschule – plötzlich zu weinen. Er kann nicht mehr aufhören. Ein Kollege telefoniert mit der Mutter, nachdem er vergeblich versucht hat, seinen Klassenkameraden aufzumuntern. Die Mutter holt ihren Sohn von der Schule ab. Beim Versuch zu erzählen, was passiert ist, erleidet der junge Mann einen hysterischen Erstickungsanfall und wird ohnmächtig. Die Mutter fährt ihren Sohn sofort in die Arztpraxis. Dort erzählt er, von Tränen geschüttelt, eine Geschichte, aus welcher die Ärztin vorerst nicht klug wird. Sein seelischer Zustand, die Modalität „besser durch tiefes Seufzen" führen zum Nervenmittel Ignatia. Der junge Mann erhält Ignatia C 200 und wird eine Viertelstunde allein im Untersuchungsraum gelassen. Nach dieser Viertelstunde hat er sich wieder erholt und kann nun erzählen, dass seine Freundin die Beziehung in der großen Pause aufgelöst habe. Am nächsten und übernächsten Tag kommt er in die Praxis, und beim letzten Gespräch vernimmt die Ärztin, dass er von einem Mädchen, das ihn echt „cool" findet, zum Geburtstag eingeladen worden sei!

Ipecacuanha

Brechwurzel

Ipecacuanha ist ein ausgezeichnetes Arzneimittel bei Brechdurchfall. Hilft schnell bei „tödlicher" Übelkeit: eins, zwei, drei – und schon vorbei!

Seelischer und geistiger Zustand
Patient kann nicht die leisesten Geräusche ertragen, ist ungeduldig.

Beschwerden infolge von
- ▶ Überessen (schweres Essen oder „Gierschlund")
- ▶ Schweinefleisch
- ▶ Nahrungsmittelvergiftung
- ▶ Keuchhusten
- ▶ Schwangerschaft

Organe/Körperregionen
Schleimhäute (**Magen-Darm-Trakt**, **Luftwege**), Nerven (Nervus vagus!), Uterus.

Wichtige Symptome
- ▶ **Anhaltende starke Übelkeit** und **saubere Zunge** bei **allen Krankheiten**.
- ▶ Gefühl, als würde der Magen schlaff herunterhängen.
- ▶ **Fortwährendes Erbrechen**, **welches jedoch Übelkeit nicht bessert**. Galleerbrechen, später evtl. Bluterbrechen.
- ▶ Trockener Mund oder viel Speichel bei starker Übelkeit.
- ▶ Blutungen (Nase, Magen, Lunge, Uterus) und Übelkeit.

Wichtige Frage/Beobachtung
Erleichtert das Erbrechen? Antwort: „Nein". Ausnahme: Erbrechen von Schleim bei Husten bessert die Übelkeit. In diesem Fall wird die saubere Zunge die Wahl des Arzneimittels bestätigen.

Spezielle Symptome

- **Husten**
  - Krampfhafter, trockener Husten. Patient wird steif und blass oder blau-rot und atemlos.
  - Evtl. feuchter Husten mit blutigem Auswurf, die Brust scheint voller Schleim zu sein, der aber durch Husten nicht entfernt werden kann.
  - Starke Übelkeit, evtl. besser durch Erbrechen.
  - **Saubere Zunge**.
- **Brechdurchfall**
  - Stuhl ist grasgrün, mit weißem Schleim wie Schaum auf einem Froschteich oder mit grünem Schleim.
  - Kneifender Schmerz um den Nabel.
  - Schneidende Schmerzen durch den Bauch von links nach rechts, kann sich vor Schmerz nicht bewegen oder einatmen.
  - **Saubere Zunge**.

Modalitäten

Verschlimmerung	< Bewegung, Bücken
	< bei der geringsten Berührung
	< im Winter
	< bei trockenem Wetter
	< warme, feuchte Winde
Besserung	> an der frischen Luft
	> Fasten

Folgemittel

Arnica
Brechdurchfall: Arsenicum, Sulphur

Aus der Praxis – Für die Praxis

▶ Ipecacuanha sollte auf der Toilette eingenommen werden, da innerhalb von Sekunden bis Minuten lösendes Erbrechen einsetzen kann. Nach dem Erbrechen wird sich der Patient schnell erholen.

▶ Ipecacuanha hilft bei **Chemotherapie**, wenn diese tödliche Übelkeit und starkes Erbrechen erzeugt. In einem solchen Fall am Abend vor dem zweiten Chemotherapiestoß prophylaktisch 1 Gabe Ipecacuanha einnehmen sowie 1 Gabe unmittelbar vor und 1–4 Gaben während/nach der Chemotherapie. Ipecacuanha verhindert zudem den Pilzbefall im Mund, wenn die Symptome zutreffen.

Ein typischer Fall von Ipecacuanha

Eine junge Frau, schwanger mit dem zweiten Kind, leidet wie bereits während der ersten Schwangerschaft unter Übelkeit mit schwerstem Erbrechen, 20–25-mal täglich. Bereits laute Geräusche können das Erbrechen auslösen. In der ersten Schwangerschaft hatte sie zehn Kilo an Gewicht verloren. Verzweifelt weint sie beim Gedanken daran, nochmals eine solche Schwangerschaft durchstehen zu müssen. Eine Freundin, die ihr Kind hütet, setzt sich mit der Arztpraxis in Verbindung und erhält einen Termin für ihre schwangere Freundin. Die erste Konsultation erfolgt telefonisch. Die Patientin beschreibt die Symptome wie folgt: Schwangerschaft in der sechsten Woche, andauernde Übelkeit seit fünf Wochen, Erbrechen erleichtert nie, meistens Galleerbrechen, Erbrechen ist oft begleitet von Nasenbluten. Das Blut ist hellrot. Die Zunge ist sauber.
Eine Gabe Ipecacuanha C 30 aus der Notfallapotheke der Freundin lindert die Übelkeit innerhalb weniger Minuten. Am nächsten Tag, bei der Konsultation in der Praxis, erhält die Patientin Ipecacuanha LM 18, einzunehmen bei Bedarf. Die Übelkeit und das Erbrechen hören auf, die Schwangerschaft verläuft von nun an normal. Bis zur Geburt nimmt die Patientin acht Kilogramm an Gewicht zu.

Ledum palustre

Sumpfporst

Spitz! „Du blutst?" – „Hamster hat mich bissen"[53]. Ledum palustre ist ein durchgreifendes Arzneimittel bei **Verletzungen** durch **spitze** Gegenstände und **spitze** Zähne. Gutes Arzneimittel bei Rheumatismus.

Beschwerden infolge von

- **Verletzungen durch spitze Gegenstände** wie z. B. Nagel, Nadel, Splitter, Messer
- Rattenbissen, Katzenbissen, evtl. Hundebissen: nur kleine, jedoch tiefe Verletzungen
- Insektenstichen, auch Stiche von giftigen Insekten
- Faustschlag auf das Auge („blaues Auge", „Veilchen")

Organe/Körperregionen

Kapilläre Zirkulation (Haut, **Lunge)**, Bindegewebe (Gelenke, Füße, Sehnen, Ferse, Fußballen, Augen), Knochenhaut, Nerven, Blutgefäße (venöse Stase), Herz.

Wichtige Symptome

- Der bei Entzündungsprozessen übliche Ablauf mit Rubor – Calor – Tumor – Dolor – Functio laesa[54] (☞ **Apis**) verändert sich bei **Ledum** zu **Dolor** – (mit Verzögerung →) Rubor – Calor – Tumor – Functio laesa.
- **Verletzte Körperteile** fühlen sich in den ersten zwölf bis 24 Stunden bei Berührung **kalt** an. Diese Kälte wird vom Patienten subjektiv aber nicht als kalt empfunden.
- **Stechende**, **brennende Schmerzen**.
- Blass und leicht geschwollen, evtl. Lähmungszeichen, später Zeichen der venösen Stase: fleckig, bläulich-rot aufgequollen.

---

[53] Aus dem 5. Akt von Goethes „Götz von Berlichingen": Nacht, im wilden Wald. Zigeunerlager. Knab: „Ein Hamster, Mutter. Da! Zwei Feldmäus." Mutter: „Will sie dir abziehen und braten und sollst eine Kapp haben von den Fellchen. – Du blutst?" Knab: „Hamster hat mich bissen."
[54] Vgl. Fußnote 48.

Ledum palustre

Wichtige Frage/Beobachtung

Wenn der Arzt die Verletzung erst nach einem Tag oder später untersucht: „War die Umgebung des verletzten Teils kurz nach der Verletzung heiß oder kalt, rot oder blass?" „Wie war die Schwellung?"

Spezielle Symptome

- **Gichtanfall**
  - Schmerzen, > Baden in eiskaltem Wasser.
  - Bei der **akuten Form** ist das Gelenk geschwollen und heiß, aber nicht gerötet. Die Schmerzen sind schlimmer nachts und in der Bettwärme. Urin ist farblos, vermehrt, tiefes spezifisches Gewicht. Die chronischen Gelenksveränderungen sind gut beschrieben bei Nash: kalter Patient mit schmerzhaften und empfindlichen Fußsohlen, < Bettwärme[55].

Modalitäten

Verschlimmerung	< bei Bewegung
	< nachts, durch Bettwärme und Bettzeug
	< beim Gehen
	< Alkohol
Besserung	> eiskaltes Wasser, kalte Umschläge
	> Aufstehen aus dem Bett
	> bei Ruhe
	> an der frischen, kühlen Luft

Folgemittel

Allgemein: Sulphur

Aus der Praxis – Für die Praxis

- ▶ Ledum kann **Tetanus** verhindern, ☞ Arnica und Hypericum.
- ▶ **Insektenstiche:** Cantharis, Ledum oder Apis. Bei Apis fühlt sich die verletzte Stelle sofort heiß an.
- ▶ Zwölf bis 36 Stunden nach dem Einstich mit den typischen Ledum-Symptomen schwillt die Umgebung der Einstichstelle gewöhnlich bläulich-rot an. Arzneimittel nicht wechseln! Ledum in Wasser gelöst verabreichen, gegebenenfalls Potenz erhöhen. „Never change a winning horse!"

---

[55] Nash, E.B.: Leitsymptome in der Homöopathischen Therapie. A.a.O., S. 376 f.

- Ledum hilft bei dunklen und **blauen Flecken**, die nach Stößen und Quetschungen zurückbleiben, v. a. bei Patienten mit einer rheumatischen Veranlagung (vgl. auch Acidum sulphuricum, in diesem Buch nicht berücksichtigt).
- Ledum wirkt gemäß Boericke als Antidot bei einer Giftsumachvergiftung (☞ Rhus toxicodendron).
- Otitis media: plötzlich auftretende Ohrenschmerzen nach Besuch beim Friseur in der Rekonvaleszenz einer akuten Erkrankung, z. B. der Grippe. Bestätigt bei Patienten mit rheumatischer Veranlagung, d. h. Patient oder seine Angehörigen neigen zu Erkrankungen aus dem rheumatischen Formenkreis.
- Rheumatismus beginnt unten und wandert aufwärts (⇔ Kalmia, in diesem Buch nicht berücksichtigt)

👁 Zwei typische Fälle von Ledum palustre

Heftiger Gichtanfall am Grundgelenk des großen Zehs, kurz vor Weihnachten. „Das kommt von den vielen Geschäftsessen", klagt der 45-jährige Geschäftsmann. Er nimmt seine Hausschuhe hervor und will gerade wieder zu seinen Medikamenten greifen, als seine Frau hinzukommt und meint, er solle es doch einmal mit Homöopathie versuchen. Bei der ärztlichen Untersuchung werden eine deutliche Schwellung sowie eine leichte Überwärmung des großen Zehs festgestellt. Das Gelenk ist nicht gerötet. Die Schmerzen werden erträglicher durch das Auflegen eines Cold pack. Ledum C 200 lindert die Schmerzen schnell. Nach zwei Tagen ist das Großzehen-Grundgelenk wieder abgeschwollen, der Patient ist beschwerdefrei und freut sich auf die Skiferien.

Sommerferien in Spanien. Glücklich nimmt der neunjährige Junge als Sieger eines Minigolf-Turniers des Mini-Clubs ein Schokoladeeis in Empfang. Plötzlich ein gellender Schrei! Eine Wespe hat ihn an der Innenseite der Unterlippe gestochen. Schon von weitem hören die Eltern ihr Kind heftig weinen. Eine Schwellung ist kaum sichtbar, die Unterlippe fühlt sich bei der Berührung kalt an. Die Mutter gibt auf der Stelle Ledum C 30, die 2. Gabe am Abend. Als Ärztin weiß sie, dass die Schwellung an dieser empfindsamen Stelle nach 24 bis 48 Stunden am stärksten sein wird. Am nächsten Tag ist der Junge beschwerdefrei mit einer leichten Schwellung der Unterlippe, am übernächsten Morgen jedoch sind die Lippen stark geschwollen und heiß. 1 Gabe Ledum C 200 heilt die Schwellung innerhalb von 3 Stunden ab.

Mercurius solubilis

Quecksilber – Mercurius solubilis Hahnemanni = Hahnemann'sches Quecksilber

Die Anwendungsmöglichkeiten von Mercurius solubilis sind so reich wie die unzähligen Kügelchen, die sich im Quecksilber ausperlen. Gegenüber Kälte und Hitze ist Mercurius so **empfindlich** wie ein Thermometer! Diese Empfindlichkeit sowie Zittern, Schwäche, Schweiß, Geruch, Eiterung, Geschwürsbildung und nächtliche Verschlimmerungen geben die Visitenkarte dieses großen Arzneimittels ab.

Seelischer und geistiger Zustand

Patient wird von Angst getrieben, wechselt den Ort. Ruhelos, furchtsam. Reizbar und zänkisch oder schweigsam und gleichgültig. Mercurius solubilis ist ein sehr wichtiges Arzneimittel in der Psychiatrie.

Beschwerden infolge von

- feuchter, kalter Witterung; feuchter, kalter Abendluft
- heißen Tagen, kalten Nächten (Wüstenklima)
- **unterdrückten Ausflüssen**, Scharlacherkrankung, Masernerkrankung oder Masern-Impfung
- schlechter Wundheilung (Eiterung)
- Wurmerkrankung

Organe/Körperregionen

Schleimhäute, **lymphatisches System**, **Drüsen**, **Blut**, Lunge **(Unterlappen rechts)**, Leber, Urogenitalsystem, **Knochen** und Gelenke.

Wichtige Symptome

- **Starker, übel riechender Schweiß ohne Linderung der Symptome**, färbt die Wäsche gelb.
  - **Beschwerden nehmen mit dem Schwitzen zu** (z.B. Angina, Bronchitis, Pneumonie, Brustfellentzündung, Hepatitis, Enteritis, Abszesse).
  - Kalter Schweiß auf der Stirn.
- **Schwach** und **erschöpft**, **unruhig**, **zittrig**.
- Mund ist **feucht** mit **widerlichem Mundgeruch** und **starkem Speichelfluss**.

- ▶ Zunge feucht, geschwollen, schlaff, zeigt die **Eindrücke der Zähne**.
- ▶ **Großer Durst** bei **feuchter Zunge**.
- ▶ Fiebersymptome
  - Kriechendes Frösteln bei Beginn einer Erkältung oder drohender Eiterung.
  - Gleichzeitig Hitze und Schauder, oder Hitze und Schauder abwechselnd.
  - Hitzewallungen mit rotem Kopf.
- ▶ Schwellung der Gelenke mit Kältegefühl, besonders bei Gelenksentzündung.
- ▶ **Alle Absonderungen sind übel riechend**.
- ▶ **Schmerzcharakter: reißend**, **stechend**, **ziehend**, **brennend**.
- ▶ **Nächtliche Verschlimmerung**.
- ▶ **Schnelle Eiterentwicklung; Neigung zur Geschwürsbildung**.

- ▶ Tiefe Potenzen (D 3, D 6, evtl. C 30) fördern die Eiterung und bringen den Prozess zur Reife: Hohe Potenzen (C 200) verhindern die Eiterbildung oder fördern die Abheilung, nachdem der Eiter ausgeflossen ist.
- ▶ **Vorsicht:** Bei tief sitzenden Eiterungen darf Mercurius solubilis nur geben, wer eine homöopathische Fachausbildung abgeschlossen hat!

Wichtige Frage/Beobachtung

Penetrant-widerlicher Mundgeruch bei Angina. Körperausdünstung, die man im Zimmer riechen kann. Schwellungen und Abszesse ohne Hitze.

Spezielle Symptome

- **Otitis media**
  - Stechender, reißender Schmerz, < nachts, Liegen auf schmerzhafter Seite.
  - Ohrenfluss: blutig, übel riechend, oft rechtseitig.
  - Evtl. Mitesser und Furunkel im äußeren Gehörgang.
- **Schnupfen**
  - Nase juckt und brennt, ist verstopft mit dünner und scharfer Absonderung.

Mercurius solubilis

- Nasenlöcher rot, wund und geschwürig ⇒ Allium cepa, Arsenicum, Sulphur.
- Feuerschein ist unerträglich für die Augen, mit Trübsichtigkeit.
- Katarrhalische Kopfschmerzen, mit Hitze und Röte des Kopfes bei Fieber.
- Gefühl von Roh- und Wundsein im Hals.

- **Nasenbluten**
  - Neigung zu Nasenbluten beim Husten und nachts im Schlaf; das Blut hängt wie Eiszapfen an der Nase.
- **Mund**
  - Zahnschmerzen schlimmer nachts.
  - Zahnfleisch entzündet und geschwollen, blutet leicht.
  - **Geschwürsbildung** an Lippen, Zahnfleisch, Zunge, Gaumen; **Aphthen** gräulich-weiß, wie Speckschwarte.
  - Salziger, metallischer Geschmack im Mund.
- **Angina**
  - Behandlung nur mit abgeschlossener homöopathischer Fachausbildung.
  - **Qualvolles Leiden! Mundgeruch! Speichelfluss!**
  - Stechende Schmerzen, < leeres Schlucken, nachts, in kalter Luft.
  - Tonsillen dunkelrot oder grau-rot, geschwollen, mit Geschwüren besetzt.
  - Tonsillen stark geschwollen, an der Grenze zur Eiterung.
  - Schmerzen strahlen in die Ohren aus.
  - Halslymphknoten stark geschwollen und hart.
  - < **kalte und warme Getränke**, kalte und warme Wickel!
- **Pneumonie**
  - Rechter Unterlappen, < beim Liegen auf der rechten Seite ⇔ Phosphorus > beim Liegen auf der rechten Seite.
  - Husten in Anfällen.
  - Hustet zweimal schnell hintereinander ⇒ Phosphorus, Pulsatilla, Sulphur.
  - Kitzelreiz im oberen Brustteil.
  - Heftig quälender Husten; Gefühl, als müssten Kopf und Brust beim Husten zerspringen.
  - < **nachts**.
- **Hepatitis**
  - Kann nicht auf der rechten Seite liegen.
- **Darmbeschwerden**
  - Stühle: gelb, oder schleimig und blutig, oder dunkelgrün, oder blutig wie reines Blut.

- **Tenesmen** (schmerzhafter Stuhldrang mit geringer oder keiner Entleerung).
- Dysenterie: starke Koliken, heftiger Stuhldrang und lang anhaltendes Drängen nach dem Stuhlgang, **qualvolles Gefühl**, **nie fertig zu werden**.
- Evtl. Polypen und Feigwarzen am After.
- Abgang von blutigem Stuhl bessert Beschwerden.
- **Wurmerkrankung**
  - Spulwürmer kriechen aus dem After, sichtbar auf Damm und Gesäß, nachts im Bett.
- **Nieren und Blase**
  - Urin spärlich und rot, mit strengem Geruch, eiweißhaltig.
  - Hämaturie mit heftigem und häufigem Urindrang, uriniert mehr, als er trinkt!
  - Brennen in der Harnröhre zu Beginn des Wasserlassens.
- **Geschwüre**
  - Oberflächliche Geschwüre, neigen dazu, sich auszudehnen; fressen sich nicht in die Tiefe.
- **Schweiß**
  - **Schweiße ohne Erleichterung.**
  - Kalter Stirnschweiß.
  - Kalter, klebriger Schweiß nachts auf Oberschenkeln und am Genitale, Wundheit zwischen Hodensack und Schenkeln.
  - **Färbt die Wäsche gelb.**
- **Haut**
  - Juckreiz: unerträgliches Beißen, Jucken am ganzen Körper, wie von Insektenstichen, angenehmes Gefühl beim Kratzen, Juckreiz < abends, Bettwärme, Schwitzen ⇒ Sulphur.

Modalitäten

Verschlimmerung	< **nachts und in Bettwärme** ⇒ Ledum, Sulphur
	< **Schwitzen**
	< **Kälte und Wärme**
	< bei feuchtem, kaltem Wetter, **Durchzug**
	< Liegen auf der rechten Seite (Pneumonie, Hepatitis)
	< beim Stuhlgang, beim Urinieren
	< künstliches Licht, Feuerschein
	< beim Nasenschnauben
Besserung	> **lauwarme** Getränke, moderate Zimmertemperatur

> morgens
> beim Sich-Hinlegen
> Kratzen, verursacht ein angenehmes Gefühl!
> Abgang von blutigem Stuhl

Folgemittel

Arsenicum, Belladonna, Carbo vegetabilis, China, Dulcamara, Hepar sulphuris, Phosphorus, Pulsatilla, Rhux toxicodendron, Sulphur
Vorsicht! Mercurius solubilis darf nicht vor und nicht nach Silicea gegeben werden.

Aus der Praxis – Für die Praxis

▶ Hahnemann verwendete Mercurius solubilis als Hauptmittel bei Syphilis, die er erfolgreich behandelte.[56]

▶ Es gibt kein Arzneimittel, das die Eiterung, insbesondere im Drüsensystem, so sicher hemmt wie Mercurius solubilis.

▶ **Vorsicht!** Mercurius solubilis ist als Schwermetall ein **Arzneimittel für Könner**. Halbwissen kann hier sehr gefährlich sein![57] Mercurius solubilis darf nur geben, wer das Arzneimittel **gründlich studiert** hat und **sicher ist, dass die Symptome hundertprozentig zutreffen**.

▶ **Schwerste Infekte benötigen oft für jede Phase der Krankheit das jeweils passende Arzneimittel**. Beispiel: Abenteuerferien in der Wüste. Plötzlich um 21 Uhr hohes Fieber (über 42 °C) mit rasendem, kaum spürbarem Puls, Blässe; Patient schreit auf vor heftigen Bauchkrämpfen. **Aconitum C 30** bessert, die Schmerzen lassen sofort nach, am nächsten Morgen beträgt das Fieber noch 39 °C. Nun stellen sich krampfartige Bauchschmerzen ein mit qualvollem Stuhldrang. Der Stuhl ist schleimig und blutig. Patient schwitzt stark, die „ungnädige" Sonne scheint ihn zu verbrennen. Aconitum C 30 bringt keine Besserung. **Mercurius C 30**, 3 × im Abstand von jeweils 2 Stunden eingenommen, bringt Linderung und eine gute Nacht, obwohl der Patient noch stark schwitzt. Am nächsten Morgen ist der Stuhl noch schleimig, der Stuhlgang jedoch schmerzlos. Starker Durst. **Sulphur C 30**, 1 × täglich über 3 Tage, heilt aus.

Die einzelnen Stadien der Krankheit können mehrere Tage andauern. In früheren Zeiten übernachteten Ärzte, die mit homöopathischen Arzneien behandelten, oft im Hause ihrer (reichen) Patien-

---

[56] Vgl. Fußnote 1.

[57] „A little learning is a dang'rous thing […]" (Alexander Pope).

ten, um bei schweren Infekten den richtigen Zeitpunkt zur Abgabe des Folgemittels nicht zu verpassen. Heute kommt dem homöopathischen Arzt die moderne Übermittlungstechnik zu Hilfe.
► Mercurius solubilis heilte unzählige Fälle von **Diphtherie**.
► Abgrenzung von Mercurius solubilis gegen **Nux vomica:**

Mercurius solubilis	Nux vomica
• < kalt-feuchtes Wetter • Darmbeschwerden nicht besser durch Stuhlabgang; qualvolles Gefühl, „nie fertig zu sein"	• < kalt-trockenes Wetter • Darmbeschwerden besser durch Stuhlabgang, selbst bei Abgang einer geringen Menge

 Ein typischer Fall von Mercurius solubilis

Ein 18-jähriger Mann kommt als Notfall mit einer schweren Angina in die Praxis, beidseitig eiternd, mit großen grau-weißen Ulzera auf den Tonsillen. Im Untersuchungszimmer hängt der typische Geruch von Quecksilber. Die Zunge ist feucht, rot und aufgedunsen und zeigt Zahneindrücke. Der Patient kann den Speichel nicht schlucken, sondern muss diesen ins Taschentuch geben. Er berichtet, dass dies die siebte Angina innerhalb der letzten zwei Jahre sei, und dass die Abstände zwischen den Krankheiten immer kürzer würden. 1 Gabe Mercurius solubilis C 200, bei der Konsultation unter die Zunge gelegt, bringt eine sofortige Besserung. Eine 2. Gabe abends im Bett und die 3. Gabe am Morgen des nächsten Tages heilen die Angina problemlos aus.
Drei Monate später tritt erneut eine leichte Angina auf, die nach einer Gabe Mercurius solubilis C 200 ausheilt. Seit dieser Behandlung vor vier Jahren hat der Patient seine Neigung zu Halsschmerzen verloren.

Nux vomica

Brechnuss

Nux vomica, die Brechnuss, hat ein klares Profil und ist deshalb einfach zu finden und zu verschreiben. Nux vomica ist ein großes Arzneimittel, bewährtes Konstitutionsmittel und allgemeines Antidot. Es leistet großartige Dienste bei Beschwerden nach einer Narkose – wie Übelkeit, Kopfschmerzen, Verstopfung oder geistige Verwirrung.

Seelischer und geistiger Zustand

Patient erträgt keinen Widerspruch, ist fehlerfindend, nervös, gereizt, ungeduldig. Nux vomica ist oft angezeigt bei Geistesarbeitern mit sitzender Lebensweise.

Beschwerden infolge von

- **Ärger**, Eifersucht
- zu viel **Genussmittel** (Kaffee, Alkohol)
- lang anhaltender geistiger Arbeit und **geistiger Erschöpfung**, Schlafmangel
- Kälte, Zugluft, Klimaanlage
- **Medikamenten**
- unbekömmlichem Essen

Organe/Körperregionen

Zentralnervensystem, Nerven, Verdauungsorgane (Magen, Därme, **Leber**), Atmungsorgane.

Wichtige Symptome

- **Überempfindlich** auf alle äußeren Einflüsse.
- **Will und kann nicht:** niesen, aufstoßen, erbrechen, Stuhlgang haben, urinieren.
- Kann Schmerz nicht ertragen.
- **Schläfrig nach der Hauptmahlzeit**.
- Schwindel.
- **Sodbrennen**.
- **Übelkeit**, übel riechender Mundgeruch.
- Hält sich beim Husten den Kopf.
- Kreuzschmerzen, < beim Sich-Umdrehen im Bett.

> Frösteln beim leisesten Luftzug.
> Fieber: Frost um 10 Uhr oder 11 Uhr.

Wichtige Frage/Beobachtung

Gab es Ärger? Gab es viel Arbeit und viel Ärger?
„Absturz?" (mit Kollegen; bei „Wein, Weib und Gesang")

Spezielle Symptome

- **Kopfschmerzen**
  - Gefühl, als wäre der Kopf vergrößert.
  - Gefühl, als würde ein Nagel durch den Kopf getrieben.
  - Evtl. mit Übelkeit, saurem oder bitterem Erbrechen.
  - Schwachsichtigkeit
  - < morgens
    < nach geistiger Anstrengung
    < bei körperlichen Tätigkeiten an der frischen Luft
    < nach dem Essen, durch Wein oder Kaffee
  - > Bücken
    > in einem warmen Zimmer, durch ruhiges Sitzen oder Hinlegen.
- **Übelkeit**
  - Übelkeit und Erbrechen morgens, mit Niedergeschlagenheit.
  - Übelkeit und Erbrechen nach jedem Essen.
  - Beständige Übelkeit. Patient sagt: **„Wenn ich doch nur erbrechen könnte!"**
  - Druck wie von einem Stein im Magen.
- **Gastritis**
  - Übelkeit.
  - Schmerzen im Magen, zwei bis drei Stunden nach dem Essen.
  - Saures oder bitteres Aufstoßen.
  - Evtl. Schwindel.
- **Bauchkolik**
  - Schmerzen verursachen Stuhldrang.
- **Atemwege**
  - Beschwerden bei kalt-trockenem Wetter und bei Aufenthalt in klimatisierten Räumen.
  - Patient ist gereizt ⇔ Aconitum: Patient ist ängstlich.
  - Symptome erscheinen gewöhnlich in folgender Reihenfolge:
    1. Gereiztheit. Die Nase ist verstopft und trocken, der Hals rau und wund.

2. Niesen. triefende Nase tagsüber und in warmen Räumen, verstopfte Nase an der frischen Luft und nachts.
3. Kältegefühl, nicht besser durch Wärme, schlimmer durch Kälte, Klimaanlage! Kälteschauer nach dem Trinken, an der frischen Luft, durch die geringste Bewegung.
4. Kältegefühl abwechselnd mit Hitzegefühl. Hitze mit innerlichem Kältegefühl. Reizhusten.
5. Bronchitis, febrile Temperatur – werden meist durch fiebersenkende Medikamente unterdrückt.

- **Husten**
  - Trockener Husten, erzeugt berstende Kopfschmerzen.
  - Husten mit großer Empfindlichkeit des Bauches.
- **Lumbago/Ischialgie**
  - Rückenschmerz, sodass er sich aufsetzen muss, um sich im Bett umzudrehen.
  - Tritt oft gemeinsam mit Hämorrhoiden auf.
- **Fieber**
  - Deckt sich ab und wieder zu.
  - Muss in jedem Fieberstadium (Frost – Hitze – Schweiß) zugedeckt sein.
  - Frost um 10 Uhr oder 11 Uhr.

Modalitäten

Verschlimmerung	< morgens, kurz nach dem Aufwachen
	< nach dem Essen, durch Alkohol, Kaffee
	< Ausschweifungen
	< nach geistiger Anstrengung
	< Ärger
	< bei kaltem Wetter, durch Abdecken im Bett
	< Kleinigkeiten, z.B. Geräusche, Gerüche, Licht, Berührung
Besserung	> **nach Stuhlgang**, Windabgang, durch Aufstoßen, durch Erbrechen
	> abends
	> **Ruhe**, in einem warmen Zimmer
	> **Wärme**, Zudecken, heiße Getränke
	> bei feuchtem, nassem Wetter
	> Beschäftigung
	> Lockern der Kleidung

Folgemittel

Arsenicum, Belladonna, Bryonia, Cactus, Carbo vegetabilis, Cocculus, Phosphorus, Pulsatilla, Rhus toxicodendron, Sulphur

Aus der Praxis – Für die Praxis

- Nux vomica und Sulphur sind wichtige **Reinigungsmittel** nach zuviel Medikamenten, Alkohol, Drogen und anderen schädlichen Substanzen. Nux vomica: Patient neigt zu Verstopfung, trinkt lieber etwas Warmes. Sulphur: Patient neigt zu Durchfall, Durst, trinkt lieber etwas Kaltes.
- Nux vomica ist der bewährte Rettungsanker bei einem **Hangover**! Anwendung: Eine Gabe Nux vomica C 30 vor dem frühmorgendlichen Zubettgehen, eine Gabe nach dem Aufstehen.
- **Vorsicht!** Bei Übelkeit und Bedürfnis nach Erbrechen empfiehlt es sich, Nux vomica auf der Toilette zu verabreichen. Der Patient kann nach der Arzneimittelgabe erbrechen, oft schon innerhalb von wenigen Sekunden.
- „**Gemütskolik**": Abgrenzung gegen die Ärgermittel Chamomilla, Colocynthis, Staphisagria:

Chamomilla	Heißes Gesicht, Röte der Wangen, warmer Schweiß
Colocynthis	Muss sich zusammenkrümmen vor Schmerzen, starker Druck hilft
Nux vomica	Schmerzen verursachen Stuhldrang
Staphisagria	Mit innerlichem Zittern

- Nux vomica gehört zu den Ärgermitteln, deren Beschwerden durch Wärme besser werden ⇒ Colocynthis, Hepar sulphuris, Staphisagria.

Ein typischer Fall von Nux vomica

Ein Geschäftsmann kommt als Notfall morgens um neun Uhr in die Praxis. Er sieht arg mitgenommen aus, blass-gelblich und ungesund. Er klagt über Kopfschmerzen und ein wehes Gefühl im Hinterkopf. Es sei ihm speiübel, er fühle sich wie zerschlagen. Nur schon Augenbewegungen seien schmerzhaft. Heute Morgen, so berichtet er, habe er sogar die Schuhe nicht mehr selber schnüren können, da die Kopfschmerzen beim Bücken unerträglich geworden seien. Wegen ➔

Sodbrennen und starker Bauchschmerzen könne er auch den Gürtel nicht mehr schließen.
Was ist geschehen? Der Patient erwähnt so ganz nebenbei einen erfolgreichen Geschäftsabschluss, den man gestern Abend „gebührend" in angenehmer Gesellschaft und mit anschließendem Barbesuch gefeiert habe. Eine Gabe Nux vomica C 30 bringt die Sache schnell wieder in Ordnung. Kopfschmerzen und Übelkeit verschwinden schnell, der Geschäftsmann fühlt sich wieder voll leistungsfähig. Im Hinblick auf den nächsten erfolgreichen Geschäftsabschluss empfiehlt die Ärztin, Nux vomica frühmorgens vor dem Zubettgehen einzunehmen, was sofort zu erlösendem Erbrechen führen wird.

Phosphorus

Gelber Phosphor

Phosphorus, der Lichtträger, ist das einzige nicht radioaktive Element, das Licht aussendet. Phosphorus ist ein großes Arzneimittel – es strahlt hell wie ein brennender Zündholzkopf, oder es erlischt! Alle Beschwerden sind von geistiger und körperlicher Schwäche begleitet.

Seelischer und geistiger Zustand

Der Patient ist lieb und müde, besser durch Trost. Ruhelos und zappelig, bewegt sich ständig. Überempfindlich, unruhig → reizbar → apathisch. Im apathischen Zustand spricht der Patient langsam oder nicht mehr. Viele Ängste, voll von bösen Ahnungen.

Beschwerden infolge von

- kaltem Wetter, frischer Luft
- geistiger Überanstrengung
- Verlust von Körperflüssigkeiten

Organe/Körperregionen

Zentralnervensystem, **periphere Nerven**, Knochen (z.B. Unterkiefer, Schienbein, Wirbelsäule), **Schleim- und seröse Häute**, Blut, Zirkulation, Organe (z.B. **Lungen**, Herz, Leber, Niere). Rechte Seite.

Wichtige Symptome

- **Unruhe**, kann unaufhörlich reden, v.a. im Fieber.
- Intensives Hitzegefühl, das den Rücken hinaufsteigt.
- **Große Empfindsamkeit** aller Sinne, v.a. des **Geruchssinns**.
- **Furcht vor dem Alleinsein**, **vor Dunkelheit**.
- **Erschöpfung**, **große Schwäche** mit Zittern; Schwindel, Ohnmachtsneigung.
- Blutungsneigung: **kleine Wunden bluten stark** (hellrotes Blut).
- Durst mit Trockenheit des Mundes.
- Durst in Fieberhitze: kein Durst vor/während/nach Frost ⇔ Aconitum, Bryonia.
- Verlangen nach kaltem Essen und **kalten Getränken**, nach Eis, nach Salz.
- Appetitlosigkeit. Abmagerung. Abneigung: warme Milch.

- ▶ Schmerzen: **brennend**, ziehend, wie steif.
- ▶ Lähmungserscheinungen.

Wichtige Frage/Beobachtung
Hilft Trost? Antwort: Ja! ⇒ Pulsatilla.

Spezielle Symptome
- **Grippe**
  - **Bleich**, **blaue Augenringe**, Zittern der Glieder bei der geringsten Anstrengung.
  - Schnupfen: beim Schneuzen kommt oft Blut in kleinen Mengen.
  - Will nicht allein sein, ängstliche Befürchtungen, schlimmer in der Dämmerung.
  - Fieber: bildet sich ein, dass aus allen Ecken etwas hervorkriecht.
  - Schwindel, Neigung zu Ohnmacht.
- **Husten**
  - **Husten** → **Bronchitis** → **Pneumonie**.
  - **Heiserkeit** mit Verlust der Stimme, < abends, schmerzhaft.
  - Husten abends, beim Lesen, Lachen, laut Sprechen, vom Liegen auf der linken Seite.
  - < kalte Luft.
  - Zittern am ganzen Körper beim Husten, Husten brennt, schmerzt.
  - Schmerz in der Brust beim Husten, besser durch äußeren Druck.
  - Schweregefühl auf der Brust, als liege eine Last darauf.
  - \> Liegen auf der rechten Seite, > Aufsetzen beim Hustenanfall.
- **Brechdurchfall**
  - Essen und Trinken werden im Magen **erwärmt** und **nach ca. fünf bis zehn Minuten heiß erbrochen**.
  - Schmerzhaftes Erbrechen von Galle.
  - Fühlt sich nach dem Erbrechen besser, verlangt kaltes Wasser, will eine Kleinigkeit essen.
  - Stühle sind wässrig, mit weißen Schleimklumpen oder wie kleine Talg- oder Sagokörner.
  - Stuhl enthält unverdaute Nahrungsreste.
  - Durchfall, sobald etwas den Mastdarm erreicht.
  - **Starker**, **erschöpfender Durchfall**.
  - Schleimausfluss aus dem **weit offenen After**, mit Stuhldrang.
  - Scharfe, schneidende Schmerzen in den Eingeweiden.
- **Blutungsneigung**
  - Aus Nase, Lunge, Magen, Blase, Uterus, Ulzera.
  - Nach Eingriffen: Zahnextraktion, Mandeloperation.

Modalitäten

Verschlimmerung	< wenn **allein** gelassen; im Dunkeln
	< plötzliche Wetterwechsel, **bei einem Gewitter**
	< morgens, 11 Uhr, abends, im Bett, vor Mitternacht
	< beim **Liegen auf der linken Seite** oder auf dem Rücken
Besserung	> **Zuwendung**, Massage
	> **nach dem Schlafen**
	> beim **Liegen auf der rechten Seite**
	> Trinken von kaltem Wasser, kalte Speisen
	> warme Umschläge (Kopfschmerzen und Magensymptome < Wärme, > Kälte)

Folgemittel

Arsenicum, Allium cepa, Carbo vegetabilis, Nux vomica, Silicea, Sulphur
Vorsicht! Phosphorus darf nicht vor und nicht nach Causticum gegeben werden.

Aus der Praxis – Für die Praxis

▶ Der Phosphorus-Kranke macht zu Beginn der Krankheit trotz Fieber nicht den Anschein, als ob er krank wäre. Er ist unruhiger als sonst, spricht mehr und es widerstrebt ihm, das Bett zu hüten. Der Schein allerdings trügt! Sein Körper glüht, die Krankheit schreitet schnell voran und führt zu einem plötzlichen Kräftezerfall. Nachdem die Kräfte ihn verlassen haben, liegt er fast regungslos im Bett ⇔ Arsenicum album: Patient ist unruhig trotz Kräftezerfall.

▶ Phosphorus ist ein gutes Mittel bei **Hepatitis** ⇒ Bryonia, Podophyllum

▶ Abgrenzung gegen **Pulsatilla:** Beide Arzneimittel > Trost, > Kälte. Durst: Phosphorus ist durstig oder trinkt, wenn dazu aufgefordert. Pulsatilla ist durstlos und trinkt widerstrebend.

▶ **Brennende Schmerzen**. Vergleiche Arsenicum album, Phosphorus und Sulphur:

Arsenicum album	> äußere Hitze, Heizkissen, Wärmflasche
Phosphorus	> Massieren, Ruhe, Schlaf
Sulphur	< Wärme, Waschen, Kratzen

▶ Phosphorus ist ein ausgezeichnetes Arzneimittel bei Beschwerden durch Blitzschlag und Verbrennungen durch radioaktives Material.

Ein typischer Fall von Phosphorus

Eine Lehrerin hat seit einigen Stunden Brechdurchfall mit hohem Fieber. Morgens um ein Uhr erwacht sie mit dem Gefühl, sie müsse erneut erbrechen. Es ist ihr schwindlig, und im Badezimmer hat sie das Gefühl, jetzt komme auch Durchfall. Ihr Mann findet sie bleich auf der Toilette sitzend, wie sie sich in ein Becken übergibt. Sie klagt, dass es nach dem Erbrechen stark brenne, und möchte ein Glas kaltes Wasser. Dankend nimmt sie das Glas und trinkt es schluckweise leer. Nun fühlt sie sich etwas besser, doch nach fünf Minuten ruft sie: „Es kommt schon wieder!". Der Ehemann reicht ihr sofort das Becken. Dabei fällt ihm auf, dass das erbrochene Wasser heiß ist. Seine Ehefrau will wieder trinken. Nachts um halb zwei telefoniert der Ehemann mit der Hausärztin.

Die Ärztin verordnet Phosphorus C 30 aufgrund der folgenden Symptome: Erbrechen, sobald sich das Getrunkene im Magen erwärmt hat; Durst auf kaltes Wasser; Erbrochenes ist heiß; brennende Schmerzen; Patientin ist nicht gereizt. Phosphorus lindert die Beschwerden innerhalb von fünf Minuten und sorgt für eine ruhige Nacht. Nach zwei weiteren Gaben am darauf folgenden Tag, morgens und abends, erholt sich die Patientin rasch. Innerhalb von 24 Stunden ist sie fieberfrei.

Podophyllum peltatum

Maiapfel

Podophyllum pél-tá-túm – der Name lässt es beinahe schon erahnen – ist ein wichtiges Arzneimittel bei Durchfall mit heftigsten Geräuschen! Erbrechen und Leberbeschwerden bei heiß-trockenem Wetter.

Seelischer und geistiger Zustand
Patient ist niedergeschlagen, traurig, ruhelos.

Beschwerden infolge von
- heiß-trockenem Wetter
- sauren Früchten

Organe/Körperregionen
Schleimhäute (v. a. **Verdauungstrakt**), **Leber**, Lymphdrüsen, Kopf, Weibliche Genitale. Rechte Seite (z. B. Tonsille, Ovar).

Wichtige Symptome
- Poltern im Bauch, begleitet von starken, krampfartigen Schmerzen.
- **Überreichliche, gelbe, wässrige Stühle, wie aus einem Hydranten sich laut ergießend, fürchterlich stinkend.**
- Stuhlgang wie schmutziges Wasser (Geruch entscheidet, ob Stuhlgang oder Urin!)
- Bitterer Geschmack und Aufstoßen, Neigung zum Galleerbrechen.
- Schwäche und Hinfälligkeitsgefühl im Abdomen.
- Beständiges **Reiben und Massieren der Lebergegend** mit der Hand.
- Fieber: große Schwatzhaftigkeit während Frost und Hitze ⇒ Phosphorus.

Wichtige Frage/Beobachtung
Wie kommt der Durchfall?
Antwort: wie eine Explosion.

Spezielle Symptome

- **Zahnen**
  - Heiße, glühende Wangen ⇒ Chamomilla, Belladonna.
  - Starkes Verlangen, die Gaumen aufeinander zu pressen.
  - Rollt den Kopf hin und her im Schlaf.
- **Durchfall**
  - Poltern im Bauch, Krämpfe, dann überreichliche, schmerzlose, wässrige Stühle, herausspritzend.
  - Stuhl: **gelb** oder grünlich, wässrig, fürchterlich stinkend. Reiswasserstühle.
  - **Häufiges Brechwürgen** und leeres Erbrechen.
  - Oft Vorfall des Afters vor oder während des Stuhlgangs.
  - Unruhiger Schlaf mit Stöhnen.
- **Hepatitis**
  - Schmerzen in Lebergegend, > Massage oder Liegen auf dem Bauch ⇔ Bryonia.
- **Schwangerschaft/Wochenbett**
  - Schwangerschaftsübelkeit. Kann in den ersten Schwangerschaftsmonaten nur bequem liegen, wenn sie auf dem Bauch liegt.
  - Nachwehen mit starkem Senkungsgefühl des Uterus.
  - Hämorrhoiden und Mastdarmvorfall nach der Geburt ⇒ Ruta.

Modalitäten

Verschlimmerung	< bei heißem Wetter
	< **frühmorgens** (**4 Uhr** bis 8 Uhr)
	< beim Zahnen; wenn er gebadet oder gewaschen wird
	< nach dem Essen und Trinken
	< bei Überanstrengung, Bewegung
	< beim Stuhlgang
	< Druck der Kleidung
Besserung	> äußerliche Wärme; abends
	> Liegen auf dem Bauch
	> Streichmassage der Leber
	> nach Stuhlgang

Folgemittel
Sulphur

> **Aus der Praxis – Für die Praxis**
>
> ▶ Podophyllum gehört in die Reiseapotheke für Reisen in Länder mit heiß-trockenem Klima, kann auch angezeigt sein nach Rückkehr aus diesen Klimazonen.
> ▶ Podophyllum, rechtzeitig bei Unwohlsein und Durchfall eingenommen, kann eine Hepatitis verhindern.
> ▶ Abgrenzung von Podophyllum gegen **China**. China: schmerzloser Stuhl nachts und nach dem Essen.

> **Ein typischer Fall von Podophyllum**
>
> Ein junger Mann meldet sich in der Praxis. Er ist soeben von den Ferien aus Ägypten zurückgekehrt und leidet unter Durchfällen. Zudem muss er etwa ein- bis zweimal täglich erbrechen. Er verspürt einen unangenehmen Druck in der Lebergegend, und während der Konsultation streicht er ständig mit der Hand über den rechten Oberbauch. Der Durchfall stinke fürchterlich und störe ihn besonders auch deshalb, weil er nach jedem Gang zur Toilette diese gründlich reinigen müsse – er wohnt in einer Wohngemeinschaft. Auf die Frage, wie laut der Durchfall sei, gibt er zur Antwort, dass seine Mitbewohner ihm scherzhaft erklärt hätten, er solle seine Toilettengänge jeweils rechtzeitig anmelden, damit sie noch vor dem „Urknall" die Toilette aufsuchen könnten!
> Zu den Symptomen „Stuhlgang laut", „stinkend" will die Ärztin noch Farbe und Konsistenz des Stuhls wissen. Der Stuhl sei wie gelbes Wasser, berichtet der Patient. Diese drei Symptome weisen klar auf Podophyllum hin, zumal die Massage der Lebergegend ein Leitsymptom des Arzneimittels ist. Podophyllum C 200, 1 × täglich über 2 Tage eingenommen, heilt den Salmonellen-Infekt problemlos aus.

Pulsatilla

Kuhschelle oder Küchenschelle

Pulsatilla ist eine kleine und zarte Pflanze, die sich mit dem Wind hin- und herbewegt und auch Windblume genannt wird.
Pulsatilla ist ein Tonikum für den Verdauungstrakt und ein ausgezeichnetes Schwangerschaftsmittel.

Seelischer und geistiger Zustand
Patient ist ängstlich und furchtsam. Pulsatilla ist oft angezeigt bei leicht beeinflussbaren, sanften und mitfühlenden Menschen, v.a. bei Frauen und bei Kindern. Traurig, weint leicht, ist jedoch schnell getröstet. Manchmal mürrisch, schnell beleidigt. Fürchtet das Alleinsein und die Dunkelheit. Tröstende Worte und Gesten bessern seelisch-geistigen Zustand und Beschwerden.

Beschwerden infolge von
- Überessen, v.a. fettiges Essen, zu viel Eis, Whisky
- Tee- und Obstgenuss
- Eisentherapie während längerer Zeit
- Masern, **Mumps** → Otitis media
- nassen Füßen, Regen

Organe/Körperregionen
Schleimhaut (Mittelohr, Magen-Darm-Trakt, weibliche und männliche Genitalien, Blase, Niere). **Venöses Gefäßsystem** (Gehirn, Beine). Einseitige Beschwerden.

Wichtige Symptome
- **Symptome wechseln schnell**, „wie das Aprilwetter", oft begleitet von **Übelkeit**.
- **Durstlos trotz trockenen Mundes**, **bei fast allen Beschwerden**.
- **Absonderungen sind dick**, **mild**, **gelblich-grün** (Augen, Ohren, Nase, Bronchien).
- **Schmerzen wandern**.
- Schlechter Geschmack im Mund, jeden Morgen beim Aufstehen.
- **Zunge: dicker Belag**, **gelb oder weiß**, **v.a. hintere Hälfte**.
- Frieren, trotzdem Abneigung gegen Wärme.
- Neigung zu Otitis media.

Wichtige Frage/Beobachtung

Hilft Trost? Antwort: Ja. Das Weinen von Kindern, die Pulsatilla benötigen, erregt Mitgefühl ⇔ Chamomilla: Geschrei ist entnervend.

Spezielle Symptome

- **Otitis media**
  - Die allgemeinen Symptome führen zum Arzneimittel.
- **Husten**
  - Gelb-grüner Auswurf.
  - Heiserkeit ist „launenhaft", kommt und geht.
  - Urinabgang beim Husten ⇒ Causticum.
  - Auswurf schmeckt bitter.
- **Durchfall**
  - Keine zwei Stühle gleichen sich.
- **Zystitis**
  - Häufige Ursache: kalte Füße.
  - Nach dem Urinieren krampfhafter Schmerz im Blasenhals, bis zum Becken und zu den Oberschenkeln ausstrahlend.
  - Häufiges und beinahe erfolgloses Drängen zum Urinieren, mit schneidenden Schmerzen, < beim Liegen auf dem Rücken.
  - < **im Liegen**, > **Bewegung**.
  - Durstlos, zwingt sich aber zum Trinken.
- **Menstruation**
  - Ausbleiben der Menstruation wegen nasser, unterkühlter Füße; der seelische Zustand und die übrigen Symptome müssen allerdings Pulsatilla entsprechen.
  - Starke, oft einseitige Kopfschmerzen.
- **Fieber**
  - Froststadium vorherrschend, wenig Hitze, hat keinen Durst.
  - Friert, ist trotzdem abgeneigt gegen Wärme.
  - Stöhnen während der Hitze.
  - Verlangen nach frischer, kühler Luft.

Modalitäten

Verschlimmerung	< **wenn allein** gelassen, v. a. abends
	< **Wärme** (Raum, Essen, Trinken, Kleidung)
	< **Ruhe**
	< Liegen, v. a. auf linker oder schmerzloser Seite
Besserung	> **liebevolle Betreuung**
	> **Kälte** (Raum, Luft, Essen, Umschläge)
	> langsames Gehen an der frischen Luft

> langsame Bewegung
> Menstruationsfluss

Folgemittel
Silicea, Sulphur
Ein Patient, der immer wieder in einen akuten Pulsatilla-Zustand kommt, benötigt wahrscheinlich Silicea oder ein Arzneimittel aus der Kalium-Gruppe wie z. B. Kali bichromicum, Kali carbonicum, Kali muriaticum, Kali nitricum (alle in diesem Buch nicht berücksichtigt).

Aus der Praxis – Für die Praxis

▶ Pulsatilla ist, wie Phosphorus, empfänglich für tröstende Worte. Im Unterschied zu Phosphorus ist Pulsatilla jedoch durstlos trotz trockenen Mundes und trinkt nur widerstrebend.
▶ Pulsatilla ist ein ausgezeichnetes Arzneimittel bei **Mumps**. Rechtzeitig eingesetzt, verhindert es Komplikationen, hat zudem die Kraft, eingetretene Komplikationen zu heilen.

Ein typischer Fall von Pulsatilla

Ein vierjähriges Mädchen sitzt mit verweinten Augen auf dem Untersuchungstisch. Erkältung mit starkem Schnupfen und Husten, leichtes Fieber seit vier Tagen. Seit dieser Nacht hat es auch noch Ohrenschmerzen. „Der warme Zwiebelwickel half nicht", meint die junge Mutter, „im Gegenteil". Bei der Untersuchung bleibt das Mädchen ruhig und tut alles, wozu es aufgefordert wird. Die Ärztin stellt eine mittelschwere, rechtsseitige Otitis media und eine leichte Bronchitis fest. Der Mund ist trocken, die Zunge gelb belegt. „Wie steht es mit dem Trinken?" Die Mutter weint beinahe, als sie erzählt, dass ihre Tochter nichts habe trinken wollen, obwohl sie alles Mögliche versucht hätte.
Pulsatilla C 30, erste Gabe als Globuli und später in flüssiger Form stündlich zu Hause eingenommen, hilft sofort und heilt die Beschwerden innerhalb von zwei Tagen aus. Nach der ersten Gabe Pulsatilla ist das Mädchen schmerzfrei und beginnt wieder zu trinken.

Rhus toxicodendron

Giftsumach

Das „Arbeiter- und Athletenmittel"! Tigert auf und ab, rutscht hin und her – es schmerzt dann nicht so sehr! Rhus toxicodendron wirkt stark auf Haut, Schleimhäute und Fasergewebe. Gutes Fiebermittel.

Seelischer und geistiger Zustand
Patient ist **ruhelos**. Ängstlich in der Nacht.

Beschwerden infolge von
- Trauma durch Verheben, Überstrecken, Verstauchung, Quetschung, Prellung
- **Zugluft**
- Nasswerden bei Überhitzung (Sport)
- Regenwetter, **feuchter Kälte**
- Scharlach (Ausschlag entwickelt sich nicht)
- Medikamenten (v. a. Hautausschläge)

Organe/Körperregionen
Haut, **Schleimhäute**, Blut, **Fasergewebe** (Bewegungsapparat), Drüsen (Ohrspeicheldrüse, Glandula submandibularis).

Wichtige Symptome
- Schmerzcharakter: **ziehend**, **reißend**, **als ob die Muskeln zu kurz wären**.
- **Steifheit** in den Gelenken, **Kraftlosigkeit**, **Knacken** der Gelenke.
- Schmerzen bei erster Bewegung nach Ruhe, > **anhaltende Bewegung**.
- Kraftlosigkeit und Schmerzen, < nach zu langer Bewegung.
- Steifer Nacken durch Sitzen in der Zugluft.
- Trockene oder belegte Zunge **mit rotem Dreieck an der Zungenspitze**.
- Haut: blasenartige Ausschläge.
- Träumt von Arbeit, Anstrengung und Bewegung.
- Schweiß am Körper und Trockenheit des Kopfes.

Rhus toxicodendron

Wichtige Frage/Beobachtung
Bessern sich die Beschwerden in Ruhe? Antwort: Nein!

Spezielle Symptome
- **Delirium**
  - Murmelndes Delirium bei Scharlach, Typhus, Pneumonie, Diphtherie, Malaria oder was auch immer die Ursache des Deliriums sein mag ⇒ Arnica.
  - Trockene oder dunkel belegte Zunge mit **rotem Dreieck an der Zungenspitze** ⇔ Arnica.
  - Patient gibt auf Fragen Antwort ⇒ Arnica, Baptisia (in diesem Buch nicht berücksichtigt).
- **Augenentzündung**
  - Oft nach Schwimmbadbesuch ⇒ Dulcamara.
  - Starke Schwellung der Augenlider, scharfe Absonderung.
- **Zahnschmerzen**
  - Übler Geschmack im Mund.
  - Verlangen nach kalter Milch.
  - > ständiges Rütteln am Zahn.
- **Husten**
  - Schrecklicher Husten mit dem Gefühl, es könnte etwas aus der Brust gerissen werden.
  - Lockerer Husten morgens, quälender, trockener Husten abends.
  - Kitzeln hinter dem Brustbein löst Husten aus.
  - Auswurf: mühsames Aushusten ⇒ Causticum.
- **Grippe**
  - Starke Muskel- und Gliederschmerzen, Niesen und Husten.
  - Kopfschmerzen in den Hinterhaupthöckern mit schmerzender Kopfhaut.
  - **Schwindel beim Aufstehen > nach wenigen Schritten**.
  - Leicht unterkühlt, < Abdecken.
  - Zahnabdrücke auf der Zunge; Zunge rissig und belegt, **mit rotem Dreieck an der Zungenspitze**.
- **Durchfall**
  - Starke Bauchschmerzen, > nach Stuhlgang.
  - Reißende Schmerzen die Beine hinunter.
  - Bauchschmerzen, > Liegen auf dem Bauch.
  - Stuhl: grünlich, enthält gallertartige Kügelchen oder Flocken.
  - Rötlicher, spärlicher Urin.
- **Entzündung am After**
  - Perianale Entzündung oder entzündete Analfistel.

- **Rückenschmerzen**
  - Schmerz im Rücken beim Versuch aufzustehen.
  - Rheumatische Schmerzen im Rücken, steifer Hals vom **Sitzen in der Zugluft**.
  - Schmerzen zwingen den Patienten, **sich ständig zu bewegen**.
  - > beim Liegen auf harter als auf weicher Unterlage, z. B. auf dem Boden.
  - **Schmerzen zwingen in der Nacht zum Aufstehen**.
- **Ischialgie**
  - Schmerzen können durch Bewegung besser werden, müssen aber nicht!
  - Meist **linke Seite** betroffen ⇔ Colocynthis.
  - Spannung, als ob die Muskeln zu kurz wären.
  - Kraftlosigkeit, Lähmungssymptome mit Taubheitsgefühl.
  - Steifheit in den Gelenken.
  - Schmerzen, < erste Bewegung nach Ruhe.
- **Hautausschläge**
  - **Urtikaria:** bei kaltem Wetter, vom Nasswerden, während Frost, **im Fieber**, beim Schwitzen; bei Rheumatismus; immer im Frühling.
  - Ekzeme mit **kleinen**, **stark juckenden Bläschen**. Jucken, das durch Kratzen nur leicht gelindert wird.
  - **Herpes Zoster:** in ca. 80 % aller Fälle ist Rhus toxicodendron das passende Arzneimittel ⇒ Variolinum, Vaccininum und Malandrinum (in diesem Buch nicht berücksichtigt)
  - **Juckreiz** > **heißes Bad** ⇔ Apis > kaltes Bad, ⇔ Sulphur < Baden.

Modalitäten

Verschlimmerung	< **bei Ruhe**, nachts, nach Mitternacht
	< **erste Bewegung nach Ruhe**
	< **wenn die Bewegung zu lange dauert**
	< feuchtes, kaltes und regnerisches Wetter
	< **kalte Luft**
	< **Durchnässung**
	< Rückenlage
	< Liegen auf der rechten Seite
Besserung	> **Lagewechsel**
	> fortgesetzte **Bewegung;** > Bewegung der befallenen Körperteile
	> **Wärme, warme Getränke, warme Kleidung**
	> **Liegen auf harter Unterlage**

Folgemittel

Bryonia, Ruta, Sulphur
Vorsicht! Rhus toxicodendron darf nicht vor und nicht nach Apis gegeben werden.

Aus der Praxis – Für die Praxis

▶ Wenn Rhus toxicodendron nicht wirkt, obgleich die Symptome zutreffen, denken wir an **Ruta**.
▶ Ein wichtiges Symptom von Rhus toxicodendron ist die **Unruhe**. Der Patient muss sich ständig bewegen, die Schmerzen werden durch Bewegung besser ⇔ Aconitum, Arsenicum: müssen sich auch ständig bewegen, Schmerzen werden aber dadurch nicht besser.
▶ Rhus toxicodendron ist ein hervorragendes Arzneimittel bei **Herpes Zoster**, wenn die Modalitäten zutreffen.
▶ Bei einer Giftsumachvergiftung (Giftsumach = Rhus toxicodendron) wirkt Ledum als Antidot (Boericke).
▶ Rhus toxicodendron half bei Verätzung der Speiseröhre (Kent).
▶ Rhus toxicodendron ist ein ausgezeichnetes Arzneimittel bei **marternden Nachwehen**, wenn Arnica nicht greift. Ab der dritten Geburt nehmen die Nachwehen an Intensität zu.
▶ **Potenz: Wenn C 30 kurzfristig hilft, die Beschwerden indessen zurückkehren, ist eine Potenzsteigerung auf C 200 notwendig.**

👁 Ein typischer Fall von Rhus toxicodendron

Eine junge Frau geht mit ihrem Freund in ein Tanzlokal. Sie tanzt in Schuhen mit hohen Absätzen. Wegen fehlender Übung verknackst sie sich schon beim ersten Tango den Fuß, sodass ihrem Freund nichts anderes übrig bleibt, als sie wieder nach Hause zu bringen. Kalte Kompressen, auf den Knöchel aufgelegt, helfen nicht, sondern verschlimmern den Schmerz. Vor Schmerzen kann die Patientin nicht ruhig liegen. Sie findet jeweils für kurze Zeit eine Stellung, in welcher ihr wohler ist, dann muss sie sich wieder bewegen. In der Arztpraxis wird eine Bänderzerrung des oberen Sprunggelenks links diagnostiziert. Rhus toxicodendron C 30 lindert die Schmerzen. Drei Stunden später erhält sie eine Gabe C 200. Die Patientin ist nun schmerzfrei, auch wenn sie das Bein ruhig hält. Durch zusätzliche Ruhigstellung des Fußes problemlose Heilung innerhalb von vier Tagen. Eine orthopädische Fußstütze wird für die Dauer von drei Monaten verordnet.

Ruta graveolens

Weinraute

Ruta graveolens wirkt auf **Knochenhaut**, Knorpel, **Beugesehnen** und Gelenke und ist v. a. dann angezeigt, wenn die Verletzung schon einige Tage oder länger zurückliegt. Ruta vollendet das Werk von Arnica.

Seelischer und geistiger Zustand
Patient ist bedrückt, unzufrieden. Schwächegefühl.

Beschwerden infolge von
- Verstauchung
- Luxation (Ausrenkung von Körperteilen)
- Überanstrengung
  - insbesondere der **Beugesehnen**
  - der Augen mit **Sehschwäche** und Schwachsichtigkeit durch feine Näharbeiten, nach langem Lesen bei schlechtem Licht, Texte in kleiner Schrift, Computerspiele
  - Geburt
- Kälte, feuchte Kälte, kalter Wind

Organe/Körperregionen
Knochenhaut, Knorpel, Beugesehnen, Augen, Uterus, Rektum, Nerven (Augen, Gesicht, Beine).

Wichtige Symptome
- Verletzung liegt einige Tage zurück, Arnica hat geholfen, aber die **Knochenhaut** (Gelenke, Wirbelkörper, Steißbein, Sitzbein, Rippen, Röhrenknochen) ist noch **sehr empfindsam**, verbunden mit einem Schwächegefühl in den Gelenken, v. a. im Hand- und Fußgelenk.
- Patient ist unruhig, dreht und wendet sich häufig im Liegen; Körperteile sind schmerzhaft, wie zerschlagen.
- Ähnliche Symptome wie bei Rhus toxicodendron, jedoch meist von Verstopfung begleitet, evtl. Analprolaps (v. a. nach Geburt).
- **Sehschwäche**, **rote heiße Augen**, **brennen wie Feuerbälle**, es folgen Kopfschmerzen.
- Verdickung der Knochenhaut, v. a. an ungeschützten Stellen, z. B. am Schienbein nach (alter) Verletzung.

- ▶ Schwielen; Verhärtung der Fingersehnen, v. a. bei Bauarbeitern, Landwirten → Kontraktion.
- ▶ Durst auf eiskaltes Wasser.

Wichtige Frage/Beobachtung

Haben Sie über längere Zeit die gleiche Arbeit ausgeführt? So können beispielsweise die Arbeit mit einem Pressluftbohrer, schwere Bügelarbeit, die Arbeit mit der Gartenschere, ein anstrengendes Aktenstudium oder die Schreibarbeit am Computer Ruta-Symptome hervorrufen.

Spezielle Symptome

- **Darm**
  - Eigenartiges Symptom: Gefühl von Übelkeit im Rektum, das z. B. nach einer Geburt auftritt und über Jahre störend vorhanden sein kann. Auch Analverkehr kann zu diesen Beschwerden führen.

Modalitäten

Verschlimmerung	< **im Liegen**
	Lumbago < morgens vor dem Aufstehen
	Ischialgie < Hinlegen zur Nacht
	< **Kälte** und feuchtes Wetter
	< beim Lesen, bei feinen Arbeiten
	< beim Bücken
	< nach Geburt, Analprolaps bei jedem Stuhlgang
	< abends
Besserung	> Liegen auf dem Rücken (bei Rückenschmerzen)
	> Bewegung
	> Wärme
	> Druck auf den Rücken (bei Rückenschmerzen)

Folgemittel

Sulphur; auch Calcium phosphoricum (in diesem Buch nicht berücksichtigt) bei Gelenks- und Knochenentzündungen

Aus der Praxis – Für die Praxis

- ▶ Ruta beschleunigt den Heilungsvorgang und ist **nach Arnica** bei Verletzungen der Gelenke, **nach Symphytum** bei Verletzungen der Knochen angezeigt.

▶ Bei Überlastung der **Augen**, z. B. durch Lesen von Kleingedrucktem, was sich wie eine Augenverletzung auswirkt, wirkt Ruta ausgezeichnet, sofern Sehschwäche und brennende Schmerzen gemeinsam auftreten ⇔ Arnica: Augenbeschwerden durch Zugluft.
▶ Ruta wird wegen der Ähnlichkeit mit dem größeren und oft angewendeten Arzneimittel **Rhus toxicodendron** oft übersehen bzw. nicht erkannt. Bei beiden Arzneimitteln werden die Beschwerden schlimmer durch feuchte Kälte und besser durch Bewegung und Wärme, beide zeigen die typische körperliche Unruhe. Unterschied: Ruta hat eine bessere Wirkung auf die Beugesehnen, v. a. der Hand- und Fußsehnen sowie auf den Analprolaps nach der Geburt. Ruta wirkt z. B. ausgezeichnet bei Leistenbeschwerden, an welchen häufig Fußballer leiden.
Trinkverhalten: Ruta wird oft nach eiskaltem Wasser verlangen, Rhus toxicodendron bevorzugt warme Getränke.
▶ Ruta wirkt ausgezeichnet bei **schmerzenden Sitzbeinknochen** und gehört auch im Winterurlaub als „eiserne Reserve" in die Notfallapotheke! Wenn der Arzt den Patienten klagen hört: „Mir tut der Hintern weh!", dann kann er fast eine Wette abschließen, dass hier ein Anfänger mit dem Snowboard etwas übertrieben hat und Ruta benötigt! Auch vornehmlich im Sitzen tätige Sportler wie Reiter und Radfahrer leiden zu Beginn der Karriere oft am typischen Ruta-Symptom der schmerzenden Sitzbeinknochen.

> 👁 **Zwei typische Fälle von Ruta graveolens**
>
> Herr L., ein Gartenliebhaber, ist begeistert, dass er seit seiner Pensionierung viel Zeit für seinen Garten und seine Reben hat. Täglich sieht man ihn im Garten hantieren, mit Schere, Hacke und Spaten. Nach einigen Wochen klagt er über Schmerzen in der rechten Hand. Arnica C 200 lindert die Beschwerden für 1–2 Tage. Doch eines Morgens kann er die Hand kaum mehr öffnen. Etwas verängstigt begibt er sich in die Praxis seiner Hausärztin. Diese stellt knotige Verdickungen der Beugesehnen in der Handinnenfläche fest. Mit Ruta C 200, 1 × täglich, morgens über 4 Tage, sowie einem zweiwöchigen Arbeitsverbot für schwere Gartenarbeiten verschwinden die Verhärtungen innerhalb von zehn Tagen vollständig.
>
> Eine sportliche Lehrerin stürzt beim Schlittschuhlaufen auf die Knie. Sie nimmt sofort Arnica, welches hilft. Drei Wochen später sucht sie trotzdem die Praxis auf, da der oberste Teil des ➔

Schienbeins immer noch leicht geschwollen ist und schmerzt, wenn sie enge Jeans trägt. Wenn sie Sport treibt, spürt sie in den Knien außerdem noch ein Schwächegefühl, und beim Abwärtsgehen der Treppe fühlt sie sich unsicher. Die Ärztin verschreibt Ruta C 30, 1 Gabe täglich über 4 Tage. Einige Monate später berichtet die Lehrerin erfreut, dass auch die von einer früheren Verletzung zurückgebliebenen Kniebeschwerden verschwunden seien. Diese Beschwerden hätten sie seit zehn Jahren auf ihren Skitouren immer treu begleitet. Ruta hat auch diese alte Verletzung vollkommen ausgeheilt!

Silicea

Kieselsäure

Silicea ist ein starkes Arzneimittel mit tiefer Heilungswirkung im Nervensystem! Silicea „baut den Patienten auf" und treibt Splitter und Fremdkörper aller Art aus dem Gewebe.

Seelischer und geistiger Zustand

Patient ist nervös und gereizt, schwach, verzagt, mal halsstarrig und eigensinnig, dann wieder nachgiebig, unentschlossen und mutlos. Angst vor Blutentnahme und Injektionen.

Beschwerden infolge von

- Kälte: z. B. kalte Füße, keine Kopfbedeckung bei Kälte, nach Schwimmunterricht
- Unterdrückung von Schweiß, besonders Fußschweiß (z. B. durch Kälte)
- Impfungen, z. B. Grippeimpfung
- Fremdkörpern, z. B. Holz-, Metall-, Glassplitter; Gewehrkugeln, Schrot

Organe/Körperregionen

Zellgewebe im Allgemeinen, **Zirkulation**, **Nervensystem**, Drüsen, Gänge (Eustach'sche Röhren, Tränenkanal, Fistelgänge), Augen. **Knochen**, Knorpel, Lunge (linke Seite), Schleimhäute, Haut.

> **Vorsicht, Implantate!** Silicea hat die Kraft, Implantate wie Zahnimplantate, künstliche Gelenke, Schrauben, Herzschrittmacher zu lockern. Wenn solche Implantate vorhanden sind, darf Silicea nicht gegeben werden.

Wichtige Symptome

- Ungenügende Nahrungsverwertung, führt u. a. zu Untergewicht, Gedeihstörung und Rachitis.
- **Mangel an Lebenswärme**, beständiges Frösteln, sogar bei körperlicher Tätigkeit.
- **Kopfschweiß, besonders nachts**. Erschöpfende Nachtschweiße
⇒ Arsenicum, China, Mercurius solubilis, Sulphur.

▶ **Fußschweiß**, **wund machend zwischen den Zehen**, **übler Geruch**.
▶ **Erkältet sich leicht**.
▶ **Schwäche** in Verbindung mit Schläfrigkeit ⇒ Gelsemium, Nux vomica.
▶ Verstopfung ⇒ Bryonia, Nux vomica, Ruta.
▶ **Entzündungen, die in Eiterungen übergehen** ⇒ Mercurius solubilis, Hepar sulphuris. Eiterung ist **wenig schmerzhaft**, langsamer Verlauf, schleppend, Neigung zu Verhärtungen, Bildung von Fisteln und Geschwüren.
▶ Gefühl, als liege ein Haar auf der Zunge, im Hals oder in der Luftröhre.
▶ Beschwerden sind oft weniger schmerzhaft, als man erwarten würde.

- Tiefe Potenzen (C 3, C 6, evtl. C 30) fördern die Eiterung und bringen den Prozess zur Reife. Hohe Potenzen (C 200) verhindern die Eiterbildung oder fördern die Abheilung, nachdem der Eiter ausgeflossen ist.
- Vorsicht: bei tief sitzenden Eiterungen darf Silicea nur geben, wer eine homöopathische Fachausbildung abgeschlossen hat!

Wichtige Frage/Beobachtung

Der Patient hat Angst vor Blutentnahme und vor kleinsten chirurgischen Eingriffen, z. B. dem Entfernen eines Fremdkörpers oder dem Anstechen eines Panaritiums.

Spezielle Symptome

- **Schwindel**
  - Mit Furcht, zur linken Seite hin zu fallen.
- **Kopfschmerzen**
  - Migräneartige Kopfschmerzen nach Impfung. Nacken → Scheitel → Stirn → oft rechtes Auge.
- **Bronchitis**
  - Heiserkeit. Kitzelhusten, der Reiz scheint in der Halsgrube zu liegen.
  - Husten ist locker, anstrengend und erstickend, zuweilen Gefühl, als läge ein Haar in der Luftröhre.
  - Trockener nächtlicher Husten, der den Patienten aus dem Schlaf weckt ⇒ Pulsatilla, Sulphur

< kalte Getränke ⇒ Rhus toxicodendron.
< Sprechen ⇒ Phosphorus, Drosera.
- **Magen-Darm-Beschwerden**
  - Wasser schmeckt schlecht; erbricht nach dem Trinken.
  - Magensymptome, > kaltes Essen (Ausnahme: sonst > Wärme, < Kälte!).
- **Durchfall**
  - Von üblem Geruch, gewöhnlich schmerzlos.
- **Verstopfung**
  - Stuhl muss mühsam herausgepresst werden, schlüpft dann jedoch wieder zurück.
  - Kopfschweiß beim Pressen.
- **Stillzeit**
  - Wunde Brustwarzen. Kind lehnt Muttermilch ab oder erbricht diese kurz nach dem Stillen. Silicea C 30/C 200 für die Mutter. Die Beschwerden des gestillten Kindes heilen auch.
  - Evtl. fließt beim Stillen reines Blut aus dem Uterus.
  - Heilt Brustentzündungen ⇒ Bryonia, Phytolacca (in diesem Buch nicht berücksichtigt).
- **Fieber**
  - Abends, schlimmer nachts.
- **Karbunkel**
  - Tritt bevorzugt zwischen Schultern und Nacken auf.
  - Eiter ist dünn, stinkend, oft vermischt mit Blut; zuweilen durchsetzt mit kleinen, käsigen Partikeln.
  - < kalte Umschläge ⇒ Mercurius solubilis, Hepar sulphuris
    ⇔ Sulphur: besser durch kalte Umschläge.
  - > warme Umschläge ⇒ Hepar sulphuris
    ⇔ Mercurius solubilis: verschlimmert sich durch Wärme und Kälte.
- **Panaritium**
  - Frühstadium ist nicht sehr schmerzhaft, was auffallend ist (⇔ Hepar sulphuris: schmerzüberempfindlich). Behandlung: Eine Gabe Silicea C 200 verhindert die Eiterbildung und heilt schnell ab.
  - Eiterstadium. Patient widersetzt sich Einschnitt ⇒ Silicea C 6, 1–3 Globuli alle 2 Stunden bringen die Eiterung schnell zum Reifen und entleeren den Eiter (1–4 Gaben). Anschließend heilt 1 Gabe Silicea C 200 innerhalb von 12–72 Stunden.
  - Spätstadium. Alter Umlauf, wiederholte Eiterentleerung, droht Knochen anzugreifen ⇒ Silicea C 200, 1 Gabe täglich über 2 Tage wird ausheilen (Ruhigstellung für fünf bis sieben Tage!).

Silicea

- **Fistelbildung**
  - Ausgehend vom Knochen oder Gelenk, z. B. nach offener Splitterfraktur mit Knocheneiterung ⇒ Calendula
  - Geschwüre neigen dazu, langsam in die Tiefe vorzudringen, nur wenig Infiltration des umgebenden Gewebes.
  - **Potenz: C 200 oder höher.**

Modalitäten

Verschlimmerung	< Kälte, durch Entblößen, nasse Haare
	< Luftzug, nasskaltes Wetter
	< Liegen auf schmerzhafter Seite
	< Neumond, Aufregung im Allgemeinen
	< nachts
	< geistige Arbeit
Besserung	> Wärme, warmes Zimmer
	> warmes Einhüllen, besonders des Kopfes

Folgemittel

Hepar sulphuris, Pulsatilla, Sulphur
Vorsicht! Silicea darf nicht vor und nicht nach Mercurius solubilis gegeben werden.

Aus der Praxis – Für die Praxis

- ▶ Silicea ist das Pulsatilla der chronischen Krankheiten!
- ▶ Durch Silicea „hebt sich die Stimmung, Hoffnung kehrt zurück und Schwäche und Niedergeschlagenheit weichen einem Gefühl wiederkehrender Kraft und Gesundheit" (Nash).
- ▶ Silicea fördert den Abgang von **Fremdkörpern** aus dem Gewebe (Splitter aller Art). Dosierung: Silicea C 6, 3 Gaben täglich über 3 Tage, dann abwarten. **Vorsicht: Silicea nicht geben, wenn Implantate vorhanden sind**.
- ▶ Silicea heilte mehrfach **Rachitis** bei Kindern:
  - Kopf unverhältnismäßig groß. Fontanellen, besonders die vorderen, sind offen. Stinkender Kopfschweiß.
  - Körper klein und abgemagert, Bauch rund und plump.
  - Fußschweiß kalt und stinkend, wund machend zwischen den Zehen.
  - Scheu und unnachgiebig zugleich.
- ▶ **Molluscum contagiosum-Infekt** (Virusinfekt mit Bläschen, den man sich in den Schwimmbädern holen kann). Die Mollusken tre-

ten meist an Körperstellen auf, die beim Duschen zu wenig gründlich gewaschen werden, insbesondere im Nacken, in der Achselhöhle, in der Leistengegend und in der Kniekehle, von wo aus sie durch Kratzen auf den ganzen Körper übertragen werden. Silicea C 6, 3 × täglich über 3 Tage kann diesen Infekt ausheilen. Kratzverbot! Lokal mit verdünnter Hydrastislösung betupfen (zehn Tropfen auf einen halben Liter Wasser).

👁 Ein typischer Fall von Silicea

17-jähriger Gymnasiast bei einer Konsultation nach Weihnachten. Um sein Taschengeld aufzubessern, hat er auf dem Marktplatz Christbäume verkauft. Er zeigt der Ärztin drei Nagelumläufe im Eiterstadium, die nun zehn Tage alt sind und die sich zu entwickeln begannen, als er die Christbäume in der Kälte herrichten musste. Subfebrile Temperatur. Die Ärztin will die Umläufe anstechen, um den Eiter zu entleeren. Als sie sich mit dem chirurgischen Besteck nähert, zuckt der junge Mann zusammen, er wird blass und es wird ihm übel. Die Ärztin verordnet Silicea C 6, 1–3 Globuli alle 2 Stunden mit der Aufforderung, er solle sich am nächsten Tag wieder melden.
Am nächsten Tag erscheint der Gymnasiast wieder in der Praxis und berichtet, dass sich nach der zweiten Gabe zwei Umläufe, nach der dritten Gabe auch der dritte Umlauf geöffnet hätte. Eine Gabe Silicea C 200 als Abschluss heilt die Panaritien problemlos aus. Einen Monat später erhält die Ärztin eine Rückmeldung des jungen Mannes, der mitteilt, dass er sich seit der Arzneimittelgabe im Allgemeinen viel besser fühle. Er sei leistungsfähiger geworden, leide weniger unter Prüfungsangst und habe zu seinem Erstaunen keinen Migräneanfall mehr gehabt. **Silicea hatte nicht nur den Umlauf geheilt**, **sondern ganz offenkundig die Gesamtheit der Symptome!**
Anmerkung: Seit der Hepatitisimpfung vor einem halben Jahr hatte er sich nicht mehr wohl gefühlt und seine schulischen Leistungen waren abgesackt.

Spongia tosta

Gerösteter Meerschwamm

Spongia tosta gehört zur Krupp-Trias – Aconitum, Spongia tosta, Hepar sulphuris (☞ Teil 5, Pseudokrupp, S. 284) – und ist ein gutes Herzmittel.

Seelischer und geistiger Zustand
Patient hat Todesfurcht; Angst; Angst zu ersticken.

Beschwerden infolge von
- trockener, kalter Luft
- vererbter tuberkulöser Schwäche

Organe/Körperregionen
Atmungssystem (Kehlkopf, Luftröhre, Bronchien, Lunge), **Herz** (v. a. Klappenerkrankungen mit Husten), Drüsen (Schilddrüse, Hoden), Lymphsystem (Hals-Lymphknoten).

Wichtige Symptome
- **Große Trockenheit der Schleimhäute der Atemwege** – tränende Augen, Niesen.
- Chronische Heiserkeit und Husten, verliert häufig die Stimme beim Sprechen oder Singen.
- Husten- und Erstickungsanfälle beim Erwachen aus dem Schlaf, z. B. Pseudokrupp-Anfall.
- Laryngitis.
- Bronchitis.
- **Schläft sich in den Anfall hinein**.
- Pseudokrupp-Anfälle werden von Nacht zu Nacht schlimmer.

Wichtige Frage/Beobachtung
Waren Sie in den letzten Tagen kalter Luft ausgesetzt? Antwort: Ja.

Spezielle Symptome
- **Husten**
  - Mit starker Heiserkeit, etwas Schmerzhaftigkeit und Brennen.
  - Schlimmer durch Sprechen, Singen oder Schlucken.

- **Trocken und pfeifend**.
- Bellender Husten Tag und Nacht, z. B. bei Herzerkrankung.
• **Bronchitis**
- Wundheitsgefühl, Brennen, Roheit und **Schwere in der Brust**.
• **Pseudokrupp**
- Schläft sich in den Anfall hinein, 23 Uhr bis nach Mitternacht.
- Erwacht mit Erstickungsgefühl bei mühsamem Atmen, schweres **Einatmen** und **Ausatmen**, **hört sich an wie das Sägen durch Fichtenholz**.
- Heftiger, lauter Husten. Große Unruhe und Angst.

Modalitäten

Verschlimmerung
 < **vor und bis nach Mitternacht**
 < **beim Aufwachen**
 < **wenn der Kopf tief liegt**
 < vom Aufenthalt in zu warmen Räumen
 < von kalten Getränken

Besserung
 > **kühler** Raum
 > **Aufsitzen**, **nach vorne gebeugt**
 > warmes Essen, warme Getränke

Folgemittel

Bryonia, Carbo vegetabilis, Hepar sulphuris, Nux vomica, Phosphorus, Pulsatilla

Pseudokrupp: Aconitum → Spongia tosta → Hepar sulphuris

Wenn der Schleim zu rasseln beginnt, folgt Hepar sulphuris auf Spongia tosta.

Aus der Praxis – Für die Praxis

▶ Spongia tosta gehört zur **Krupp-Trias:** Aconitum, Spongia tosta, Hepar sulphuris (☞ Teil 5, Pseudokrupp, S. 284)
▶ Spongia tosta folgt bei Pseudokrupp gut auf **Aconitum** in den folgenden Fällen:
  - Aconitum half beim Anfall in der Nacht zuvor, die Wirkung war indessen zu wenig tief, um die Erkältung auszuheilen.
  - Aconitum bringt nur eine leichte Besserung. Spongia tosta wird die Arbeit von Aconitum weiterführen bei einem erneuten Anfall um Mitternacht mit **trockenem und pfeifendem Atmen**, das sich anhört wie das Sägen durch Fichtenholz.
▶ Spongia tosta hat sich bewährt, wenn der Patient an einer Herz-

erkrankung und zugleich an Asthma bronchiale leidet. Wie immer müssen dabei die Symptome zutreffen, insbesondere die zusätzlichen Symptome Taubheit der Fingerspitzen und Taubheit der unteren Körperhälfte.

👁 Ein typischer Fall von Spongia tosta

Ein zwanzig Monate alter Junge leidet seit seinem vierten Lebensmonat wiederholt unter Pseudokrupp-Anfällen. Seine Mutter erzählt, dass die Anfälle im ersten Lebensjahr oft aufgetreten seien, dann deutlich seltener. Im Alter von achtzehn Monaten, nach den üblichen Impfungen, treten die Anfälle wieder heftig auf. Die Ärztin lässt sich die Anfälle genau schildern und gibt dem Jungen eine Gabe Sulphur C 200. Die Mutter erhält Notfallmittel für zu Hause: Spongia tosta C 30 und C 200 sowie Hepar sulphuris C 30 und C 200. Beim nächsten Pseudokrupp-Anfall solle sie sich sofort melden. Einige Wochen später, kurz nach Mitternacht, verständigt die Mutter verängstigt die Ärztin, ihr Sohn sei soeben mit einem starken Anfall erwacht. Durch das Telefon hört die Ärztin den mühsamen Atem, **hi**-hu, **hi**-hu, **hi**-hu, wie Sägen durch Fichtenholz. Eine Gabe Spongia tosta beruhigt innerhalb von einer Minute, und der kleine Junge verbringt eine gute Nacht. Die folgenden sieben Jahre, bis heute, blieb er anfallfrei, die Neigung zu Erkältungen heilte aus.

Staphisagria

Stephanskorn

Staphisagria hilft bei **scharfem Schnitt**. Es ist ein wertvolles Arzneimittel bei **Verletzungen** und unterdrückten Gefühlen mit Nervenschwäche.

Seelischer und geistiger Zustand
Patient ist schnell beleidigt, gekränkt, verletzt, reizbar, hypochondrisch. „Heftiger Unwille über Dinge, die andere oder er selbst getan haben, grämt sich über die Folgen, beständige Sorge um die Zukunft". Eventuell sexuelle Phantasien. Raucht deutlich mehr, wenn er verärgert ist.

Beschwerden infolge von
- **Schnittwunden durch scharfe Gegenstände**, z.B. Messer, Glas, Papier
- Operationen (z.B. Bauch, Prostata, Blase), Zahnarzteingriffen (scharfer Schnitt!)
- unterdrückter Wut
- Ärger, Streit, Beleidigung
- Vergewaltigung

Organe/Körperregionen
Nerven, **Urogenitalorgane**, Bindegewebe (Augenlider, Haut), Magen-Darm-Trakt, Lymphsystem, Drüsen (Ovarien, Hoden, Schilddrüse), Zähne, rechter Deltoidmuskel, Knochen, Augen.

Wichtige Symptome
- **Überempfindsam** gegenüber Berührung, Lärm, Geschmack, Geruch.
- **Stark beleidigt**, **gekränkt**, **verletzt**.
- Nervöses Zittern, innerliches Zittern, Gehirn fühlt sich taub an, Schwäche.
- Ausschlag mit heftigem Jucken; **wird das Jucken durch Kratzen an der juckenden Stelle gelindert, so tritt es unmittelbar danach an einer anderen Stelle auf**.
- Bauchschmerzen nach jedem Nahrungsbiss oder jedem Schluck Flüssigkeit.

Staphisagria

- ▶ Gefühl, als würde der Magen schlaff herunterhängen.
- ▶ Schlafstörungen.

Wichtige Frage/Beobachtung

Was ist geschehen? Bei Staphisagria muss man mehrmals nachfragen! Das Arzneimittel erschließt sich oft nur über die Ursache.

Spezielle Symptome

- **Kopfschmerzen**
  - Gefühl, als ob eine Kugel in der Stirn festsitze.
- **Halsschmerzen**
  - Beim Schlucken „fliegen" Stiche zum Ohr, besonders zum linken ⇒ Phytolacca (in diesem Buch nicht berücksichtigt): besonders zum rechten Ohr.
- **Zystitis**
  - **Fortwährendes Brennen** in der Harnröhre > **beim Wasserlassen**.
  - Erfolgloser Harndrang.
  - Drang und Schmerz nach dem Wasserlassen, mit dem Gefühl von unvollständiger Entleerung. Gefühl, ein Urintropfen gehe die Harnröhre hinauf und hinunter.
  - Sitzt stundenlang auf der Toilette.
- **Rückenschmerzen**
  - < nachts im Bett.
  - < morgens vor dem Aufstehen.
- **Hautausschläge**
  - Trockene und feuchte Ausschläge, evtl. dicke Schorfe.
  - Oft am Kopf, um die Ohren, Augenlider.
  - Bläschen: scharfe Feuchtigkeit sickert heraus → Berührung mit der Haut → neues Bläschen.
  - Berührung äußerst schmerzhaft.

Modalitäten

Verschlimmerung	< nachts, morgens
	< Berührung
	< von kalten Getränken, Tabakgenuss
	< Essen
Besserung	> Wärme und Ruhe
	> nach dem Frühstück

Folgemittel

Causticum, Colocynthis, Ignatia, Nux vomica, Pulsatilla, Rhus toxicodendron, Sulphur

Aus der Praxis – Für die Praxis

▶ Staphisagria bei Kindern: das Kind verlangt oder schreit nach vielerlei Dingen, lehnt sie jedoch ab, wenn sie angeboten werden ⇒ Chamomilla.
▶ Staphisagria erschließt sich vielfach nicht über die körperlichen Symptome, sondern über die Ursache, die meist seelischer Natur ist wie Kränkung, Beleidigung.
▶ Abgrenzung gegen die **Ärgermittel** Chamomilla, Colocynthis und Nux vomica

Gemütskolik	
Chamomilla	Heißes Gesicht, Röte der Wangen, warmer Schweiß
Colocynthis	Muss sich zusammenkrümmen vor Schmerzen, starker Druck hilft
Nux vomica	Schmerzen verursachen Stuhldrang
Staphisagria	Mit innerlichem Zittern
Ischialgie	
Colocynthis	> starker Druck, Wärme, in Ruhe
Nux vomica	< Umdrehen im Bett
Staphisagria	> Ruhe, Wärme

▶ Staphisagria ergänzt die Wirkung von Colocynthis bei Bauchkolik.
▶ Staphisagria gehört zu den Ärgermitteln, deren Beschwerden durch Wärme besser werden ⇒ Colocynthis, Hepar sulphuris, Nux vomica.

👁 Zwei typische Fälle von Staphisagria

Frau R., innerlich und äußerlich noch ganz zitterig von der Auseinandersetzung mit ihrem Ehemann und den pubertierenden Kindern am Frühstückstisch, schneidet sich ein Stück Brot und verletzt sich dabei mit dem Brotmesser am linken Zeigefinger. Die Wunde wird unter Lokalanästhesie auf der Notfallstation genäht. Sie hat das Gefühl, als ob ein inneres Vibrieren vom Zeigefinger über ➔

den ganzen Körper laufe. Schließlich werden die Schmerzen so stark, dass sie vorzeitig erneut ein Schmerzmittel nehmen muss. Die Schmerzen und die innere Unruhe werden dadurch aber nicht besser. Nach Rücksprache mit ihrer Ärztin nimmt sie Staphisagria C 30, zuerst als Globuli, später alle Stunden einen Schluck des in Wasser gelösten Arzneimittels. Die Schmerzen verschwinden innerhalb von Minuten. Die Wundheilung verläuft schnell und problemlos.

Ein junges Mädchen, Reiterin und stolze Pferdebesitzerin, muss von ihrer Reitlehrerin harsche Kritik einstecken. Diese kommentiert nicht nur die Reitkünste des Mädchens, sondern auch das Pferd. „Du hast ja ein so blödes Pferd", meint sie abschätzig, „das sollte man am besten erschießen!" In gedrückter Stimmung kommt das Mädchen nach Hause, erzählt aber nichts über das Vorgefallene. Am nächsten Tag entwickelt sich eine schwere Zystitis. Die Ärztin findet trotz eingehender Befragung des Mädchens keine Ursache. Die körperlichen Symptome zeigen zwar ein Arzneimittel an, das aber nicht hilft. Auch die wiederholte Aufnahme der Symptome sowie eine nochmalige Befragung ergeben kein anderes Arzneimittel. So wird die Anwendung eines Antibiotikums unvermeidlich. Die Beschwerden bessern sich nicht. Zufälligerweise erfährt die Mutter von dem Vorfall in der Reitstunde. Sie ruft in die Praxis an und berichtet, was sich abgespielt hat. Diese Mitteilung führt auf die richtige Spur. Staphisagria C 200 lindert sofort und heilt die Blasenentzündung.

Anmerkung: Seit diesem Vorfall erzählt die Ärztin Patientinnen und Patienten mit Blasenentzündung und unklaren oder nicht gut verwertbaren Symptomen diese Geschichte. In vier von fünf Fällen berichten diese dann von einem beleidigenden oder kränkenden Ereignis, das sicher zu Staphisagria führt.

Sulphur

Schwefel

Der **„König der Heilmittel"** – „Old Faithful"! – eines der am besten geprüften Arzneimittel, das sich seit 200 Jahren bewährt. Sulphur enttäuscht nicht und erinnert an den mächtigen Schwefel-Geysir[58] im Yellowstone Park.

Seelischer und geistiger Zustand
Patient ist hitzig; chaotisch; aufbrausend, doch schnell wieder beruhigt.

Beschwerden infolge von
- **zu vielen Medikamenten**, **schädlichen Substanzen**
- **unterdrückten Hautausschlägen**
- **Impfungen**
- Wurminfektion

Organe/Körperregionen
Alle Körperregionen, insbesondere Blutkreislauf, Haut.

Wichtige Symptome
- **Unruhe.**
- **Hitze**, **Brennen**.
- Hautausschläge mit **Juckreiz**, wund machende Körperabsonderungen, < **Wärme**, < **Bettwärme**, < **Baden**.
- **Absonderungen und Ausdünstungen: übel riechend**, **wund machend**.
- Weißer Zungenbelag, rote Spitze und Ränder.
- **Trinkt viel**, **isst viel oder wenig**, **Verlangen nach Süßem**.
- Wirft die Bettlaken von sich, streckt Füße aus dem Bett.
- **Frühmorgendlicher Durchfall.**
- Verstopfung mit Durchfall abwechselnd.
- Fühlt sich sehr schwach gegen **11 Uhr morgens**.
- Hitze, Jucken und Brennen überall, am stärksten jedoch an **Körperöffnungen**, die **gerötet** sind.
- Nachtschweiß, insbesondere am Kopf.
- Katzenschlaf: wacht oft auf und ist sofort hellwach.

---

[58] Genannt „Old Faithful" = der treue Alte.

Wichtige Frage/Beobachtung

Trinken Sie lieber etwas Warmes oder Kaltes? Antwort: etwas Kaltes.
Frieren Sie schnell? Antwort: Nein ⇔ Nux vomica.

Spezielle Symptome

- **Hautausschlag**
  - Je mehr er kratzt, desto stärker **juckt und brennt** es. Wollüstiges Kratzen.
  - Jucken wird schlimmer durch Bettwärme, Waschen und Nasswerden.
- **Durchfall**
  - Durchfall einige Stunden nach Mitternacht oder morgens zwischen 5 Uhr und 6 Uhr, Patient springt vom Bett auf und eilt auf die Toilette.
  - Durchfälle ändern sich in der Farbe und können unverdautes Essen enthalten.
  - **Afterjuckreiz**, Wundheit am After, Röte.
- **Icterus neonatorum:** ☞ Bryonia
  - Unterstützt die Leberaktivität.

Modalitäten

Verschlimmerung < abends, nach Mitternacht, **früh morgens**, **morgens 11 Uhr**
< in geschlossenem Raum, in der Ruhe, durch Bettwärme
< **beim Stehen**, durch Berührung, Baden, **Waschen**
< wechselhaftes Wetter, an praller Sonne
< periodisch
< nach Milch, Süßigkeiten, alkoholischen Getränken

Besserung > **Bewegung**, Gehen, Liegen auf der rechten Seite
> Hochziehen der befallenen Glieder
> **an der frischen Luft**
> seelisch: durch Süßigkeiten

Folgemittel

Mit Ausnahme von Lycopodium (in diesem Buch nicht berücksichtigt) folgen alle Arzneimittel gut auf Sulphur.

Aus der Praxis – Für die Praxis

▶ Sulphur wird oft als **Abschlussstempel**, d.h. als abschließendes Arzneimittel bei einer akuten Krankheit verwendet, insbesondere in zwei Fällen:
  – **das Arzneimittel hat geholfen, der Patient erholt sich aber nur sehr langsam**.
  – **um sicher zu sein, dass kein Symptom unterdrückt worden ist**.
Der ideale Zeitraum ist oft zwischen dem dritten und fünften Tag der Erkrankung, wenn der Patient starken Durst hat.

Wenn sorgfältig ausgewählte Arzneimittel versagen, regt Sulphur die Reaktionsfähigkeit der Lebenskraft an. Die nach einer Gabe Sulphur hervortretenden Symptome sind oft der Schlüssel zur Heilung.

▶ Sulphur ist ein wunderbares Arzneimittel für Neugeborene – den neuen Erdenbürger begrüßen wir mit einer Gabe Sulphur C 30.
▶ **Brennende Schmerzen:** Vergleiche Arsenicum album, Sulphur und Phosphorus:

Arsenicum album	> äußere Hitze, Heizkissen, Wärmflasche
Phosphorus	> Massieren, Ruhe, Schlaf
Sulphur	< Wärme, Waschen, Kratzen

▶ **Sulphur** und **Nux vomica** sind wichtige Reinigungsmittel nach zu viel Medikamenten, Alkohol, Drogen und anderen schädlichen Substanzen. Sulphur: Patient neigt zu Durchfall, hat Durst, trinkt lieber etwas Kaltes. Nux vomica: Patient neigt zu Verstopfung, trinkt lieber etwas Warmes.
▶ Stiche von Sandflöhen ⇒ Sulphur. Wenn die Stiche sehr stark jucken und brennen, ist insbesondere auch Caladium sehr hilfreich (in diesem Buch nicht berücksichtigt).

👁 Zwei typische Fälle von Sulphur

Ein Mann, Mitte 40, leidet seit einem Monat unter einem schmerzlosen Durchfall, der ihn frühmorgens aus dem Bett treibt. Durchfall auch nachts, jeweils kurz nach Mitternacht. Jeden Tag verspürt er gegen elf Uhr morgens eine Schwäche, mit dem Gefühl, er falle in eine Ohnmacht. Wenn er eine Kleinigkeit isst, geht es ihm ➔

sofort besser. Das Jucken und Brennen im After ist äußerst unangenehm, er muss sich im Geschäft beherrschen, damit er sich nicht andauernd kratzt. Auch nachts starker Juckreiz, der weder mit Salben noch durch Waschen gelindert werden kann. Die homöopathische Ärztin will wissen, was denn vorher passiert sei. Der Patient erzählt, dass nach einem Antibiotikum ein Hautausschlag aufgetreten sei. Der Arzt habe Cortison verschrieben, was geholfen hätte. Seither jedoch leide er an Durchfall und Fissuren am After mit unerträglichem Juckreiz.

Die Beschwerden nach Medikamenteneinnahme und die Unterdrückung eines Hautausschlages sind deutliche Hinweise auf Sulphur. Auch die übrigen typischen Sulphur-Symptome sind vorhanden: frühmorgendlicher Durchfall, Schwächegefühl um elf Uhr morgens, Jucken und Brennen, das schlimmer wird durch Waschen und Kratzen. Nach einer Gabe Sulphur C 200 kehrt der Ausschlag für einige Stunden zurück und heilt dann ab. Innerhalb von drei Tagen normalisiert sich auch die Verdauung.

Anfang Dezember bringt eine Mutter ihre neunjährige Tochter Monika in die Praxis. Das Mädchen leidet an einem rötlichen, juckenden Ausschlag um Mund und Augen herum. Monika neigt nicht zu Ausschlägen, und bis heute sind auch keine Allergien bekannt. Aus Erfahrung weiß die Ärztin jedoch, dass zu Beginn der „Mandarinensaison" im Dezember bei Kindern oft Ausschläge auftreten. Richtig! Das Mädchen erzählt, dass es in den letzten Tagen Mandarinen gegessen habe. Die Ärztin gibt deshalb Sulphur C 30, einzunehmen 2 × täglich über 2 Tage. Der Ausschlag heilt problemlos ab.

In den nächsten Monaten darf Monika keine Mandarinen essen. Im Dezember des nächsten Jahres wird das Essverbot für Mandarinen aufgehoben. Das Mädchen muss sich jedoch daran gewöhnen, sich unmittelbar nach dem Schälen von Mandarinen die Hände zu waschen.

Symphytum

Beinwell, der Knochenrichter

Die Blätter des Beinwell wurden jahrtausendelang als Verband zum Richten der gebrochenen Glieder benutzt. Symphytum ist ein ausgezeichnetes Arzneimittel bei Knochenbrüchen und Spätfolgen von Verletzungen; es fördert den Heilungsprozess und lindert die Schmerzen.

Beschwerden infolge von

- **Knochenbrüchen**, insbesondere Splitterbrüchen
- **Verletzung des Augapfels** durch einen Schlag, z.B. durch Schneeball, Fäustchen eines Säuglings
- Verletzung der Sehnen und Bänder

Organe/Körperregionen

Knochen, v.a. flache Knochen, Knochenhaut, **Knorpel**, Bänder, Sehnen, Verdauungstrakt, Auge.

Wichtige Symptome

- **Knochenhautschmerzen** als Spätfolge von Verletzungen.
- **Stechender Schmerz** und Wundheit der Knochenhaut.
- Reizbarer Amputationsstumpf: Knochen sind schmerzhaft.
- Ulcus ventriculi et duodeni.

Wichtige Frage/Beobachtung

Bessert Wärme oder Kälte? Antwort: Wärme ⇔ Arnica: Kälte bessert.

Spezielle Symptome

- **Augenverletzung**
  - Gefühl, als würde das Oberlid über eine Erhebung streichen, wenn es geschlossen wird.
- **Frakturen**
  - **Sofort Arnica geben**, das die Blutung am besten stoppt! Arnica 1–2 × wiederholen, am nächsten Tag übergehen zu Symphytum C 30/C 200 1 × täglich über 4 Tage, jeweils morgens nüchtern. Symphytum noch am Abend des Unfalltages geben, wenn Knochenschmerzen auftreten. Der Knochenbruch muss jedoch schon versorgt sein.

- **Rückenschmerzen**
  – Ausgelöst durch heftige Bewegungen, z. B. beim Ringkampf.

Modalitäten

Verschlimmerung < Berührung
 < Bewegung
 < Druck
Besserung > Wärme

Folgemittel

Knochenbrüche: Symphytum folgt ausgezeichnet auf Arnica. Arnica ist das erste Arzneimittel bei einem Knochenbruch. Symphytum dürfen wir erst geben, wenn der Knochenbruch versorgt ist, sei es durch Stabilisierung oder Operation.
Calcium phosphoricum (in diesem Buch nicht berücksichtigt) vermag die Knochenheilung anzuregen, wenn die Wirkung von Symphytum ungenügend ist. Calcium phosphoricum sollte insbesondere studiert werden, wenn der Patient zu Knochenbrüchen neigt.

Aus der Praxis – Für die Praxis

▶ Symphytum hilft ausgezeichnet bei allen **Knochenbrüchen**, insbesondere bei Knochenbrüchen, die schlecht heilen; verhindert und heilt Pseudoarthrose! Lindert zudem das unangenehme Jucken unter dem Gips. Dosierung: C 30, 1 × täglich über 4 Tage, bei komplexen Brüchen C 200, 1 × täglich über 4 Tage, morgens nüchtern. Mehrfacher Beckenbruch: Symphytum M (= C 1000), 1 × täglich über 4 Tage.
▶ Symphytum zur Behandlung einer Fraktur beugt einem Sudeck-Syndrom vor.
▶ Äußerlich als Tinktur angewendet, hilft Symphytum bei Geschwüren und Afterjucken.
▶ Symphytum **heilte** Leistenbrüche, Diskushernie nach einem Sturz, absterbende Körperteile, malignen Tumor des Sinus maxillaris.

👁 Ein typischer Fall von Symphytum

Ein 13-jähriger Junge gerät mit dem linken Daumen in eine Holzspaltmaschine. Die Hälfte des Endglieds des Daumens wird abgetrennt; mehrere Knochensplitter. Die Mutter gibt sofort ➔

Arnica C 200, wickelt das Daumenstück in ein feuchtes Tuch und bringt ihren Sohn ins nächstgelegene Krankenhaus. Auf dem Weg dorthin gibt sie ihm noch Aconitum C 30, da dem Jungen die Angst ins Gesicht geschrieben steht. Er beruhigt sich sofort. Die Operation verläuft erfolgreich. Am zweiten postoperativen Tag unerträgliche Schmerzen trotz Morphin, subfebrile Temperatur mit gerötetem Gesicht. Der lokale Befund zeigt ein schwarz-blaues Endglied. Arnica C 200 hilft nicht.

Die Hausärztin verordnet Symphytum C 200, das die Schmerzen innerhalb von Sekunden lindert. Nach einer Stunde spürt der Junge ein feines Kribbeln im Daumen und vier Stunden später hat er das Gefühl, als ob das Endglied proximal und distal zusammengedrückt würde. Symphytum C 200, 1 × täglich über 4 Tage. Die nächste Kontrolle zeigt gut durchblutete Wundverhältnisse. Schöne Abheilung und vollständige Versorgung von Körpergeweben und Organen durch die Nerven ohne Empfindsamkeit auf Kälte. Auch der Nagel wächst schön nach.

Tabacum

Tabak

Tabacum und Cocculus auf hoher See – ein starkes Team! Einer von beiden hilft meistens: Tabacum auf Deck und an frischer Luft, Cocculus in der Kajüte (☞ Teil 5, Beschwerden auf Reisen, S. 295).

Seelischer und geistiger Zustand
„Gefühl äußerster Erbärmlichkeit". Sehr niedergeschlagen.

Beschwerden infolge von
- **Reisen**, **v.a. Seereisen**
- Migräneattacke
- Hitze

Organe/Körperregionen
Nervensystem (Nervus vagus, Nervus trigeminus), Herz und Blutgefäße (Gehirn, Genitalien).

Wichtige Symptome
- **Starke Übelkeit**, **Schwindel und Erbrechen**.
- **Eiseskälte der Körperoberfläche**, **bedeckt mit kaltem Schweiß**.
- Totenblass im Gesicht mit abscheulichstem Übelbefinden.
- Schwacher, unregelmäßiger Puls.
- **Schwindel beim Öffnen der Augen**, beim Aufstehen und Aufwärtssehen.
- Schwindel steigert sich bis zur Bewusstlosigkeit.
- Sieht wie durch einen Schleier.
- Schwaches Gefühl im Magen, als würde der Magen schlaff herunterhängen.
- Plötzlicher Stuhldrang mit Übelkeit, Erbrechen, Entkräftung und kaltem Schweiß.

Wichtige Frage/Beobachtung
Hilft frische Luft? Antwort: Ja.

Spezielle Symptome

- **Reisekrankheit**
  - Besser auf Deck, an der frischen Luft.
  - Friert, fühlt sich aber trotzdem besser mit entblößtem Bauch.
- **Kopfschmerzen**
  - Verstärken sich bei Sonnenaufgang und schwächen sich ab bei Sonnenuntergang ⇒ Sanguinaria (in diesem Buch nicht berücksichtigt).
- **Nierensteinkolik.**
- **Inkarzerierte Hernie.**
- **Tetanus.**

Modalitäten

Verschlimmerung	< **geringste Bewegung** (Erbrechen)
	< beim Öffnen der Augen (Schwindel)
	< Liegen auf der linken Seite (Herzklopfen)
	< im Fahren durch Erschütterung (Erbrechen)
	< **Hitze, in einem warmen Raum**
	< Geruch von Tabakrauch
	< abends
Besserung	> **frische Luft**
	> **Erbrechen**
	> **wenn der Bauch nicht bedeckt ist** (Übelkeit, Erbrechen)
	> Essig
	> kalte Umschläge (Kopfschmerzen)
	> in der Dämmerung

Folgemittel

Carbo vegetabilis, Sulphur

Aus der Praxis – Für die Praxis

- ▶ Tabacum ist ein ausgezeichnetes Arzneimittel bei **Reisekrankheit** ⇔ Cocculus < an der frischen Luft, > in einem warmen Raum.
- ▶ Wenn Tabacum nicht hilft, obwohl die Symptome darauf hinweisen, prüfen wir **Petroleum** (in diesem Buch nicht berücksichtigt): Tabacum ist besser beim Sitzen in aufrechter Haltung, Petroleum beim Sitzen mit nach vorne gebeugtem Oberkörper, den Kopf auf Hände und Knie abgestützt
- ▶ Tabacum ist ein gutes Arzneimittel bei **Cholera** ⇒ Camphora, Cup-

rum metallicum, Veratrum album (☞ Teil 1, Epidemien – Genius epidemicus, S. 19). Tabacum: Durchfall ist dick, geronnen, wässrig, sieht aus wie saure Milch. Der Kranke will am Bauch entblößt sein.

▶ Eine **akute Tabakvergiftung** kann oft antidotiert werden durch Ipecacuanha (bei tödlicher Übelkeit mit Erbrechen) oder Nux vomica (bei üblem Mundgeruch und Kopfschmerzen am nächsten Morgen).

👁 Ein typischer Fall von Tabacum

Ein junger Arzt erkundigt sich bei einer homöopathisch tätigen Kollegin über präventive Maßnahmen bei Seereisen, da er zusammen mit seiner Braut per Schiff von Travemünde nach Helsinki reisen muss (die Braut hat Flugangst). Das letzte Mal sei er bei seinen zukünftigen Schwiegereltern in einem miserablen Zustand angekommen, mit einem schweren Husten. Er habe sich während der Fahrt, trotz Fahrschein für eine gute Kabine, ständig auf dem Deck des Schiffes aufhalten und sich auch übergeben müssen. Eigentlich brauche er gar keine Kabine, da er es während der Überfahrt in der Wärme sowieso nicht aushalte. Tabacum C 30, das erste Mal zwölf Stunden und ein weiteres Mal kurz vor der Abfahrt des Schiffes eingenommen, wird ihm helfen, sich dieses Mal den Schwiegereltern in bester Form zu präsentieren.

Teil 4
Hilfen bei der Wahl des Arzneimittels

Modalitätentabelle

Für die nachfolgende Modalitätentabelle sind neun Symptome (Zustände) und 22 Modalitäten ausgewählt worden, die bei akuten Erkrankungen besonders häufig vorkommen.

Zustand	Verschlimmerung	Besserung
1. stark gereizt	10. < Kälte	21. > Kälte
2. große Unruhe	11. < Wärme	22. > Wärme
3. liebebedürftig, anhänglich	12. < Ruhe	23. > Ruhe
	13. < Liegen	24. > Liegen
4. Gesichtsfarbe: rot	14. < Sitzen	25. > Sitzen
5. Gesichtsfarbe: blass	15. < Bewegung	26. > Bewegung
6. Schweiß: keiner	16. < Druck	27. > Druck
7. Schweiß: stark	17. < Liegen, befallene Seite	28. > Liegen, befallene Seite
8. Durst: wenig bis keiner	18. < nachts	29. > nachts
9. Durst: stark	19. < allein	30. > allein
	20. < an frischer Luft	31. > an frischer Luft

Patienten reagieren unterschiedlich auf Modalitäten wie beispielsweise Kälte oder Wärme. Die Beschwerden können sich durch Kälte (kalte Luft, kalte Umschläge, kaltes Bad, kalte Getränke) verschlimmern (10) oder bessern (21). Ebenso kann Wärme (warme Luft, warme Umschläge, warmes Bad, warme Getränke, wärmende Decke) die Beschwerden verschlimmern (11) oder bessern (22). In vielen Fällen werden Kälte oder Wärme die Beschwerden nicht beeinflussen, dafür treten andere Modalitäten wie Bewegung, Druck, Ruhe, Tageszeit etc. in den Vordergrund.

Die Modalitätentabelle ist bei der Suche nach dem passenden Arzneimittel vielfach unentbehrlich und besonders dann hilfreich, wenn mehrere Modalitäten gemeinsam auftreten und die Anzahl der möglichen

4 Hilfen bei der Wahl des Arzneimittels

Arzneimittel dadurch bis auf einige wenige reduziert werden kann. In gewissen Fällen wird das passende Arzneimittel bei akuten Erkrankungen allein mithilfe der Modalitätentabelle gefunden. Die Kombination der Modalitäten „besser durch frische Luft" (31), „besser durch Bewegung" (26) und des Symptoms „liebebedürftig, anhänglich" (3) beispielsweise weist auf das Arzneimittel Pulsatilla hin.

Nicht in der Tabelle aufgeführt sind die Arzneimittel Spongia tosta (hilfreich bei Pseudokrupp) und Podophyllum (oft angezeigt bei Magen-Darm-Beschwerden mit explosionsartigem Durchfall), da sich diese beiden Arzneimittel nicht über die Modalitäten erschließen. Die Modalitätentabelle umfasst somit 38 der 40 in diesem Buch beschriebenen Arzneimittel.

Die Anwendung der Modalitätentabelle wird in Teil 2 erklärt und anhand von drei Beispielen (☞ Teil 2) und 36 Übungsfällen mit Lösungen (☞ Teil 6) veranschaulicht.

> Es empfiehlt sich, für jeden Krankheitsfall eine eigene Modalitätentabelle zu verwenden (Tabelle fotokopieren). Zum Kopieren eignen sich am besten die Kopiervorlage auf den hinteren Buchinnenseiten sowie der Download unter www.elsevier.de/3-437-55912-5, der kostenlos heruntergeladen werden kann.

Legende zur Modalitätentabelle →

Zustand	Verschlimmerung	Besserung
1 stark gereizt	10 < Kälte	21 > Kälte
2 große Unruhe	11 < Wärme	22 > Wärme
3 liebebedürftig, anhänglich	12 < Ruhe	23 > Ruhe
	13 < Liegen	24 > Liegen
4 Gesichtsfarbe: rot	14 < Sitzen	25 > Sitzen
5 Gesichtsfarbe: blass	15 < Bewegung	26 > Bewegung
6 Schweiß: keiner	16 < Druck	27 > Druck
7 Schweiß: stark	17 < Liegen, befallene Seite	28 > Liegen, befallene Seite
8 Durst: wenig bis keiner	18 < nachts	29 > nachts
9 Durst: stark	19 < allein	30 > allein
	20 < an frischer Luft	31 > an frischer Luft

Modalitätentabelle

Arzneimittel	Zustand 1	2	3	4	5	6	7	8	9	Verschlimmerung 10	11	12	13	14	15	16	17	18	19	20	Besserung 21	22	23	24	25	26	27	28	29	30	31
Aconitum	■	■		■	■			■		■					■	■	■			■											■
Allium cepa												■					■														■
Apis	■	■					■			■		■	■		■					■	■				■						■
Arnica	■			■					■			■	■		■		■			■											
Arsenicum	■	■		■				■	■	■			■				■	■			■				■	■	■				
Belladonna	■	■	■		■								■	■								■									
Bryonia	■		■	■	■			■				■			■		■				■		■	■				■	■		
Cactus									■				■		■			■					■		■						■
Calendula																					■										
Cantharis	■	■					■	■									■														
Carbo veg.	■	■		■																				■							■
Causticum			■														■				■										
Chamomilla	■			■			■	■									■		■												
China	■	■											■				■											■		■	■
Cocculus					■				■												■	■	■	■							
Colocynthis	■	■									■		■								■							■	■		
Drosera										■	■						■								■	■					■
Dulcamara											■		■	■	■		■				■						■				
Euphrasia											■						■														■
Gelsemium	■																						■							■	■
Glonoinum				■	■							■							■							■					■
Hamamelis														■	■		■						■	■							
Hepar sulph.	■										■					■	■		■		■				■						
Hypericum														■	■	■									■						
Ignatia	■	■																	■									■	■	■	
Ipecacuanha														■	■																■
Ledum															■		■		■		■										■
Mercurius	■	■			■		■		■	■	■						■	■							■						
Nux vomica	■	■					■																■	■							
Phosphorus			■	■		■			■									■			■										■
Pulsatilla					■				■					■	■	■			■		■							■		■	■
Rhus tox.			■								■		■		■		■				■				■						
Ruta			■						■	■			■								■			■		■					
Silicea											■				■		■		■		■										
Staphisagria	■	■									■						■						■	■							
Sulphur			■						■				■	■					■			■						■			■
Symphytum														■	■						■										
Tabacum						■	■				■			■					■												■
	1	2	3	4	5	6	7	8	9	10	11	12	13	14	15	16	17	18	19	20	21	22	23	24	25	26	27	28	29	30	31

Die zwölf wichtigen Verletzungsmittel sind **blau** ausgezeichnet.

☞ Kopiervorlage der Modalitätentabelle auf den hinteren Buchinnenseiten sowie kostenlosen Download unter www.elsevier.de/3-437-55912-5.

Vereinfachtes Repertorium

Das Hauptgewicht dieses Vereinfachten Repertoriums liegt, praxisnah, auf den **Gemütsbeschwerden**, den **Hustensymptomen** und den **Witterungseinflüssen**. Wenn Gemütssymptome gleichzeitig auslösende Ursache für Beschwerden sind, gewinnen sie an Gewicht für die Wahl des Arzneimittels.

Da viele Befindlichkeitsstörungen und Krankheiten von **Husten** begleitet werden, wurden die spezifischen Symptome besonders ausführlich ausgearbeitet. Durch genaue Beobachtung und Befragung des Patienten über die Symptome und Modalitäten des Hustens ergibt sich oft ein klar umrissenes Krankheitsbild, das zum passenden Arzneimittel führen kann. **Wetter:** Der Einfluss des Wetters auf Gesundheit und Krankheit ist wohlbekannt. Die Reaktionen des Patienten auf **Wettereinflüsse** geben uns wichtige Hinweise auf passende Arzneimittel.

Hinweise zur Nutzung

Das vorliegende Vereinfachte Repertorium enthält Rubriken, die in der Praxis bei der Suche nach dem passenden Arzneimittel bei akuten Erkrankungen und in Notfällen **immer wieder von großem Nutzen** waren. Als Hinweis für das weitere Studium sind bei einigen Rubriken in Klammern Arzneimittel aufgeführt, die in diesem Buch nicht ausführlicher behandelt werden, sich jedoch beim betreffenden Symptom bewährt haben. Als Repertorium im **Mini-Format** sind die nachfolgenden Seiten **einzig und allein auf die Bedürfnisse dieses Lehr- und Praxisbuches zugeschnitten**. Ein vollständiges Repertorium will und kann das Vereinfachte Repertorium nicht ersetzen.

Bei den Arzneimitteln sind unterschiedliche Schriftarten verwendet worden. Fette Schrift bedeutet, dass das Symptom ein **Leitsymptom** des Arzneimittels ist. Für die Wahl des Arzneimittels kommen jedoch grundsätzlich alle beim entsprechenden Symptom aufgeführten Arzneimittel in Frage, unabhängig davon, ob sie in fetter oder normaler Schrift ausgezeichnet sind. **Das (einzig) passende Arzneimittel muss darüber hinaus Ursache, Symptome und Modalitäten abdecken** – so, wie ein Stuhl wenigstens drei Beine braucht, damit er sicher steht!

Legende Vereinfachtes Repertorium

Nux-v. (Arzneimittel in fetter Auszeichnung) Leitsymptom
< Verschlimmerung, schlimmer durch
> Besserung, besser durch

Gemüt – Beschwerden durch

ALKOHOLISMUS: Ars [59]. Nux-v. Sulph.

ANSEHENS, Verlust des: Sulph.

ANSTRENGUNG, geistige: Arn. Ars. Bell. Chin. Cocc. Gels. Ign. Nux-v. Phos. **Rhus-t**. **Sil**. **Staph**.

AUSSCHWEIFUNGEN: Nux-v.

BESTRAFUNG: Ign.

EHRE, verletzte: Cham. Ign. Nux-v. Staph.

EHRGEIZ, enttäuschten: Bell. Merc. Nux-v. Puls.

EIFERSUCHT: Apis Ign. **Nux-v**. Phos. **Puls**. Staph.

ENTRÜSTUNG: Acon. Coloc. Ign. Ip. Nux-v. **Staph**.

ENTTÄUSCHUNG: Cocc. IGN. Merc. Nux-v. **Puls**. **Staph**.

ERREGUNG; Gefühle, der: Acon. Apis Ars. Bell. Bry. Caust. Cham. Cocc. Coloc. **Gels**. Glon. Ign. Nux-v. Phos. **Puls**. Sil. **Staph**.
- **moralische:** Acon. Bell. Ign. Phos. Staph.

ERSCHÖPFUNG, geistige: Arn.

ERWARTUNGSSPANNUNG (Vorahnungen, Vorgefühl): Acon. Apis. **Ars**. Bry. Canth. Carb-v. Caust. Chin. Cocc. **Gels**. **Ign**. Merc. Nux-v. **Phos**. **Puls**. Rhus-t. **Sil**. Staph. Sulph.

FREUDE, übermäßige: Acon. Caust. Puls.

FREUNDSCHAFT, betrogene: Ign. Nux-v. Sil. Sulph.

FURCHT: Acon. Ars. Bell. Caust. Cocc. Gels. Glon. Ign. Phos. Puls. Sil.

GELDVERLUST: Arn. Ars. Ign. Nux-v. Puls. Rhus-t.

---

[59] Abkürzungsverzeichnis der Arzneimittel ☞ Teil 3, Materia Medica, S. 61.

GERÄUSCHE: Cocc.

GROBHEIT anderer: Cocc. Nux-v. **Staph**.

HAST, Eile: Arn. Bry. Nux-v. Puls. Rhus-t. Sulph.

HEFTIGKEIT: Bry.

HEIMWEH: Ign.

KRÄNKUNG, Demütigung: Acon. Ars. Bell. Bry. Caust. Cham. Coloc. Gels. Ign. Merc. Nux-v. Puls. Rhus-t. **Staph**. Sulph.
- **Entrüstung, mit: Staph.**
- **Zorn, mit: Coloc.**

KUMMER: Apis Arn. Ars. Bell. Bry. **Caust**. Chin. **Cocc**. Coloc. Dros. Gels. **Ign**. Ip. Nux-v. **Phos**. Puls. **Staph**.

LIEBE, enttäuschte: Bell. Cact. Caust. Ign. Nux-v. Phos. **Staph**. Sulph.

MISSERFOLG
- **geschäftlichen:** Coloc. Nux-v. Puls. Rhus-t. Sulph.
- **literarischen**, wissenschaftlichen: Ign. Nux-v. Puls. Sulph.

MUSIK: Ign. Phos.

Nachrichten, schlechte: Apis Arn. Chin. Dros. **Gels**. Ign. Phos. Puls. Sulph.

RASEREI, Wut: Apis Arn.

REUE: Arn.

SCHAM: Ign. Staph.

SCHOCK, seelischen: Acon. Apis. Arn. Carb-v. Gels. Hyper. Ign. Sil. (auch Opium)

SCHRECK: Acon. Apis Arn. Ars. Bell. Bry. Caust. Cham. Cocc. Coloc. Gels. Glon. Hyper. **Ign**. Merc. Nux-v. **Phos**. **Puls**. Rhus-t. **Sil**. Sulph.
- **Menses**, während: Acon. Bell. Ign. Nux-v. Phos. Staph.
- **Unfalls**, durch Anblick eines: **Acon**. (auch **Opium**)

SORGEN, Kummer: Ars. Caust. Ign. Nux-v. Phos. Staph.

STELLUNG, Verlust der: Ign. Staph.

STREIT, Streitigkeiten: Glon. Ign.

TADEL: Coloc. Gels. Ign. Staph.

TOD von geliebten Personen:
- **Eltern** oder Freunde, der: **Caust**. **Ign**. Nux-v. Staph.
- **Kindes**, eines: Caust. Gels. **Ign**. Nux-v. Staph. Sulph.

ÜBERRASCHUNGEN: Gels.
- **angenehme:** Merc. (auch **Coffea**)

UNEINIGKEIT zwischen:
- **Eltern**, Freunden: Ars. Hep. Ign. Merc. Nux-v. Sulph.
- **Vorgesetzten** und Untergebenen: Merc. Nux-v. Sulph.

UNGERECHTIGKEIT: Caust. Ign. Nux-v. Staph.

VERACHTUNG; verachtet zu werden: Acon. Bell. **Bry**. **Cham**. Coloc. Ip. **Nux-v**. Phos. Staph. Sulph.

VERLEGENHEIT: Coloc. Gels. Ign. Staph. **Sulph**.

VERLETZUNGEN, Unfälle; Gemütssymptome durch: Bell. Glon. Hyper.

VORWÜRFE: Coloc. Ign. Staph.

WIDERSPRUCH: Cham. Ign.

ZORN (Verdruss, Ärger): **Acon**. Apis. Arn. Ars. Bell. Bry. Caust. **Cham**. Chin. **Cocc**. **Coloc**. Gels. **Ign**. **Ip**. Merc. **Nux-v**. Phos. Puls. Rhus-t. Sil. **Staph**. Sulph.
- **Angst**, mit: **Acon**. **Ars**. Bell. Bry. Cham. Cocc. Gels. **Ign**. **Nux-v**. Phos. Puls. Rhus-t. Sulph.
- **Entrüstung**, mit: Ars. **Coloc**. Ip. Merc. Nux-v. **Staph**.
- **Schreck**, mit: **Acon**. Bell. Cocc. Gels. Glon. **Ign**. Nux-v. Phos. Puls. Sulph.
- **stillem** Kummer, mit: Acon. Ars. Bell. Bry. Cham. Chin. Cocc. Coloc. Gels. **Ign**. Nux-v. Phos. Puls. **Staph**.
- **unterdrückten** Zorn, durch: Cham. Hep. Ign. **Ip**. **Staph**.

Kopf

APOPLEXIE: Arn.

KOPFSCHMERZEN mit Gähnen: Staph.

KOPFSCHMERZEN durch Schlafmangel: Carb-v. Cocc. Nux-v. Puls.

GEHIRNERSCHÜTTERUNG: Arn. Hyp.

Augen

GEFÜHL VON MÜDIGKEIT; Jucken, Bedürfnis, die Augen zu schließen: Rhus-t.

LICHTEMPFNDLICHKEIT, starke, nach Überanstrengung: Acon. Euphr. Gels. Nux-v. Phos.

LIDER; schwer, Offenhalten der Augen fällt schwer: Cocc. Caust. Gels. Nux-v. Phos. Rhus-t.

SAND, Gefühl von, < bei geschlossenen Augen, > bei geöffneten Augen: Ign.

SAND UND FREMDKÖRPER, Gefühl von: Acon. Arn. (> Wärme), Caust. Gels.

SEHSCHWÄCHE, nach Überbelastung der Augen: Ruta

WUNDHEIT, Gefühl von: Arn. Caust. Gels.

Mund

APHTHEN:
- **bläulich:** Ars.
- **leicht blutend:** Ars. (auch **Borax**)
- **brennend:** Sulph.
- **mit gelber Basis:** Staph.
- **gräulich-weiß**, **matt glänzend:** Merc.
- **weiß:** Ars. (auch Borax, Sulphuricum acidum)

FLECKEN IM MUND, purpurfarben: Merc.

ZUNGE:
- **belegt**
  - mit rotem Streifen in der Mitte: Caust.
  - mit roter, dreieckiger Spitze: Rhus-t.
  - **gelb belegt hinten**, **vorne sauber:** Puls. Nux-v.
- **weiß belegt**
  - **mit roten Rändern:** Sulph.
  - **hinterer Teil:** Puls.
- **feucht**, **geschwollen**, **schlaff**, **mit Zahneindrücken:** Merc.
- **taub**, **fühlt sich dick an**, **zittert:** Gels.
- **trocken**, **grau belegt wie Pergament:** Phos. (bei schwerer Krankheit)
- **trocken**, **klebt**, **kein Durst:** Puls.

- **Zahneindrücken**, **mit**: **Ars**. Carb-v. Dulc. Glon. Ign. **Merc**. Podo. Puls. **Rhus-t**. (+ übrige Mercurius-Verbindungen)
- **zittert beim Herausstrecken**: Apis. Bell. Gels. Ign. Merc. (auch **Lachesis**)

Hals

SCHMERZEN:
- **Husten**, **beim**: Acon. Carb-v. Hep. Nux-v. Phos. Sulph.
- **kalt**
  - < **kalte Getränke**: Ars. Hep. Sulph.
  - > **kalte Getränke**: Apis. Caust. Phos.
  - < **Kälte**, **Abkühlung** > **Halstuch**: Ars. Dulc. **Hep**. Merc. Phos. Rhus-t. Sil.

Magen

DURST:
- **Durst**, **mit Abscheu vor Flüssigkeiten**: Arn. Ars. Bell. Canth. Caust. Cocc. Nux-v. Rhus-t.
- **Fieber**, **mit**: **Phos**. (nicht vor/während/nach Frost)
- **Fieber**, **in allen Stadien des Fiebers**: Acon. Bry. (auch Eupatorium perfoliatum)
- **durstlos**, **in der Hitze**: Apis. **Dulc**. **Gels**. **Ruta**
- **durstlos**, **mit Verlangen zu Trinken**: Ars. Cocc. Coloc. Phos.
- **Unfähigkeit zu schlucken**: Bell. Ign.

Übelkeit, nicht besser durch Erbrechen: Ip.

MAGENDRÜCKEN, **wie von einem Stein**: Nux-v. Bry. Puls.

Rektum

DURCHFALL:
- **(dünn, flüssig) Stuhlfarbe**
  - **braun**: Arn. Ars. Bry. Nux-v. Phos.
  - **dunkel**: Ars.
  - **gelb**: Cocc. Coloc. **Dulc**. Merc. **Podo**. Rhus-t.
  - **grün**: Apis. Chin. Podo.
  - **rot**: Rhus-t.
  - **schwarz**: Acon. Apis. **Ars**. Carb-v. Cocc.

- **Stuhl geformt, dann dünn:** Phos.
- **Stuhl dünn, gefolgt von hartem Stuhl:** Sulph.
- **Stuhl schleimig, später blutig:** Merc.

Husten

TAGSÜBER:
- **nur tagsüber:** Bry. Chin. Dulc. **Euphr.** Hep. Merc. Phos. Staph.
- **tagsüber besser:** Bell. Caust. Dulc. Euphr. Ign. Merc. Spong.

MORGENS:
- **Aufstehen**, nach dem: viele Arzneimittel
  - **hält an, bis er sich wieder hinlegt:** Euphr.
- **Bett, im:** Bry. Caust. **Nux-v.** Phos. Rhus-t.
- **Erwachen, beim:** Arn. Carb-v. Caust. Hep. Ign. **Nux-v**. Phos. Rhus-t. Sil. Sulph.

VORMITTAGS:
- **Erwachen, nach dem:** Rhus-t.
- **9–12 Uhr:** Staph.

MITTAGS:
- **Schlaf, im:** Euphr.

NACHMITTAGS:
- **13–1 Uhr:** Hep.
- **15–22 Uhr:** Bell.
- **Mitternacht, bis:** Bell. Sulph.

ABENDS:
- **Bett, im:** Acon. **Ars**. Bell. Carb-v. Caust. Cocc. Dros. **Hep**. **Ign**. Ip. Merc. Nux-v. Phos. Puls. Rhus-t. Ruta. Sil. Staph. **Sulph**.
- **Einschlafen, nach:** Caust.
- **Mitternacht, bis:** Arn. Bell. Carb-v. Caust. **Hep**. Led. Merc. Nux-v. **Phos**. Puls. Rhus-t. Spong. Sulph.

NACHTS:
- **erwacht durch den Husten:** Bell. Caust. Cocc. Dros. Hep. Phos. Puls. Ruta. Sil. **Sulph**. (auch Coccus cacti, 1 Uhr und 2–3.30 Uhr)
- **Husten, nur nachts:** Caust.

ABENDESSEN, während: Carb-v.

ANFALLSWEISE:
- **morgens, im Bett:** Nux-v. (auch Coccus cacti)

- **Mitternacht, nach:** Dros.
- **Anfälle folgen schnell aufeinander:** Dros. Hep. Ign. Ip. Merc. Sulph. (auch Corallium rubrum)
- > **Aufsitzen:** Phos.
- **besteht aus**
  - zwei Hustenstößen: Bell. Cocc. Merc. Phos. Puls. Sulph.
  - drei Hustenstößen: Carb-v. Phos. (auch Cuprum metallicum)
  - kurzen Hustenstößen: Bell. Carb-v. Cocc. Dros. (auch Coccus cacti, Corallium rubrum)
  - langen Hustenstößen: Carb-v. Dros. Ip. (auch **Cuprum metallicum**)
  - wenigen Hustenstößen: Bell.
- **Frost**, **nach:** Phos.
- **gefolgt** von reichlichem **Schleim:** Sulph. (auch **Coccus cacti**)
- **Niesen, mit:** Carb-v.
- **Tränenfluss** bei jedem Anfall, reichlicher: Arn.

ANHALTEND: viele Arzneimittel
- **tagsüber und nachts:** Ign. Phos. Spong.
- **abends:** Acon. Caust. **Puls**.
- < **Liegen,** > **Aufsitzen: Puls**. Rhus-t.

ANSTRENGUNG, bei: Arn. Bell. Bry. Cocc. Dulc. Ip. Led. Merc. Nux-v. Phos. **Puls**. Sil. Spong. Sulph.

ÄRGER, Verdruss, nach: Acon. Ars. Bry. Cham. Chin. Ign. Nux-v. Staph.

ATMEN:
- **tiefes Atmen**, durch: Acon. Apis. Arn. Ars. **Bell**. **Bry**. Chin. Dros. Dulc. Euphr. Hep. Ip. Merc. Phos. Puls. Rhus-t. Sil. Sulph.
  - bessert: Puls.
- **Einatmen:** Acon. Apis. Bell. Dulc. Hep. Ip. Puls.
- **Ausatmen:** Acon. Carb-v. Caust. Dros. Merc. Nux-v. Staph.

AUFSETZEN, muss sich: Ars. Bry. Caust. Hep. **Phos**. **Puls**. Staph. (auch Coccus cacti)

AUFSTEHEN bessert: Rhus-t.

AUSRUHEN bessert: Ip.

AUSWURF bessert: Bell. Caust. Chin. Hep. Ip. Phos. Sulph.

BELLEND: Acon. **Bell**. **Dros**. Dulc. **Hep**. Merc. Phos. **Spong**. Sulph. (auch Coccus cacti, Corallium rubrum)

- **Tag und Nacht:** Spong.
- **nachts, 23 Uhr**; erwacht plötzlich weinend, mit feuerrotem Gesicht: Bell.

BERÜHRUNG; Kehlkopfes, < leichte Berührung des: Bell. Chin. Staph. (auch **Lachesis**)

DENKEN an, **beim:** Nux-v.

ENTBINDUNG, nach der: Rhus-t.

ENTBLÖSSEN verschlimmert: Ars. Hep. Nux-v. Rhus-t.
- **Hände**, durch Entblößen der: **Hep. Rhus-t.**

ERSTICKEND: viele Arzneimittel
- **19 Uhr:** Ip.
- **nachts:** Ars. Bell. Bry. Carb-v. Cham. Chin. Hep. Ip. Ruta
  – **2 Uhr und 4Uhr:** Chin.
- **Essen und Trinken, nach:** Bry.
- **Gehen, beim:** Ars.
- **Liegen, beim:** Spong.
- **Kind** wird **steif und blau im Gesicht: Ip**. (auch Cuprum metallicum)

ESSEN, durch: viele Arzneimittel
- < **hastiges Essen:** Sil.
- **bessert:** Euphr. Spong.

FREMDEN, Kind hustet beim Anblick von: Ars. Phos.

FREMDKÖRPERS, Gefühl eines; **Kehlkopf, im: Bell**. Dros. Hep. Phos. Sil.

FURCHT, zu husten und scheinen ihn so lange wie möglich zu vermeiden; bei Kindern mit **Bronchialkatarrh:** Phos.

GEHEN, beim: Ars. Carb-v. Hep. Ip.
- **bessert:** Dros. Ign. Phos.
- **Freien, im:** Acon. **Ars**. Carb-v. Ip. Nux-v. **Phos**. Rhus-t. Staph. Sulph.
- **schnellem, bei:** Merc. Puls. Sil.

GERÄUSCHE verschlimmern: Arn.

GERÜCHE verschlimmern: Phos.

GICHT, vor einem Anfall von: Led.

GREIFT SICH:
- an den **Hals** beim Husten: Acon. All-c. Bell. Dros. Hep.

- an den **Kehlkopf**, als ob der Kehlkopf bei jedem Hustenstoß zerrissen würde: All-c.

Halten:
- **Abdomen, bessert**: Phos.
- **Brust** mit beiden Händen halten, muss beim Husten die: **Arn. Bry. Dros.** Merc. Phos.
- **Kehlkopfs**, des: All-c.
- **Kopf**, beim Husten, hält sich den: **Bry. Nux-v.** Sulph.
- **Magengrube**, der: Phos.

HÜSTELN:
- < **kalte Luft:** All-c. Hyper.
- > **Aufstehen:** Rhus-t.

HUSTENREIZ:
- **Bronchien:** Cocc. Dros. Ip.
  – Bifurkation: Bry. Spong.
- **Brust, in der:** Arn. Ars. Bell. Carb-v. Cham. Dros. Merc. **Phos.** Puls. Rhus-t. Spong.
- **Halsgrube:** Apis. Bell. Cham. **Ign.** Sil.
- **Kehlkopf:** viele Arzneimittel
  – durch Kitzeln im Kehlkopf, beim Liegen: Dros.
- **Trachea:** viele Arzneimittel
- **verstärkt sich, je mehr man hustet:** Bell. Cocc. Hep. **Ign.**

KALT:
- **Abkühlung**, durch: Arn. **Ars.** Bry. Carb-v. Caust. Dulc. **Hep. Nux-v.** Phos. **Rhus-t. Sil.** Spong. Staph. Sulph.
- **kalte Getränke**, durch: **Ars.** Bry. Carb-v. Dros. **Hep.** Merc. Phos. Rhus-t. Sil. Spong. Staph.
  – **bessern: Caust.** Euphr. Glon. Ip. Sulph. (auch Coccus cacti, **Cuprum metallicum**)
- **Gehen in kalter Luft:** Ars. Ip. **Phos.** (auch Rumex)

KEUCHHUSTEN: Acon. All-c. **Arn.** Ars. Bell. Bry. **Carb-v.** Caust. Cham. Chin. **Dros.** Dulc. Euphr. Hep. Hyp. Ign. **Ip.** Led. Merc. Nux-v. Phos. Podo. Puls. Rhus-t. Ruta Sil. Spong. Sulph. (auch Coccus cacti, Corallium rubrum, Cuprum metallicum, Rumex)
- **tagsüber:** Euphr.
- **Augen; Sklera** erscheint wie ein einziger Blutklumpen: Bell.
- **Brust;** Zusammenschnürung der Brust, muss sie mit Händen halten, < nach Mitternacht, mit: **Dros.**
- **Herz;** nach jedem Anfall zerbrechen würde, als ob das: Arn.

- **weint** vor dem Husten: Arn.
- **Weinen**, nach dem Anfall, als würde das Herz zerbrechen: Arn.
- **Zwerchfell**, nach jedem Anfall; krampfhafte Zusammenziehung des: Led.

KITZELHUSTEN: viele Arzneimittel
- **Freien, im:** Phos.

KRÄCHZEND: Acon. Ruta. Spong.

KRUPPARTIG: Acon. All-c. Apis. Ars. Bell. Cham. Chin. Dros. Gels. Hep. Ip. **Phos.** Ruta. **Spong.** Staph.
- **morgens:** Hep.

KUMMER: Arn. Cham. Ign. Phos.

LACHEN, beim: Ars. Bry. **Chin.** Dros. Dulc. Phos. Rhus-t. Sil. Spong. Staph.

LESEN, beim lauten Lesen: Dros. Nux-v. Phos.

LIEGEN:
- **verschlimmert:** viele Arzneimittel
  - **ersten Hinlegen**, beim: Ars. Dros. Puls.
- **bessert:** Euphr.

MASERN:
- **während:** Dros. Ip. Puls. Spong.
- **nach:** Arn. Bry. Carbo-v. Cham. Chin. **Dros.** Dulc. Gels. Hep. Ign. Nux-v. **Puls.** Sulph.

SCHMERZHAFT:
- **im Bauch:** Dulc.
- **in der Brust:** Bry. Dulc. Phos.
- **im Hals:** Acon. All-c. Bell. Dros. Hep.
- **in den Hüften:**
  - **v. a. links:** Caust.
  - **v. a. rechts:** Puls.
- **im Kopf:** Bell. Bry. Nux-v.
- **unter dem Brustbein:** Caust.

SCHRECK, durch: Acon. Bell. Ign. Rhus-t.

SINGEN verschlimmert: Dros. Phos. Rhus-t. Sil. Spong.

SITZEN, beim Stillsitzen: Rhus-t.

SPRECHEN, beim: viele Arzneimittel
- **bei lautem Sprechen:** Phos.

TIEF genug husten; Gefühl, er könne nicht tief genug husten, um den Schleim abzulösen: Ars. Bell. **Caust.** Dros. (auch Rumex)

TRINKEN
- **bessert:** Bry. Caust. Euphr. **Spong.** (auch Coccus cacti, Cuprum metallicum)
- **nach:** Acon. Arn. **Ars.** Bry. Carb-v. Chin. Cocc. **Dros.** Hep. Nux-v. Phos. Rhus-t. Sil. Staph.

WARM:
- **Abdomen, > Wärme des Abdomens:** Sil.
- **Flüssigkeit, durch warme:** Ign. Phos. (auch Coccus cacti)
  - **besser: Ars.** Bry. **Nux-v. Rhus-t. Sil.** Spong.
- **Speisen, durch warme:** Puls. (auch Coccus cacti)
  - **besser:** Spong.
- **Zimmer, im warmen:** Acon. All-c. Apis. Arn. Ars. Bry. Dros. Dulc. Ip. Phos. **Puls.** Spong. Sulph. (auch **Coccus cacti**)
  - **Eintritt vom Freien ins warme Zimmer, beim:** Acon. All-c. Bry. Carb-v. Caust. Cham. Ip. Merc. Nux-v. Puls. Sulph.
  - **< beim Gehen vom warmen Zimmer in die Kälte:** Acon. All-c. Carb-v. Nux-v. **Phos.**

WEINEN verschlimmert: Arn. Ars. Bell. Cham. Dros. Hep. Phos. Sil. Sulph.

WETTER:
- **nassem Wetter**, bei: Carb-v. Dulc. Rhus-t. Sil. Spong. Sulph.
- **stürmischem Wetter**, bei: Phos. Sil. Sulph.
- **Wetterwechsel:** Dulc. Phos. Sil. Spong.

WIND:
- **Wind**, bei: Acon. Cham. Euphr. **Hep.** Spong.
- **kaltem Wind**, bei: Hep.
  - **kaltem, trockenem Wind**, bei: **Acon.** Cham. **Hep.** Spong.
- **Nordwind**, bei: **Acon.** Cham. Hep. Spong.
- **Ostwind**, bei: **Acon.** Cham. **Hep.** Spong.
- **Südwind**, bei: Euphr.
- **Westwind**, bei: **Hep.**

ZORN, durch: Acon. Arn. Ars. Bell. Bry. Cham. Chin. Coloc. Ign. Nux-v. Staph.

Allgemeines

BLITZ, Beschwerden durch: Phos.

HUNGER verschlimmert: Cact. Canth. Caust. Phos. Rhus-t. Sil. Staph. Sulph.

HYPOTHERMIE, hartnäckig subnormale Temperaturen: Cact.

IMPFUNGEN, üble Folgen von: Sil. **Staph**. (auch **Thuja**, **Variolinum**, **Vaccininum**, **Malandrinum** und weitere Arzneimittel)

MOND:
- < **Vollmond:** Apis. Arn. **Ars**. Bell. Bry. Canth. Caust. Gels. Hep. Ign. Led. Merc. Nux-v. **Phos**. **Puls**. Rhus-t. Sil. Spong. Sulph.

SCHNEELUFT verschlimmert: Caust. Merc. Nux-v. Phos. Puls. Rhus-t. Sil. Sulph. (auch Variolinum, Vaccininum, Malandrinum)

SPEISEN UND GETRÄNKE:
- **Saures**, **Verlangen nach Saurem:** viele Arzneimittel, u.a. Chin., **Hep**.

TETANUSPROPHYLAXE: Arn. **Hyper**. **Led**.

WETTER:
- **bewölktes Wetter**
  - **verschlimmert:** Arn. Ars. Bry. Calen. Cham. Chin. Dulc. Gels. Hyper. Merc. Puls. **Rhus-t**. Sulph.
  - **bessert:** Caust.
- **frostiges Wetter** (Raureif) **verschlimmert:** Carb-v. Caust. Merc. Nux-v. Phos. Puls. Rhus-t. Sil. Sulph.
- **Gewitter**
  - **während:** Bry. Carb-v. Caust. Gels. Glon. Ham. Phos. Puls. Rhus-t. Sil.
  - **nach:** Gels. Phos. Puls.
  - **Blitz**, **Beschwerden durch:** Phos.
  - **Herannahen von:** Bry. Caust. Dulc. Gels. Hep. Hyper. Phos. Puls. Rhus-t. Sil. Sulph.
- **heißes Wetter**
  - **verschlimmert:** Acon. Apis. Bell. Bry. Carb-v. Cocc. Gels. Glon. Hep. Phos. Podo. Puls.
  - **kalte Nacht**, **und:** Acon.
- **kaltes Wetter**
  - **nasskalt:** All-c. Apis. Arn. **Ars**. Bell. Bry. Calen. Carb-v. Cham.

Chin. Coloc. **Dulc.** Gels. Glon. Hep. Hyper. Ip. Merc. Nux-v. Phos. Puls. **Rhus-t**. Ruta **Sil**. Staph. Sulph.
  – **trocken-kalt**
    – **verschlimmert: Acon.** Ars. Bell. Bry. Carb-v. **Caust.** Cham. Chin. Cocc. Dulc. **Hep.** Ign. Ip. **Nux-v**. Phos. Puls. Rhus-t. Sil. Spong. Staph. Sulph.
    – **bessert:** Led.
- **nasses Wetter**
  – **verschlimmert:** viele Arzneimittel, u.a. **Ars. Dulc. Gels. Puls. Rhus-t.**
  – **besssert:** Acon. Bell. **Bry.** Carb-v. **Caust.** Cham. **Hep.** Ip. **Nux-v**. **Sil**. **Spong**. Staph. Sulph.
- **nebliges Wetter verschlimmert:** Ars. Bry. Calend. Cham. Chin. Dulc. Gels. **Hyper**. Merc. **Rhus-t**. Sil. Staph. Sulph.
- **Regen verschlimmert:** Merc. Rhus-t. Sulph.
- **trockenes Wetter**
  – **verschlimmert:** viele Arzneimittel, u.a. **Caust. Hep. Nux-v.**
  – **bessert:** viele Arzneimittel, u.a. **Dulc. Rhus-t.**
- **warmes Wetter; trocken**
  – **verschlimmert:** Carb-v. Cocc.
  – **bessert:** Rhus-t. Sulph.
- **Wetterwechsel**
  – **verschlimmert:** viele Arzneimittel, u.a. **Bry. Dulc.** Merc. **Phos**. **Rhus-t**. **Sil**.
  – **Frühling**, **im:** All-c. Gels.
  – < **Wechsel von kalt nach warm: Bry**. Carb-v. Gels. Nux-v. Puls. **Sulph**.
  – < **Wechsel von warm nach kalt:** Acon. Ars. Carb-v. Caust. **Dulc**. Hep. **Merc**. Nux-v. Puls. Rhus-t. Sil.
- **windiges und stürmisches Wetter:** Acon. All-c. Ars. Bell. Bry. Carb-v. Caust. Cham. Chin. Euphr. Gels. Hep. Hyper. Ip. Nux-v. Phos. Puls. Rhus-t. Ruta. Sulph.
- **Wind:** Acon. Ars. Bell. Bry. Canth. Carb-v. Caust. **Cham**. Chin. Coloc. Euphr. **Hep**. Ip. **Nux-v**. **Phos**. **Puls**. Rhus-t. Sil. **Spong**. Sulph.
  – **kalter Wind: Acon.** All-c. Apis. Arn. Ars. **Bell**. Bry. Carb-v. Caust. Cham. **Hep**. Ip. **Nux-v**. **Rhus-t**. Sil. **Spong**.
  – **warmer, nasser Wind:** Acon. **Hep**.
  – **warmer Südwind:** Bry. Carb-v. Euphr. Gels. Ip.

WUNDEN:
- **Bisswunden:** Arn. Hyper. Led. (auch Acidum sulphuricum)

- **giftiger Tiere:** Apis. Arn. Ars. Bell. Caust. Hep. Hyper. **Led.** Puls. (auch Acidum sulphuricum)
- **Hunden, von:** Hyper. Led. (auch **Lyssinum**)
- **Schlangenbisse:** Apis. Arn. Ars. Bell. Hyper. **Led.** (auch Acidum sulphuricum)
- **kleine Wunden bluten reichlich:** Carb-v. Phos. (auch Acidum sulphuricum)
- **Risswunden:** Arn. **Calen.** Ham. Hyper. Led. Staph. Symph. (auch Acidum sulphuricum)
- **Nerven; in nervenreichen Gebieten**, v. a. Handflächen, Fußsohlen: **Hyper. Led.**

Teil 5
Bewährte Indikationen in der homöopathischen Praxis

Nachfolgend findet sich ein Überblick über einige Indikationen, die sich in der ärztlichen Praxis seit gut zweihundert Jahren bewährt haben. Wir haben diesen Abschnitt aus zwei Gründen eingefügt. Zum einen kann der Lernende eine zusätzliche Bestätigung finden, dass das Arzneimittel richtig ausgewählt wurde. Zum anderen führen die aufgeführten Indikationen in bestimmten Fällen auf die Spur des Arzneimittels. Dabei müssen Ursache, Symptome und Modalitäten natürlich immer zutreffen. Indikationen sind besonders dann hilfreich, wenn der Patient keine individuellen, sondern nur allgemeine Krankheitssymptome zeigt. In einem solchen Fall wählen wir unter den Arzneimitteln, die sich bei der betreffenden Indikation bewährt haben, das zutreffende aus. Diese Methode hat sich vor allem bei Kinderkrankheiten ausgezeichnet bewährt.

Indikationenlisten, wenn sie unbedacht und inflationär angewendet werden, geht der wenig schmeichelhafte Ruf der Kochbuch-Homöopathie voraus – was ganz und gar nicht im Sinn dieses Lehr- und Praxisbuches wäre! Die nachfolgenden Listen, die sich in vier Gruppen gliedern, sind deshalb nach strengen Prüfkriterien ausgewählt worden. Das wichtigste davon ist die Bedeutung der Indikation in der ärztlichen Praxis. Bei den ausgewählten Indikationen handelt es sich durchweg um typische Beschwerden, die sehr viele Patienten in die Allgemeinpraxis führen.

Zudem höre ich von Patienten immer wieder, dass sie das Arzneimittel aus Angst, vor Nervosität oder im Stress nicht gefunden hätten, sei es nun beim gefürchteten nächtlichen Pseudokrupp oder wenn im Urlaub und auf Reisen – in Staub und Hitze, Schnee und Kälte – die Wahl des Arzneimittels nach der in diesem Lehr- und Praxisbuch gelehrten Methode nicht auf Anhieb gelingen will. In solchen Fällen kann eine sinnvoll ausgewählte Indikationenliste dazu beitragen, das richtige Arzneimittel schnell zu finden.

Verletzungen

Zwölf der in diesem Buch beschriebenen Arzneimittel haben sich bei Verletzungen ausgezeichnet.

12 wichtige Arzneimittel bei Verletzungen

Apis (Notfallmittel)
Insektenstiche; allergische Reaktion auf Medikamente.

Arnica montana (Notfallmittel)
Arnica ist das **wichtigste homöopathische Arzneimittel** bei **Verletzungen und Blutungen! Empfehlung:** Sofort Arnica geben – hilft bei jeder Verletzung. So gewinne ich Zeit für die Wahl des richtigen Folgemittels (falls notwendig). Angezeigt vor und nach chirurgischen Eingriffen.

Arsenicum album (Notfallmittel)
Rascher Kräftezerfall nach Verletzungen (z. B. Sektionsverletzung) oder nach Stich, Biss.
Stiche giftiger Insekten, Nahrungsmittelvergiftung, Medikamentenallergie.

Calendula
Riss-Quetsch-Wunden, Zick-Zack-Wunden.

Cantharis (Notfallmittel)
Verbrennungen, Stiche.

Hamamelis
Schürfungen.

Hypericum
Nervenverletzungen, eingeklemmter Finger. Rückenmarksverletzung, Sturz aufs Steißbein.

Ledum
Spitze, tiefe Verletzungen (z. B. verursacht durch Nagel, Katzenbisse). Insektenstiche. Faustschlag aufs Auge und Umgebung („Veilchen").

Rhus toxicodendron
Verrenkungen von Gelenken und Verletzungen von Muskeln und Sehnen.

Ruta
Verrenkungen von Gelenken oder Verletzungen von Muskeln, Sehnen (vor allem der Beugesehnen) und **Knochenhaut**.

Staphisagria
Verletzungen durch **scharf schneidende Gegenstände** (Messer, Glas, Papier).

Symphytum
Fördert die Heilung bei Knochenbruch. Verletzung des Augapfels durch Schlag.

Ein Arzneimittel aus diesem Dutzend ist fast immer angezeigt. Es empfiehlt sich deshalb, **die Aufmerksamkeit im Falle einer Verletzung sofort auf diese zwölf Arzneimittel zu richten.** Das Arzneimittel, welches heilen wird, kann so schnell gefunden werden. Nachfolgend sind die Verletzungsmittel stichwortartig zusammengefasst.

Verletzungen von Kopf bis Fuß

Verletzung	Arzneimittel und Potenz*	Besonderheiten
Gehirnerschütterung	Arnica C 200/XM (XM = C 10 000)	1 Gabe täglich über 4 Tage • C 200 bei leichter, XM bei schwerer Gehirnerschütterung. • Nach Unfall mit Gehirnerschütterung mindestens drei Tage Bettruhe einhalten (evtl. Sofa, Video). • Gameboy und Computerspiele verboten!
Hirnquetschung Rückenmarksverletzung Wirbelsäulenverletzung	Arnica XM oder jede Potenz von Arnica, die verfügbar ist. Arnica ist immer hilfreich!	Patient ist **nicht ansprechbar:** • **Arnica XM** • Alle 10 Minuten wiederholen, bis Ambulanzfahrzeug/Helikopter eintrifft.
👁 **Vorsicht!** Verletzten nicht bewegen oder auf Seite drehen. Befragen!	Hypericum XM (Arnica)	Patient ist **ansprechbar, spürt aber weder Beine noch andere Körperteile:** • **Hypericum XM** • oder **Arnica**, wenn Hypericum nicht verfügbar ist. • Alle 10 Minuten wiederholen, bis Ambulanzfahrzeug/Helikopter eintrifft.
Leichtere Fälle	Arnica C 200/XM	• Patient fühlt sich besser in gebeugter Haltung. • Embryostellung. • Kann sich nicht gerade aufrichten.

* Potenz und Dosierung richten sich immer nach der Schwere der Verletzung

5 Bewährte Indikationen in der homöopathischen Praxis

Verletzung	Arzneimittel und Potenz*	Besonderheiten
	Hypericum C 30/ C 200/XM	• Fühlt sich besser in gestreckter Haltung (Streckhaltung infolge Schmerz). • Hypericum im Liegen einnehmen und mindestens zwei Stunden auf flacher Unterlage (ohne Kopfkissen) ruhen. • Bei Unsicherheit über das passende Arzneimittel **immer zuerst Arnica geben!**
Augenverletzung	Aconitum C 30	• Entzündung verursacht durch kalten Wind. • Auge sieht aus wie rohes Fleisch. • Plötzlich, heftig, Angst, Blässe.
	Arnica C 200	Entzündung verursacht durch Zugluft, Wind.
	Glonoinum C 30/ C 200	Langes Schauen in helle Lichtquelle (Bunsenbrenner, Schweißgerät, heiß-glühendes Metall) oder auf Flächen, die das Sonnenlicht spiegeln, wie das Meer, Schnee, gleißende Marmorbeläge. Beobachten einer Sonnenfinsternis ohne Augenschutz.
	Symphytum C 30/ C 200	Schlag auf Augapfel, z. B. durch Babyfaust, kleinen Schneeball, Skistock.
	Ruta C 30	• Schlag auf knöcherne Augenumrandung (Männerfaust). • Überanstrengung, z. B. durch stundenlanges Lesen von
		Kleingedrucktem, Computerspiele (Weihnachtsferien!).
	Staphisagria C 30	Schnitt im Augenlid, in der Hornhaut, verursacht z. B. durch Fingernagel.

* Potenz und Dosierung richten sich immer nach der Schwere der Verletzung

Verletzungen von Kopf bis Fuß

Verletzung	Arzneimittel und Potenz*	Besonderheiten
Schneeblindheit 👁 Drei Tage Bettruhe in verdunkeltem Raum, evtl. Augenbinde anziehen.	Aconitum C 30/ C 200	• Plötzlich, heftig. • Auge sieht aus wie rohes Fleisch. • Kann auftreten bei Bise (kalter Nordostwind) und gleißender Sonne.
	Glonoinum C 30	Berstende Kopfschmerzen. Gesicht gerötet.
	Arsenicum album C 30	Brennende Schmerzen, > warme Wickel.
Nasenbeinbruch	Arnica C 200	**Sofort geben**, da Nasenschleimhaut sehr schnell aufschwillt! 3–4 x im Abstand von 10–15 Minuten.
	Symphytum C 30/ C 200	Fördert Knochenheilung. **Vorsicht!** Zuerst Nasenbein richten (falls notwendig), erst dann Symphytum geben, da sonst die Gefahr besteht, dass das Nasenbein falsch zusammenwächst.
Zungenverletzung z. B. Biss auf Zunge	Hypericum C 30/ C 200	2 x täglich über 2 Tage
	Arnica C 200	Zur Blutstillung 2–4 x innerhalb von wenigen Stunden, je nach Schwere der Verletzung.
	Calendula C 200	Folgemittel nach Arnica, falls die Wundheilung nicht optimal verläuft.
	Calendula-Urtinktur	Als warme Lösung lokal auftragen.
Wirbelsäulenverletzung		Wenn das Arzneimittel hilft, aber nicht vollständig, • wählen wir die höhere Potenz des gleichen Arzneimittels, wenn die Symptome unverändert sind (Hypericum C 30, dann Hypericum C 200), • wechseln wir auf das Folgemittel, wenn sich das Haupt-Symptom deutlich bessert und ein anderes Symptom in den Vordergrund tritt (Arnica C 200, dann z. B. Rhus toxicodendron C 30).

* Potenz und Dosierung richten sich immer nach der Schwere der Verletzung

5 Bewährte Indikationen in der homöopathischen Praxis

Verletzung	Arzneimittel und Potenz*	Besonderheiten
Halswirbelsäule z. B. Peitschenhiebtrauma	Arnica C 200	• < in gestrecktem Zustand, > in gebeugtem Zustand. • Schanz'scher Kragen ist unerträglich!
	Hypericum C 30/ C 200	• Streckhaltung, Beugen ist unmöglich. • Schanz'scher Kragen ist eine Wohltat! • Blitzartig einschießende Schmerzen.
	Rhus toxicodendron C 30	• Unruhe. Lagewechsel bringt eine gewisse Erleichterung. • Schmerzen verschlimmern sich bei Ruhe, besonders nachts. < erste Bewegung, > anhaltende Bewegung, < wenn Bewegung zu anstrengend ist, zu lange dauert.
	Bryonia C 30	Jede Bewegung schmerzt! Schmerzen nehmen über 3–5 Tage allmählich zu, bis sie unerträglich sind, oder plötzlich starke Schmerzen, 3–5 Tage nach einer Verletzung.
Brust- und Lendenwirbelsäule	Arnica C 200	Schmerzen zwingen zu gebeugtem Gehen.
	Hypericum C 30/ C 200	• Schmerzen zwingen zur Streckhaltung. • Diskushernie: Potenz XM, im Liegen auf flacher Unterlage (kein Kopfkissen) einnehmen. Zwei Stunden liegen. • Blitzartig einschießende Schmerzen.
	Bellis perennis C 30 (in diesem Buch nicht berücksichtigt)	• Beschwerden oft verursacht durch Erschütterung, z. B. nach Rodeln, Kutschenfahrten etc. • Leitmodalität: < Erschütterung

* Potenz und Dosierung richten sich immer nach der Schwere der Verletzung

Verletzungen von Kopf bis Fuß

Verletzung	Arzneimittel und Potenz*	Besonderheiten
		• Vor allem bei älteren Menschen mit Abnutzungserscheinungen der Wirbelsäule.
	Rhus toxicodendron C 30	• Unruhe • Lagewechsel bringt eine gewisse Erleichterung. • Schmerzen verschlimmern sich bei Ruhe in der Nacht. < erste Bewegung, > fortgesetzte Bewegung.
	Ruta C 30	Ähnlich wie Rhus toxicodendron, das jedoch nicht hilft.
Steißbein Sturz auf das Steißbein	**Hypericum** C 30/ C 200/ XM, je nach Schwere der Verletzung	Streckhaltung der Wirbelsäule
	Arnica C 200	Schmerzen zwingen zu gebeugtem Gehen.
	Symphytum C 30	Bruch des Steißbeins: zuerst Hypericum oder Arnica (2–4 Tage, 1 x täglich), dann Symphytum (1 x täglich über 4 Tage).
Nagelverletzung	**Calendula C 30**	Risswunde verursacht durch Wegreißen des Nagels.
	Hypericum C 30	Blitzartig einschießende Schmerzen beim Berühren des Nagels, vor allem bei Quetschverletzung.
	Ledum C 30	Stichverletzung unter dem Nagel. Verletzte Stelle fühlt sich in den ersten Stunden kühl an.
Zerrungen, Verstauchungen – Muskeln – Sehnen – Sehnenansätze – Gelenke	**Arnica C 200**	> Kälte, Ruhe
	Rhus toxicodendron C 30	• > Wärme • Schmerzen zwingen zum Lagewechsel.
	Ledum C 30	• > Kälte • Haut über dem betroffenen Gelenk fühlt sich kühl an.

* Potenz und Dosierung richten sich immer nach der Schwere der Verletzung

5 Bewährte Indikationen in der homöopathischen Praxis

Verletzung	Arzneimittel und Potenz*	Besonderheiten
	Bryonia C 30	• Beschwerden verstärken sich über 3–4 Tage, bis sie unerträglich werden. Gelenke sind trocken und „knarren". • Nach dem ersten Arzneimittel kann ein Folgemittel notwendig sein, z. B. zuerst Arnica (> Kälte), nach einigen Tagen Rhus toxicodendron (> Wärme).
Prellungen	**Arnica C 200**	**Wichtigstes Arzneimittel! Sofort geben, je schneller, desto besser!**
	Bellis perennis C 30 (in diesem Buch nicht berücksichtigt)	• Brüste, Hoden • Prellung der Brüste: stark schmerzhafte Stelle < Kälte • Bellis perennis beugt Brustkrebs vor, der sich nach einem Schlag auf die Brust im Laufe der Jahre und Jahrzehnte möglicherweise entwickeln könnte. Ebenso vorbeugend wirkt Bellis perennis
	Acidum sulphuricum C 200 (in diesem Buch nicht berücksichtigt)	• Sehr starke Einblutungen ins Gewebe bei großflächige Prellungen, Gefäßverletzungen. • Folgemittel nach Arnica.
Schürfungen	**Hamamelis** C 30	Wirkt ausgezeichnet auch bei großflächigen Schürfwunden.
Brüche	**Symphytum C 30/ C 200**	1 x täglich über 4 Tage. Symphytum erst geben, wenn Knochenbruch versorgt ist. Bei Neigung zu Knochenbrüchen empfiehlt sich eine homöopathische Behandlung zur Stärkung der Konstitution.
Schock, seelisch	**Aconitum C 30/ C 200**	z. B. nach Sturz in Gletscherspalte (Schock + Kälte!)

* Potenz und Dosierung richten sich immer nach der Schwere der Verletzung

Verletzungen von Kopf bis Fuß

Verletzung	Arzneimittel und Potenz*	Besonderheiten
	Arnica C 200	• Arnica auf jeden Fall geben, wenn einzig Arnica verfügbar ist. • Wenn der Patient sagt, „mir fehlt nichts", benötigt er sicher Arnica!
	Ignatia C 30	Bei hysterischer Reaktion. Weinen und tiefes Seufzen.
	Gelsemium C 30	Wirkt ruhig und gefasst. Innerliches Zittern.
	Causticum C 30	Schockzustand mit Verlust der Stimme, v.a. bei trockenem, kaltem Wetter!
Schock, körperlich	**Aconitum C 30/ C 200**	Nach Schlag aufs Herz (durch herabstürzende Eisbrocken, Steine, Staublawine etc.). Herz hört auf zu schlagen.
	Arnica C 200	Innere Blutungen Alle 10 Minuten wiederholen, bis Ambulanzfahrzeug/Helikopter eintrifft.
Temperaturschock	**Aconitum C 30/ C 200**	
Sturz in kaltes Wasser	**Arnica C 200**	wenn Arnica als einziges Arzneimittel verfügbar ist.
👁 Sofortmaßnahmen: Windschutz suchen und nasse Kleider sofort ausziehen! Trockene Kleider anziehen.		
Verbrennungen	**Cantharis C 30/ C 200**	• Wichtigstes Arzneimittel bei Verbrennungen. So schnell wie möglich geben! • Gehört in jede Küche und in jedes Picknick-Set! • Rechtzeitig verabreicht, kann
👁 Verbrennungen mit Wärme behandeln! Temperatur aufnehmen		

* Potenz und Dosierung richten sich immer nach der Schwere der Verletzung

5 Bewährte Indikationen in der homöopathischen Praxis

Verletzung	Arzneimittel und Potenz*	Besonderheiten
– schmerzt einige Sekunden lang, lindert den Schmerz jedoch sehr schnell und heilt ab, ohne dass sich Narben bilden.		es die Blasenbildung oft verhindern.
	Arsenicum album C 30/C 200/M/XM	Folgemittel nach Cantharis bei ausgedehnten Verbrennungen.
	Calendula C 30/C 200	Folgemittel nach Cantharis, wenn zur Verbrennung eine Infektion hinzukommt. Vergleiche auch **Acidum carbonicum** (in diesem Buch nicht berücksichtigt) bei Verbrennungen mit Ulzeration.
Erfrierungen	**Agaricus C 30** (in diesem Buch nicht berücksichtigt)	• Wichtigstes Arzneimittel bei Erfrierungen, gehört im Gebirge in die Notfallapotheke. • Frostbeulen mit **juckenden Schmerzen**.
	Aconitum C 30	Erfrierungen in Verbindung mit seelischem Schock. Unruhig, angstvoll, mit Todesfurcht.
	Arnica C 200	• Sofort Arnica geben, wenn Arnica das einzig verfügbare Arzneimittel ist! Arnica ist ein ausgezeichnetes Gefäßmittel und reguliert die Durchblutung. • Erfrierungen in Verbindung mit übermäßiger körperlicher Anstrengung.
	Arsenicum album C 30	Erfrierungen brennen wie heiße Kohle.
	Causticum C 30	Wenn nach einer Erfrierung ein Taubheitsgefühl zurückbleibt, z. B. der Fingerspitzen.
	Pulsatilla C 30	• Erfrierungen bei moderat kalten Temperaturen. • Schmerzen < in der Bettwärme
	Nux vomica, Carbo vegetabilis, Sulphur, Nitricum aci-	

* Potenz und Dosierung richten sich immer nach der Schwere der Verletzung

Verletzung	Arzneimittel und Potenz*	Besonderheiten
	dum, Petroleum (Frostbeulen, die nässen, jucken und heftig brennen), Zincum (heftigste Schmerzen) werden bei schweren Erfrierungen eventuell als Folgemittel notwendig sein.	

* Potenz und Dosierung richten sich immer nach der Schwere der Verletzung

Sonnenbrand

Apis

- Urtikaria nach Sonnenbaden. Quaddeln (hellrosa) mit starkem Jucken und Brennen, wie von einer Biene gestochen.
- Vor allem bei Patienten aus Familien mit allergischer Veranlagung.
- Eventuell allergische Reaktion auf eine Sonnenschutzcreme, die über mehrere Wochen täglich der starken Sonnenhitze ausgesetzt war oder die bereits im Vorjahr benutzt worden ist. Cremes und Lotionen für den Sonnenschutz sollten jedes Jahr neu gekauft werden.

Arnica

Wenn kein anderes Arzneimittel verfügbar ist. Arnica leistet bei starkem Sonnenbrand, z. B. auf einer Hochgebirgstour, ausgezeichnete Dienste.

Belladonna

Röte der Haut, vor allem des Kopfes. Patient ist gereizt, hat Kopfschmerzen. Intensive Hitze des Kopfes, Kopfschweiß, eventuell leicht erweiterte Pupillen.

Cantharis

Starker Sonnenbrand, mit oder ohne Blasenbildung. Sieht aus wie eine Verbrennung.
Rechtzeitig eingenommen, verhindert Cantharis Blasenbildung.

Wenn das Arzneimittel richtig ausgewählt worden ist, ist der Sonnenbrand oft bereits am nächsten Tag nicht mehr sichtbar. Richtiges Verhalten: Sonne und Mittagshitze in den nächsten drei Tagen meiden!

Sonnenstich

Vorbeugen ist besser als Heilen!

Grundregeln zur Vorbeugung

- Tagsüber ausreichend Flüssigkeit trinken!
- Im Gebirge über den täglichen Grundbedarf von 2 Litern hinaus zusätzlich 1 Liter Wasser je 1 000 Meter Höhendifferenz (ab 1 000 Meter Höhe) trinken. Flüssigkeitsbedarf auf 3 000 Meter Höhe beträgt 2 Liter Grundbedarf + 2 Liter = 4 Liter Flüssigkeit täglich.
- Mittagshitze (11–16 Uhr) meiden.
- Gute Sonnenbrille mit Seitenschutz benutzen.
- Kopfschutz, insbesondere bei Glatze oder schütterem Haar.

Diese Vorsichtsmaßnahmen gelten besonders für Menschen in geschwächtem Allgemeinzustand, die Hitze schlecht ertragen.
Erste-Hilfe-Maßnahme: Bei Sonnenstich bringen wir den Patienten an einen schattigen Ort, kühlen ihn mit nicht zu kaltem Wasser ab und führen ihm Flüssigkeit zu.

Symptome

Bei Sonnenstich verschlimmern sich die Beschwerden durch Hitze, direkte oder indirekte Sonneneinstrahlung, Licht und Geräusche. Diese Reaktionen sind ein Ausdruck des Hitzestaus in Körper und Gehirn und kein Hinweis auf ein bestimmtes Arzneimittel. Die Modalität „schlimmer durch Hitze" gehört zur Befindlichkeitsstörung Sonnenstich.
Erbrechen ist Ausdruck der Schwere des Sonnenstichs (Hirndruck) und kann deshalb in der Regel nicht als Symptom zum Repertorisieren verwendet werden. Ist das auffallendste Symptom eine extreme Überempfindsamkeit auf Geräusche – wie Erbrechen beim geringsten Geräusch –, so kann es zur Repertorisation verwendet werden, da es ein „auffallendes, ungewöhnliches und eigenheitliches Zeichen und Symptom des Krankheitsfalles" ist (Organon, § 153). Diese ungewöhnliche Empfindsamkeit auf Geräusche würde uns zu Theridium führen (in diesem Buch nicht berücksichtigt).
Eine ähnliche Situation liegt vor, wenn ein Krebspatient während der Chemotherapie einen Sonnenstich erleidet. Das auffallende Symptom ist Erbrechen, sobald sich die Flüssigkeit im Mund befindet. Dieses ungewöhnliche Symptom weist auf Arsenicum album hin.

Für Patienten, die warmes Wetter schlecht ertragen, schnell ermüden oder auf Wärme mit Kopfschmerzen und anderen Symptomen reagieren, empfiehlt sich eine tief greifende homöopathische Konstitutionsbehandlung.

Arzneimittel

Aconitum

Meistens gesunde, robuste Patienten.
Kopf ist ungeschützt der Sonne ausgesetzt. Hinzu kommt eventuell ein Schreck oder kalter Wind, wenn der Körper erhitzt ist.
Beispiel: Einschlafen beim Sonnenbaden ohne Kopfbedeckung im Hochgebirge, an der prallen Sonne. Erwacht mit Angst. Schwindel beim Aufstehen, wird totenblass, eventuell Ohnmacht. Unruhe, Angst, voll von bösen Vorahnungen.

Apis

Oft angezeigt bei Patienten aus Allergiker-Familien. Langes Sonnenbaden ohne ausreichende Flüssigkeitszufuhr. Sonnenstich und Sonnenbrand, mit Quaddelbildung und spärlichem Urin. Gereizt oder gleichgültig und apathisch. Ungeschickt, lässt Dinge fallen. Schmerzhaftes Wasserlösen, vor allem der letzte Tropfen brennt wie Feuer. Kommt oft vor bei weiblichen Teenagern.

Arnica

Wenn Arnica das einzige Notfallmittel ist, das gerade verfügbar ist. Ausgezeichnetes Gefäßmittel mit guter Wirkung auf das Gehirn.

Belladonna

Röte im Gesicht, klopfende Kopfschmerzen, voller Puls. Patient ist gereizt. Kreislaufkollaps mit Blässe, Pupillen sind erweitert, eventuell starr. Mit oder ohne Schweiß.
Im Belladonna-Zustand besonders gefährdet sind Patienten, vor allem Kinder, die nach vielen durchgemachten Infekten oder Impfungen nicht mehr am Kopf schwitzen.

Bryonia

Trockene Hitze. Kopfschmerzen und Schwindel, schlimmer durch die geringste Bewegung. Durst.
Vor allem in der Phase der Rekonvaleszenz, nach Überarbeitung und Ärger.

Beispiel: Geschäftsmann. Sonnenstich auf dem Golfplatz nach großem Ärger bei Übergabe des Geschäftes an den Nachfolger.

Cactus grandiflorus

Herzpatient mit Sonnenstich, „wie wenn der Kopf mit Eisenbändern zusammengeschnürt wäre". Eventuell Nasenbluten.
Unverzichtbares Notfallmittel bei Herzpatienten. Notfallapotheke mit C 200 Potenz ergänzen!

Carbo vegetabilis

Patient ist geschwächt.
Ursachen: starker Blutverlust (Geburt, große Operation); lange Krankheit, eventuell Chemotherapie.
Kurzatmigkeit und Verlangen nach frischer Luft (Lufthunger). Blähungen, schwache Verdauung.
Beispiel: Stillende Mutter mit starkem Blutverlust bei der Geburt, die ihr Kleinkind beim Mittagsschlaf am Strand hütet.

Gelsemium

Schweregefühl am ganzen Körper. Kann die Augen kaum offen halten, da die Lider sich wegen der Muskelschwäche schwer anfühlen.
Vorgängig oft Kummer, Todesfall, Enttäuschung.
Beispiel: Eine Großmutter, die vor wenigen Wochen Witwe geworden ist, begleitet die Familie der Tochter in den Urlaub nach Zypern.

Glonoinum

Sportliche Betätigung, Blutandrang zum Kopf.
Hitze, helle glänzende Gegenstände. Überbeanspruchung der Augen.
Leitsymptome sind Flimmern vor den Augen, geröteter Kopf, berstende Kopfschmerzen, als würde der Schädel zerspringen.
Beispiel: Ausflug auf Segelschiff ohne Sonnenbrille. Skifahren ohne Sonnenbrille.
Mühsame Atmung, Gefühl des „Hinseins" in der Herzgrube. Erbrechen infolge erhöhten Hirndrucks. Kreislaufkollaps mit blassem Gesicht und eventuell starren Pupillen.
Neigung zu Sonnenstich bei Frauen in der Abänderung oder mit unterdrückter Menstruation, beispielsweise durch Hormonspirale.

Sulphur

Hilft ausgezeichnet bei ersten Anzeichen von zu viel Sonne.
Beispiel: Kind schwitzt stark am Kopf, nasse Haare, Durst, schläft be-

reits mittags um 12–13 Uhr ein. Starker Kopfschweiß im Schlaf. Diese Symptome sind die Reaktionen eines gesunden Kindes auf erste Anzeichen eines Hitzestaus. Therapie: Kind in kühlen Raum bringen (auch Kirche), genügend Wasser zum Trinken geben, für Ruhe sorgen. Eine Gabe Sulphur C 30.

Zahnverletzungen

Bei Zahnverletzungen geben wir in jedem Fall **Arnica**, je schneller, desto besser. Ein Besuch beim Zahnarzt ist erforderlich, nicht zuletzt auch aus versicherungstechnischen Gründen.

Arnica

Arnica C 200: 2 Gaben am 1. Tag, 2 Gaben am 2. Tag.
Zahnwurzelbruch: damit die Zahnwurzeln wieder zusammenwachsen, sollten die Zähne mehrmals täglich vorsichtig, jedoch mit einer gewissen Kraft, gerade nach oben gedrückt werden.

Hypericum

Wenn nach Arnica beim geringsten Druck blitzartig einschießende Schmerzen zurückbleiben. Hypericum C 30/C 200, 1 Gabe täglich über 4 Tage.

Symphytum

Bei Verletzung der Zahnwurzel. Symphytum C 30/C 200, 1 × täglich über 4 Tage.

Calendula-Urtinktur

Bei Verletzung der Lippen und Mundschleimhaut. Warme Lösung einer verdünnten Calendula-Urtinktur (5 Tropfen auf 1 dl Wasser) lokal auftragen.

Arnica, Hypericum und Symphytum haben die Kraft, bereits verfärbte Zähne wieder aufzuhellen und die Verfärbung rückgängig zu machen.
Bei einer schweren Zahnverletzung wenden wir die drei Arzneimittel nacheinander in der C 200 Potenz an. Beispiel: Arnica am 1. und 2. Tag, Hypericum vom 3. bis zum 6. Tag – dann wirken lassen – schließlich Symphytum zum Abschluss der Behandlung, vom 30. bis zum 33. Tag.

Zahnärztlicher Eingriff

Arnica

Arnica C 200, 1–2 Gaben vor dem Eingriff, eventuell eine weitere Gabe während des Eingriffs, wenn dieser länger dauert; 1–3 Gaben nach dem Eingriff. Die Dosierung wird der Schwere des Eingriffes angepasst.
Wenn nach einer schwierigen Zahnextraktion, insbesondere der Weisheitszähne, trotz Arnica Schmerzen zurückbleiben, gehen wir vor wie bei einer Verletzung:

Hypericum

Wenn bei der Behandlung ein Nerv verletzt worden ist.
Hypericum **nie** vor dem Eingriff geben!

Staphisagria

Wenn das Zahnfleisch über eine Länge von mehreren Zentimetern aufgeschnitten wurde.

Symphytum

Wenn die Zahnwurzel herausgemeißelt wurde.

Hamamelis

Wenn eine große, schmerzhafte und blutende Wundfläche zurückbleibt.

Calendula

Wenn eine schmerzhafte Rissquetschwunde zurückbleibt.

Dosierung

Jeweils 2 × täglich über 2 Tage oder 1 × täglich über 4 Tage.

Abszess der Zahnwurzeln: Hepar sulphuris, Mercurius, Silicea u. a.

Giftige Stiche und Bisse von Tieren (Insekten, Spinnen, Quallen, Seeigel, Schlangen, Skorpione)

Apis

Röte – Hitze – Schwellung, die sich schnell entwickeln. Brennende, stechende Schmerzen, besser durch kalte Umschläge.
Besonderes: Die Röte ist rosa.
Potenz C 200 ist erforderlich:
- beim Stich einer Hornisse;
- beim Stich einer Bienen- oder Wespenkönigin;
- bei Patienten mit Allergien.

Ledum

Einstichstelle ist kühl und blass. Erst 12–24 Stunden nach dem Stich folgen Röte, Hitze und Schwellung. Bei Patienten mit Allergien kann diese Zweitreaktion früher eintreten.
Arzneimittel nicht wechseln, wenn nach 24 Stunden die Schwellung erscheint. Never change a winning horse! Bei Ledum bleiben, eventuell in Wasser gelöst verabreichen und mehrmals wiederholen.
Potenz C 200 ist erforderlich:
- beim Stich einer Hornisse;
- beim Stich einer Bienen- oder Wespenkönigin;
- bei Patienten mit Allergien.

Cantharis

- Spinnenbisse. Zentrale Delle, umgeben von einem roten, sich ständig vergrößernden Hof. Sieht aus wie eine Verbrennung.
- Allgemein: **Insektenstiche sehen aus wie eine Verbrennung**, mit oder ohne Blasenbildung.
- Cantharis hat sich bestens bewährt bei Hautkontakt mit Quallen.

Urtica urens

(in diesem Buch nicht berücksichtigt)
Rote, heiße Schwellung mit brennenden, juckenden Schmerzen, eventuell Quaddeln. **Schmerzen werden erträglicher durch Reiben und Auflegen der Hand**.
Urtica urens hat sich bestens bewährt bei Hautkontakt mit Quallen.
Lokale 1%ige Lösung zur äußerlichen Anwendung.

Aconitum

Plötzliche panische Angst und große Unruhe nach einem giftigen Biss oder Stich. Sofort Aconitum geben, dadurch gewinne ich Zeit für die Wahl des passenden Folgemittels.

Arsenicum album

Ausgezeichnetes Antidot bei allen giftigen Tierbissen, wenn es zu einem **schnellen Kräftezerfall** kommt. Brennende Schmerzen, wie heiße Kohlen, besser durch Hitze. Potenz: **C 200** oder höher bei Schlangenbissen und Skorpionstichen.

Zwei sehr wirksame Arzneimittel bei Schlangenbissen und Skorpionstichen sind auch Guaco und Tarentula cubensis.

Guaco

(in diesem Buch nicht berücksichtigt)
Zunge fühlt sich schwer an und ist schwierig zu bewegen. Jucken und Brennen nachts, als ob Feuer aus den Genitalien käme. Schlimmes Wehtun im Hinterkopf, kann sich in die obere Hälfte des Rückens erstrecken. Potenz: **C 200** oder höher.

Tarentula cubensis

(in diesem Buch nicht berücksichtigt)
Purpurne, violette bis schwarze Verfärbung der Biss- bzw. Einstichstelle. Ein deutlicher Hinweis auf Tarentula ist die Schmerzlosigkeit der Biss-/Einstichstelle in den ersten Stunden. Potenz: **C 200** oder höher.

Quallenbisse im Besonderen

Zu den wirksamen Arzneimitteln bei einem Quallenbiss gehören
- Cantharis, Ledum,
- Urtica urens, Medusa (in diesem Buch nicht berücksichtigt),
- Aceticum acidum (in diesem Buch nicht berücksichtigt): bei schwerer Verbrennung).

Zeckenstiche

Ein Zeckenstich ist nicht giftig, aber immer als mögliche Infektionsquelle zu behandeln.
- **Sulphur C 30:** 1 × täglich über 2 Tage; 2 × täglich über 2 Tage, wenn bereits eine Rötung vorhanden ist.

- Ledum ist von Nutzen, wenn die Einstichstelle sich kühl anfühlt.

Die Zecke muss vollständig mit einer Zeckenzange entfernt werden, damit es nicht zu einer lokalen Entzündung kommt.

Infektionskrankheiten

Meningitis (Hirnhautentzündung)

Verschiedene virale und bakterielle Infekte können bei geschwächten Personen zu einer Hirnhautentzündung führen. Zu den viralen Infekten gehören zum Beispiel die Masern, zu den bakteriellen die Meningokokken. Die Homöopathie hat seit über 200 Jahren große Erfahrung mit dem Krankheitsbild Meningitis. Wird der Infekt gleich zu Beginn mit dem richtigen homöopathischen Arzneimittel behandelt, so entwickelt sich keine Hirnhautentzündung.

Aconitum und **Belladonna** sind sehr oft mit Erfolg eingesetzt worden und sollten deshalb – zusammen mit den anderen fünf Arzneimitteln der **„großen Sieben"** – am besten **auswendig gelernt** werden.

Aconitum

Plötzlich auftretende, rasch fortschreitende Symptome, die unbehandelt innerhalb von 24 Stunden zum Tod führen können. **Qualvolle Angst**, Furcht vor dem Tode, **Blässe**.
Heftiges Klemmen, als ob ein heißes Eisenband um den Kopf gespannt wäre. Bersten. Gefühl, als ob das Gehirn durch siedendes Wasser bewegt würde. Schlägt sich an den Kopf. Meningitis nach Liegen in der Sonne, meist nach Schlaf in der Sonne.

Apis

Brennend-stechende Schmerzen. **Nervöse Erregung**. Ruhelosigkeit und Zucken einer Körperhälfte. Körper schmerzt bei Berührung. Unruhiger Schlaf oder tiefer Stupor. **Cri encéphalique** (plötzliches, gellendes, durchdringendes Aufschreien). Nach Unterdrückung von Hautkrankheiten.

Belladonna

Heftiges und **plötzliches Auftreten** der Hirnreizung. **Gerötetes Gesicht** mit geröteten Augen, Klopfen der Halsschlagadern. Schläfrigkeit, die von Auffahren und schreckerfülltem Aufschreien unterbrochen wird. Delirium.

Bryonia

Krankheit entwickelt sich über drei bis fünf Tage. Stechende Schmerzen bei geringster Bewegung. Patient schreit heftig auf vor Schmerz. Ständige Kaubewegungen des Mundes. Starker Durst, trinkt in langen Zügen.

Gelsemium

Schwerer Krankheitsverlauf **nach einem seelischen Schock**. Masern schlagen nach innen.

Glonoinum

Krampfhaftes Erbrechen steht im Vordergrund. Verstärkte Blutzufuhr zum Kopf mit klopfenden Schmerzen. Gefühl, als zerplatze der Kopf.

Mercurius

Starker Schweiß, starker Speichelfluss. Übler Geruch der Ausdünstungen nach Quecksilber. Häufig verbunden mit Lymphknotenschwellungen und Beschwerden der Mundschleimhaut.

Phosphorus

Beängstigende Vorstellung, dass aus allen Ecken etwas hervorkrieche. Durst. Zunge wie ausgedörrt, rissig. **Verlangen nach kalten Getränken, nach Eis, was bessert.** Pochen und Sausen im Kopf, vom Rücken aufsteigend. **Hitze, welche sich von da über den ganzen Körper ausbreitet bis zu den Füßen.** Schlimmer im warmen Raum, besser in freier, kühler Luft.

Sulphur

Zurücktreten eines Hautausschlages vor der Erkrankung.

Dazu kommen weitere wichtige Arzneimittel bei Hirnhautentzündung, die nicht zu den 40 Arzneimitteln dieses Buches gehören: Cuprum metallicum, Digitalis, Helleborus, Hyoscyamus, Kalium iodatum, Lachesis, Lycopodium, Muriaticum acidum, Opium, Picricum acidum, Stramonium, Tarentula, Zincum metallicum.

Influenza (Grippe)

> Es empfiehlt sich, die Suche nach dem passenden Arzneimittel in Grippefällen nach der in diesem Buch vorgestellten, bewährten Methode mit der **Modalitätentabelle** (☞ Teil 4, S. 222, ☞ Kopiervorlage hintere Buchinnenseiten) zu beginnen.

Bei grippalen Infekten sind die folgenden Arzneimittel oft eine große Hilfe: Aconitum, Allium cepa, Arsenicum album, Bryonia, Causticum, Dulcamara, Eupatorium perfoliatum, Euphrasia, Gelsemium, Hepar sulphuris, Nux vomica, Phosphorus, Pulsatilla, Rhus toxicodendron, Silicea, Stannum metallicum, Sulphur.
Wenn die Grippe in der **kalten Jahreszeit** auftritt, ragen aus diesen Arzneimitteln die folgenden hervor: Aconitum, Arsenicum album, Bryonia, Causticum, Hepar sulphuris, Nux vomica, Phosphorus, Rhus toxicodendron, Eupatorium perfoliatum, Sulphur.

Aconitum

Plötzlich auftretende, kurze, heftige Fieberattacken. Plötzlich auftretendes hohes Fieber, **Unruhe**, **Angst**. Ausgezeichnetes Arzneimittel in den ersten 24 Stunden. Je früher eingenommen, desto besser!
Grippe-Pandemie („Spanische Grippe") von 1918–1920 mit mehr als 20 Millionen Todesfällen.

Allium cepa

Schlimmer bei feucht-nassem Wetter. Starker Fließschnupfen mit Niesen, Kopfweh, später Heiserkeit, eventuell übergehend in Bronchitis. Reizender Schnupfen, Nasenöffnungen sind rot und wund.
Frühjahrsgrippe, vgl. unten Gelsemium.

Arnica

Fühlt sich wie verprügelt, Gelenke wie verstaucht. **Bett fühlt sich zu hart an**. Heißer Kopf mit kaltem Körper. Augen tränen beim Husten.

Arsenicum album

Schneller Kräftezerfall, **ist unruhig**, **stöhnt**. Trinkt oft, aber nur **schluckweise**, netzt eventuell nur die Lippen.
Übelkeit, inneres Hitzegefühl, will trotzdem eine Wärmflasche. Hochgradige Erschöpfung. Besonders hilfreich bei Infektionskrankheiten,

während einer Chemotherapie oder bei einem schwächenden Grundleiden.

Bryonia

Oft ausgelöst durch kalt-trockenes Wetter. Müdigkeit, verstärkter Durst über zwei bis vier Tage. **Will kalt trinken** (Nux vomica: > warm Trinken). Schwindel in einem warmen Raum. Kann nicht aufsitzen wegen Schwäche und Übelkeit. Stechen, Schießen und Brennen in den Gelenken, Muskeln und inneren Teilen. Ab dem dritten/vierten Tag ist jede Bewegung eine Qual. **Verstopfung.**

Causticum

Müdigkeit- und Zerschlagenheitsgefühl im ganzen Körper. Heiserkeit, Husten abends bis Mitternacht. Husten besser durch einen Schluck kalten Wassers. Muss morgens lange husten, bis sich der Schleim löst. **Kann Schleim nicht auswerfen, muss ihn hinunterschlucken. Gefühl, als klebe der Schleim hinter dem Brustbein.** Eventuell Hüftschmerzen beim Husten oder **unwillkürlicher Abgang eines Tropfens Urin**. Große Schwäche mit Zittern, schwere Augenlider (wie Gelsemium). Traurigkeit.

Dulcamara

Kein typisches Grippemittel im mitteleuropäischen Klima (jedoch z. B. in South Carolina, USA). Ausgezeichnetes Erkältungsmittel im Herbst. Gutes Blasenmittel.

Eupatorium perfoliatum

(in diesem Buch nicht berücksichtigt)
„Der Knochenbrecher". Hervorragendes Grippemittel. **Zerschlagenheitsgefühl, als ob alle Knochen gebrochen wären**.
- Große Zerschlagenheit und Schmerzen am ganzen Körper
- Knochenschmerzen in Rücken, Kopf, Brust, Gliedern, besonders Handgelenken;
- Heiserkeit und Husten, mit starkem Wundheitsgefühl des Kehlkopfes und der Brust;
- kräftiger Schnupfen und Durst;
- Trinken verursacht Erbrechen;
- beim Husten schmerzen Kopf und Brust, Patient hält sich die Brust mit beiden Händen.

Eupatorium perfoliatum wird oft verwechselt mit Bryonia und Rhus toxicodendron. Es liegt irgendwie dazwischen und ist ein ausgezeichnetes Grippemittel!

Euphrasia

Influenza mit Augenentzündung. **Scharfe und brennende Tränen.** Lichtempfindlichkeit. Husten nur tagsüber. Kopfweh. Eher in der warmen Jahreszeit angezeigt.

Gelsemium

Frühjahrsgrippe. Tiefe Müdigkeit und Schwere des Körpers. **Muskeln scheinen dem Willen nicht zu gehorchen. Schwere Augenlider.** Patient fühlt sich benommen, will allein sein und seine Ruhe haben.

Hepar sulphuris

Eher unangenehmer Patient, „Giftzwerg". Will heiß trinken. **Beginnt zu husten, sobald er das Bett verlässt** oder auch nur einen Arm unter der Decke hervorstreckt.

Mercurius

Grippe mit starkem Schweiß. **Je mehr der Patient schwitzt, desto kränker fühlt er sich. Übel riechende Ausdünstung. Schlimme Nächte!** Arzneimittel sorgfältig in der Arzneimittellehre studieren.

Nux vomica

Patient will warm trinken. **Hält sich den Kopf beim Husten. Ist verstopft.** Bereits leichtes Schwitzen erleichtert ihn. **Ungeduldig, gereizt, will zur Arbeit gehen.**

Phosphorus

Grippe/Krankheit kündigt sich mit **Durst auf eiskalte Getränke** an, vor allem abends im Bett! Besser durch Trost und Zuwendung. **Ängstliche Traurigkeit, wenn es abends dunkel wird**, möchte nicht allein sein. Allgemein besser durch Schlaf.

Podophyllum

Ausgezeichnetes Arzneimittel bei Magen-Darm-Grippe mit wässerigem, stinkendem Durchfall, „wie aus einem Hydranten sich laut ergießend". Influenza ist von Durchfall begleitet.

Pulsatilla

Lieber, doch sturer **Patient. Durstlos.** Will nicht trinken. **Dicker, gelber Nasenschleim,** eventuell Augenentzündung mit dicker, gelber Absonderung. **Symptome wechseln schnell. Oft Ohrenschmerzen.**

Rhus toxicodendron

Kann nicht ruhig liegen, muss sich immer bewegen. Starke Gliederschmerzen. Besser durch Wärme, durch warmes Trinken. Rotes Dreieck an der Zungenspitze. Das Sofa ist zu weich zum Liegen (⇔ Arnica).

Silicea

Arzneimittel muss studiert werden, wenn Pulsatilla-Symptome vorhanden sind, Trost jedoch verschlimmert (Pulsatilla ist besser durch Trost!).

Stannum metallicum

(in diesem Buch nicht berücksichtigt)
Schwindel und Schwäche. Schwäche in den Armen, kann Löffel und Gabel nur mit Mühe zum Mund führen. **Sprechen verursacht ein Schwächegefühl in Hals und Brust**. Schmerzen kommen und gehen.
Viel festsitzender Schleim, schwierig zu lösen.
Hunger, Geruch von Kochen verursacht jedoch Übelkeit.
Heftiger, trockener Husten abends bis Mitternacht. Schlimmer beim Lachen, Singen, Sprechen, beim Liegen auf der rechten Seite. Brust fühlt sich wund und schwach an. Erschöpfender Nachtschweiß. Schweiß riecht muffig und stinkend.

Sulphur

Starker Durst, muss ständig trinken. Den Sulphur-Zustand sehen wir oft am Ende einer Krankheit, wenn Durst einsetzt. Wir geben eine Gabe Sulphur als Abschlussstempel!

Bevor wir das Arzneimittel geben, überprüfen wir – wie immer – die Symptome und Modalitäten gemäß den Arzneimittelbeschreibungen der Materia Medica (☞ Teil 3).
Oft wird Influenza von **Husten** begleitet. Dazu studieren wir die Hustensymptome im Vereinfachten Repertorium (☞ Teil 4): Hustenrubriken durchlesen und prüfen, welche(s) Arzneimittel sich durchzieht. Zwei große Hustenmittel sind Drosera und Causticum.

Kinderkrankheiten

Nicht jedes Kind erkrankt an jeder Kinderkrankheit. Entsprechend der vererbten Schwäche wird ein Kind beispielsweise empfänglich sein für Masern und Keuchhusten, ein anderes für Diphtherie und Scharlach. Erfahrene Hausärzte der „alten Schule" bestätigen uns, wie wichtig es ist, dass ein Kind diese epidemischen Kinderkrankheiten durchmachen kann. Eine Kinderkrankheit kann das „Erbprogramm" ändern und verbessern und die Konstitution stärken.

Die homöopathischen Ärzte der letzten zwei Jahrhunderte haben der Nachwelt viele wertvolle Erfahrungen mit Kinderkrankheiten hinterlassen. So schreibt der bekannte Schweizer Arzt Adolf Voegeli[60]: „Wenn ein Kind für eine solche Krankheit empfänglich ist, dann ist es für dasselbe unbedingt notwendig, dass es diese Krankheit auch wirklich durchmacht, indem dieselbe dazu dient, bestehende hereditäre Insuffizienzen zu reparieren und dem Kind durch Herbeiführung von vorher fehlenden Immunreaktionen eine größere Widerstandsfähigkeit zu vermitteln im Vergleich zu der Zeit vor dem Durchmachen der betreffenden Krankheit". Als Dr. Voegeli im hohen Alter von 90 Jahren gefragt wurde, ob er Erfahrung mit krebskranken Patienten hätte, antwortete er, dass seine Patienten, von denen er viele seit Kindstagen betreue, keine bösartigen Geschwüre entwickelt hätten.

Jede Epidemie hat ihren eigenen Charakter. Oft sehen wir ein einziges Arzneimittel, das alle Symptome aufnimmt und die Kranken heilen kann. In anderen Fällen kommen bei einer Epidemie zwei bis vier Arzneimittel in Frage. Gibt es ein einziges Epidemiemittel, so kann dieses bei einer Mumpsepidemie als Prophylaktikum eingesetzt werden, wenn eine Ansteckung mit Mumps nicht wünschenswert ist. Das kann der Fall sein bei einem kränklichen Jungen in der Pubertät, wo das richtig gewählte Arzneimittel eine Ansteckung wird verhindern können (C 30, eine Gabe täglich über zwei Tage).

Für Eltern ist wichtig zu wissen, dass Kinder bei einer Krankheit liebevoll behandelt werden müssen, insbesondere bei einer Krankheit, die mit einem Ausschlag einhergeht. Nach einem großen Schreck oder nach einer Bestrafung kann der Ausschlag plötzlich verschwinden. Ein unterdrückter Ausschlag ist jedoch gefährlich, weil die Krankheit sich nach innen wendet. Eltern brauchen vor Kinderkrankheiten keine Angst zu haben. Mit einer guten homöopathischen Betreuung wird ein

---

[60] Voegeli A.: Homöopathische Therapie der Kinderkrankheiten. Heidelberg 1989, S. 215.

Kind gestärkt aus der Krankheit hervorgehen, körperlich und seelisch robuster werden und seine Leistungen in der Schule verbessern. In der nachfolgenden Übersicht ist immer auch der normale Verlauf der Krankheit festgehalten. Mit Hilfe dieser Beschreibungen wird es leichter fallen, die pathognomonischen Symptome[61] der Krankheit abzugrenzen von den individuellen Symptomen des Patienten, die bei der Wahl des homöopathischen Arzneimittels natürlich vorab zu beachten sind.

Masern

Masern ist die Kinderkrankheit mit dem heftigsten Krankheitsverlauf. Um Komplikationen vorzubeugen, ist wichtig, dass bereits im Anfangsstadium das richtige Arzneimittel zur Linderung der Beschwerden gegeben wird. Eine gute homöopathische Kurzeinführung für Ärzte oder eine Laienschulung erweist sich hier als besonders wertvoll. Die Schulung vermittelt nicht nur das Wissen über die Arzneimittel, sondern sie trainiert auch die Beobachtungsgabe. So lernt man, die individuellen Symptome des Patienten von den allgemeinen Symptomen der Krankheit zu unterscheiden – eine wichtige Voraussetzung, um bei einer Krankheit wie Masern das passende Arzneimittel zu finden. Im Idealfall arbeiten die Eltern, der kleine Patient und der Arzt Hand in Hand.

Die bei Masern am meisten verwendeten Arzneimittel befinden sich unter den 40 in diesem Buch beschriebenen Arzneimitteln, nämlich (in alphabetischer Reihenfolge) Aconitum, Apis, Arsenicum album, Belladonna, Bryonia, Carbo vegetabilis, Causticum, Chamomilla, China, Drosera, Dulcamara, Euphrasia, Ignatia, Nux vomica, Phosphorus, Pulsatilla, Rhus toxicodendron und Sulphur. Diese Arzneimittel sind hilfreich bei Masern, unabhängig davon, ob die Krankheit einen normalen Verlauf nimmt oder ob Komplikationen auftreten.

Verlauf

- **Inkubationszeit:** 9–13 Tage (bis 18 Tage).
- **Erste Anzeichen:** Müdigkeit, Abgeschlagenheit, Appetitlosigkeit.
- **Anfangsstadium** (1.–3. Tag):
  – Heftige Erkältung mit trockenem Husten, laufender Nase, geröteten, tränenden Augen mit Lichtempfindsamkeit.
  – Mäßiges bis hohes Fieber (am 1. Tag am höchsten).

---

[61] Die zur Krankheit gehörenden Symptome.

- Kopfschmerzen.
- Kleine, weiße Flecken auf der Wangenschleimhaut (Kopliksche Flecken).
- **Ausschlagsstadium** (4.–9.Tag):
  - Erneuter Fieberanstieg.
  - Ausschlag.
  - Kleine hellrote Flecken im Gesicht und hinter den Ohren, breiten sich über den ganzen Körper aus.
  - Rote Flecken werden braun, fließen zusammen.
- **Abklingstadium:**
  - Fieber senkt sich.
  - Ausschlag verblasst.
  - Patient ist müde und mitgenommen.
  - Appetit kehrt langsam zurück.

> Nicht zu früh in die Schule schicken, frühestens nach drei fieberfreien Tagen.

Dauer der Ansteckungsfähigkeit: bis 1–2 Tage nach Beginn des Ausschlags.
Beschwerden infolge unterdrücktem Hautausschlag: Meningitis, Bronchopneumonie.
Unter den oben genannten, hilfreichen Arzneimitteln bei Masern ragen die folgenden hervor: Aconitum, Bryonia, Phosphorus, Pulsatilla, Rhus toxicodendron und Sulphur.

Aconitum

Die Masern treten plötzlich und sehr heftig auf. Erste Anzeichen: plötzlich hohes Fieber, der Kranke ist sehr blass und angstvoll, oft abends um neun Uhr. Aconitum garantiert einen komplikationslosen Verlauf. Bettruhe einhalten! Liebevolle Betreuung ist wichtig.

Bryonia

Starke Kopfschmerzen, die sich durch die geringste Bewegung verschlimmern. Durst. Trockener und schmerzhafter Husten, der den Kranken erschüttert.

Phosphorus

Husten, hohes Fieber. Das Kind **will abends im Bett eiskaltes Wasser trinken** (oft das erste Anzeichen der Krankheit). Es fühlt sich in diesem

Stadium unwohl, sieht jedoch nicht krank aus. **Das Kind ist anhänglich, will sich nicht allein im Zimmer aufhalten** und möchte aufstehen. Kann unaufhörlich reden, wie ein Wasserfall. Doch plötzlich, wie beim Streichholz, erlischt die Flamme. Das Kind wird matt, schwerkrank und apathisch, und die Furcht beschleicht es, nie mehr gesund zu werden. Fieber mit Wahnideen. Wenn das Kind die Augen schließt, sieht es manchmal hässliche Fratzen auf sich zukommen. Bettwärme und Ruhe bessert ⇔ Pulsatilla.

Pulsatilla

Starke Lichtempfindlichkeit (→ Zimmer verdunkeln). Tränende Augen. Trinkt nicht trotz trockenem Mund ⇔ Phosphorus: Kind trinkt unregelmäßig, trinkt vor allem abends oder wenn es dazu aufgefordert wird. Anhänglich, das Weinen des Kindes erregt Mitleid und treibt den besorgten Eltern Tränen in die Augen. Bettwärme und Ruhe verschlimmern ⇔ Phosphorus.

Rhus toxicodendron

Knackende und **schmerzende Gelenke**. Die Fingergelenke schmerzen oft so stark, dass das Kind das Wasserglas nicht halten kann. **Große Unruhe**, wirft sich im Bett hin und her. Der Masernausschlag gönnt ihm keine Ruhe. **Warmes Duschen lindert den Juckreiz.**

Sulphur

Tritt der Hautausschlag am 4. Tag der Krankheit nicht hervor, so wird Sulphur einen problemlosen Übergang vom Anfangsstadium zum Ausschlagsstadium herbeiführen. Beispiel: eine Gabe Aconitum C 30 in den ersten 24 Stunden, ein Gabe Sulphur C 30 bei großer Hitze und Durst vom 3. auf den 4. Tag. Gabe in Wasser gelöst wiederholen, wenn der Masernausschlag in der Bettwärme stark juckt.

Komplikationen bei einer Masernerkrankung

Meningitis und Bronchopneumonie sind die hauptsächlichsten Komplikationen bei einer Masernerkrankung. Die homöopathische Betreuung von Patienten mit diesen schweren Komplikationen ist ausschließlich Aufgabe des homöopathischen Facharztes oder Therapeuten.

Bei **Meningitis** (s. a. S. 257) haben sich insbesondere bewährt:
- **Apis:** Gereiztheit. **Gesicht ödematös, stark aufgeschwollene Unterlider.** Gesichtsfarbe hellrot (rosa) oder blass, wächsern. Durstlos.
- **Belladonna:** Gereiztheit, „**dampfende Tomate**".

Zu den bewährten Arzneimitteln bei **Bronchopneumonie** gehören
- **Bryonia:** Trockener, harter, quälender Husten. Hält sich die Brust beim Husten.
- **Antimonium tartaricum** (in diesem Buch nicht berücksichtigt): Rasselgeräusche auf der Lunge, die ohne Stethoskop gut zu hören sind.
- **Kalium bichromicum** (in diesem Buch nicht berücksichtigt): Fadenziehender Schleim.

Beschwerden nach einer Masernerkrankung

Nach überstandener Masernerkrankung oder nach einer Masernimpfung können verschiedene Beschwerden auftreten. Um diese Beschwerden auszuheilen, denken wir zuerst an die Arzneimittel Arsenicum album, Belladonna, Bryonia, Carbo vegetabilis, Causticum, Chamomilla, China, Drosera, Dulcamara, Euphrasia, Ignatia, Nux vomica, Phosphorus, Pulsatilla, Rhus toxicodendron und Sulphur, sowie auch an Tuberculinum und Morbillium (beide Arzneimittel in diesem Buch nicht berücksichtigt).

Das Kind hat die Masern gut überstanden, ist jedoch geschwächt und nicht voll leistungsfähig. Hier kommen grundsätzlich alle Arzneimittel in Frage. Die weiteren Symptome, die wir am Kind beobachten, führen uns zum passenden Arzneimittel.

Beispiele: Das Kind ist durstig, neigt zu Durchfall und hat wiederholt subfebrile Temperaturen (Sulphur); der Husten ist hartnäckig, besonders abends beim Hinlegen (Drosera); die Verdauung ist schwach, Blähungen und Aufstoßen, Lufthunger beim Treppensteigen (Carbo vegetabilis); das Kind ist unleidig, ungeduldig und hat Verstopfung (Nux vomica, auch Natrium muriaticum, in diesem Buch nicht berücksichtigt); das Kind leidet immer wieder an Augenentzündungen, wenn es windet (Euphrasia, Pulsatilla); Blasenreizung, sobald das Kind kalt hat (Dulcamara, Pulsatilla) usw.

Der Arzt/Therapeut sollte jede Erkrankung ernst nehmen, die eine Schwäche hinterlässt. Die Schwäche ist Ausdruck einer tief sitzenden, vererbten Störung. Gerade in einer solchen Situation ist eine fachkundige homöopathische Behandlung Gold wert! Eine erfolgreiche homöopathische Therapie wird verhindern, dass später im Leben schwerste Krankheiten wie Nierenbeckenentzündungen, Morbus Crohn, Multiple Sklerose, Morbus Alzheimer und Krebsleiden auftreten.

Abschlussstempel: Eine Gabe C 30 nach den durchgemachten Masern besänftigt das Feuer der vererbten Störungen!

Röteln

Röteln benötigen selten ein Arzneimittel.

Verlauf

- **Inkubationszeit:** 11–14 Tage (bis 23 Tage).
- **Anfangsstadium** (1–2 Tage):
  – Leichter Schnupfen, mäßig hohes Fieber.
- **Ausschlagstadium** (3.–5. Tag):
  – Rosarote Flecken im Gesicht und hinter den Ohren, breiten sich über den Körper aus.
  – Anschwellen der Lymphknoten am Hals, hinter den Ohren.

Dauer der Ansteckungsfähigkeit: bis zum Abblassen des Ausschlags.
Die Röteln verlaufen viel milder als die Masern. Die Flecken verschwinden schneller und werden nicht bräunlich. Jedes Mädchen sollte die Röteln durchmachen, da es bei Ansteckung mit Röteln in den ersten drei Schwangerschaftsmonaten zu Missbildungen des Fötus kommen kann.

Abschlussstempel: eine Gabe Sulphur C30 nach den durchgemachten Röteln besänftigt das Feuer der vererbten Störungen!

Windpocken

Bewährte homöopathische Arzneimittel bei Windpocken (Varizellen), auch Spitze Blattern genannt, sind:
- **Rhus toxicodendron:** Haut juckt und brennt stark. Patient ist **sehr** unruhig. Juckreiz besser durch warmes Duschen.
- **Apis:** Heftiger Juckreiz. Geschwollene Augen; kein Durst; Wärme verschlimmert stark.
- **Sulphur:** Trockene, heiße, brennende Haut. Juckreiz schlimmer nach Abwaschen (kalt oder warm).

Verlauf

- **Inkubationszeit:** ca. 14 Tage (bis 28 Tage).
- **Anfangsstadium** (1. Tag):
  – Leichtes Fieber.
- **Ausschlagstadium** (ab 2. Tag):
  – Zuerst einzelne rote Flecken, nach wenigen Stunden entstehen da-

rauf Knötchen, später Bläschen von 2–6 mm Durchmesser. Der Ausschlag breitet sich vom Kopf über den ganzen Körper aus, vor allem auf dem Haarboden! Bei stark juckendem Ausschlag Patient mit Essigwasser abwaschen (kalt oder warm, wie es der Patient will). Bläschen, die eitern, mit **Hydrastis-Urtinktur** (verdünnt 5 Tropfen auf 1 dl Wasser) regelmäßig abtupfen. Später bilden sich Krusten.

Dauer der Ansteckungsfähigkeit: zwei Tage vor Ausschlag bis zum Abfall der Krusten.

Mumps

Zu den bewährten homöopathischen Arzneimitteln bei Mumps gehören:
- **Pulsatilla:** hilft in sehr vielen Fällen. Schwellung beginnt links, später rechte Seite.
- **Rhus toxicodendron:** Links besonders stark geschwollene Speicheldrüse, **knackende Geräusche im Kiefergelenk beim Kauen,** Unruhe, häufig Fieberbläschen an den Lippen, **rote Zungenspitze.**
- **Mercurius solubilis**: **Übel riechender Atem, starker Speichelfluss, starke nächtliche Schweißausbrüche.**
- **Carbo vegetabilis:** Bei schwerem Krankheitsverlauf, Erschöpfung und Lufthunger.
- **Staphisagria:** Hat sich neben Pulsatilla bei Orchitis bewährt.
- **Pyrogenium** (in diesem Buch nicht berücksichtigt): Bei Komplikationen, die von hohem Fieber begleitet sind.

Verlauf

- Inkubationszeit: 14–21 Tage.
- Anfangsstadium (1.–2. Tag):
  – Schnupfen, Weinerlichkeit, Frösteln, Kopf- und Gliederschmerzen, Temperaturanstieg.
- **Schwellungsstadium** (2.–9. Tag):
  – Anschwellen der Speicheldrüsen, Ohrläppchen stehen ab.
  – Kauen ist schmerzhaft. Kiefersperre. Ohrenschmerzen. Gerötete Mündungsstelle des Ausführunsganges der Ohrspeicheldrüse (Wangeninnenseite).
- **Komplikationen:**
  – Meningitis.

- Pankreatitis.
- Orchitis (Hodenentzündung), erst ab Pubertät.

Dauer der Ansteckungsfähigkeit: solange die Drüsenschwellung besteht.
Wichtig: Bevor ein Junge in die Pubertät kommt, sollte er Mumps durchgemacht haben.

Keuchhusten

Bewährte homöopathische Arzneimittel bei Keuchhusten sind:
- **Arnica:** Kind weint **vor** dem Hustenanfall. Stark tränende Augen beim Husten.
- **Belladonna:** Im Anfangsstadium krampfartiger Husten besonders nachts. Gesichtsröte. Starker Erregungszustand.
- **Causticum:** Husten besser durch Trinken eines Schluckes kalten Wassers.
- **Coccus cacti** (in diesem Buch nicht berücksichtigt): Kitzelreiz im Hals. Hustenanfälle hören auf mit Erbrechen von dickem, glasigem, fadenziehendem Schleim! Schlimmer nach Schlaf, schlimmer durch körperliche Bewegung.
- **Cuprum metallicum** (in diesem Buch nicht berücksichtigt): Husten mit sehr viel Schleim. Patient läuft bläulich an.
- **Ipecacuanha:** Husten mit Übelkeit, viel Erbrechen. Zunge sauber.

Studiere auch Antimonium tartaricum, Kalium bichromicum, Corallium rubrum, China (in diesem Buch nicht berücksichtigt).

Verlauf

- **Inkubationszeit:** 7–14 Tage (21 Tage).
- **Anfangsstadium** (7–14 Tage):
  - Schnupfen, subfebrile Temperatur.
  - Husten allmählich zunehmend, bis schwere anfallsartige Hustenattacken das Bild beherrschen.
  - Erster heftiger Anfall häufig nachts.
- **Krampfhustenstadium** (3.–6. Woche):
  - Kurzen, harten Hustenstößen folgt ein erschwertes Einatmen („Hi") durch die verkrampften Stimmritzen. Meistens rötet sich das Gesicht während dieser Hustenattacken. Nach dem Anfall

wird Sekret hochgewürgt. Oft endet der Anfall mit Erbrechen. Meistens fünfzehn bis zwanzig Anfälle (selten fünfzig) am Tag.
- **Abklingstadium** (6.–10. Woche):
  - Hustenanfälle werden schwächer, seltener.
  - Bei schleppender Erholung, hartnäckigem Husten, Appetitlosigkeit, Abmagerung ⇒ **Pertussinum C 30 oder C 200** (in diesem Buch nicht berücksichtigt). Pertussinum ist zudem ein wertvolles Arzneimittel zur Prophylaxe bei einer Keuchhusten-Epidemie.
  - Husten bessert nicht, rechtsseitige Kopfschmerzen oberhalb des Auges, Gesichtsröte, Übelkeit, Abneigung gegen Butter ⇒ Sanguinaria C 200 (Arzneimittel in diesem Buch nicht berücksichtigt).

Scharlach

Vergleicht man die Berichte der Ärzte des 19. und frühen 20. Jahrhunderts mit unseren heutigen Erfahrungen, so stellt man fest, dass Scharlach heute milder verläuft. Diese Tatsache mag damit zusammenhängen, dass sich die Lebensbedingungen für viele Menschen im vergangenen Jahrhundert deutlich verbessert haben (warme Wohnräume, warme Kleider, warmes Essen).

Verlauf

Die Krankheit beginnt mit einem plötzlichen Fieberanstieg ohne Warnsymptome, verbunden mit Kopfschmerzen und oft mit Erbrechen. Im Vordergrund stehen die Rachensymptome, die Angina, die starke Rötung der Gaumenbögen, des weichen Gaumens und des Halszäpfchens sowie die typische Erdbeerzunge.
Danach entwickelt sich ein feinfleckiger Ausschlag, der in den meisten Fällen in den Achselhöhlen und den Leistenbeugen beginnt. Zum Krankheitsbild gehört auch ein blasses Munddreieck. Bald nach dem Abblassen des Ausschlags beginnt die Abschuppung der Haut, vorwiegend an Händen und Füßen.
Zu den Komplikationen einer Scharlach-Erkrankung gehören Otitis media, Sinusthrombose, Glomerulonephritis, Herzmuskelentzündung (Myokarditis) und Gelenksbefall. Die Komplikationen können im Verlauf der akuten Krankheitsphase auftreten oder in der dritten oder vierten Krankheitswoche.
Im Blutbild findet man eine Leukozytose mit Eosinophilie. Erreger sind Bakterien aus der Gruppe der β-hämolysierenden Streptokokken, meis-

tens der Gruppe A. Der Krankheitsverlauf wird schulmedizinisch nicht nur durch die Erregerwirkung, sondern auch durch die Überreaktion des Erkrankten erklärt. Die Inkubationszeit dauert in der Regel zwei bis vier Tage. Am häufigsten erkranken Vorschul- und Schulkinder in den kühlen Jahreszeiten. Bei der konventionellen Behandlung wird Penicillin eingesetzt.

Homöopathische Behandlung

Scharlach zeigt alle Symptome einer Belladonna (Tollkirschen)-Vergiftung. Belladonna war eines der ersten homöopathischen Arzneimittel, mit dem Samuel Hahnemann, Arzt und Begründer der Homöopathie, großartige Erfolge feierte.

Als Arzneimittel der Wahl bei Scharlach sehe ich in meiner Praxis am häufigsten **Belladonna** und **Rhus toxicodendron** sowie, etwas seltener, **Mercurius solubilis** und **Mercurius-Verbindungen** wie Mercurius iodatus ruber (Entzündung von links nach rechts) und Mercurius iodatus flavus (Entzündung von rechts nach links). Ist das Arzneimittel richtig gewählt, so verläuft die Krankheit sehr mild, kurz und ohne Komplikationen. Nach einer erfolgreichen homöopathischen Behandlung kommt es zudem sehr selten zu einer zweiten Infektion im Verlauf der nächsten Jahre.

Die folgenden Arzneimittel sind bei Scharlach oft angezeigt.

Belladonna

Kopfsymptome begleiten alle Erkrankungen von Belladonna.
Plötzliches und heftiges Auftreten von Fieber.
Brennende Halsschmerzen, Trockenheit des Halses, Gefühl von Zusammenschnürung. Hitze, heißer Atem.
Schmerzen werden **schlimmer durch Sich-Hinlegen**.
Intensive Hitze der Haut. Ausschlag glatt glänzend, rot.
Rachen stark gerötet, trocken, wie glasiert. Auf der rechten Seite beginnend. Typische Erdbeerzunge.
Durstig, kann aber nicht trinken. Trockenheitsgefühl.
Patient ist gereizt.
Dösiger, schläfriger Zustand mit Zucken und Zusammenfahren im Schlaf. Halsschlagadern **voll und hüpfend.** Erweiterte Pupillen. Zähneknirschen im Schlaf. Albträume. Eventuell Delirium.

Rhus toxicodendron

Unruhiger Patient, wendet und dreht sich von einer Seite zur anderen.

Ausschlag rau und rot oder blasig.
Zunge trocken, eventuell dunkel belegt, mit **dreieckigem rotem Fleck an der Zungenspitze!**
Mildes, murmelndes Delirium.
Wird das Delirium mit Rhus toxicodendron nicht besser, kann Hyoscyamus weiterhelfen; eventuell später zurückkehren auf Rhus toxicodendron (Nash)

Apis

Hals innen und außen geschwollen. **Halszäpfchen geschwollen, sieht aus wie ein Sack, hellrot glänzend.** Mandeln geschwollen, dick und feuerrot. Schmerzen schlimmer durch Berührung des Halses.
Ausschlag kann sich verzögern oder geht zurück, gefolgt von Hirnstörungen.

Bryonia

Scharlach-Ausschlag erscheint nicht oder tritt zu früh zurück.

Carbo vegetabilis

Durch Krankheit oder Blutverlust geschwächter Patient erkrankt an Scharlach. **Schwache Verdauung mit viel Wind.** Großes Luftverlangen, Luft muss zugefächelt werden. **Fieber mit kalten Knien oder mit eiskalten Füßen bis hoch zu den Knien.**

Chamomilla

Überempfindlichkeit mit großer Reizbarkeit und Verdrießlichkeit. Will, dass die Schmerzen sofort aufhören. Heißer Kopfschweiß, eventuell **eine Wange rot, die andere blass.**
Roter Frieselausschlag auf der Wange.
Empfindung wie von einem Pflock im Hals. Brennende Hitze im Hals bis in Mund und Magen. Hals tiefrot gefärbt und geschwollen.
Entnervendes Geschrei von Babys und Kindern oder **Gejammer** von Erwachsenen.

Dulcamara

Gefühl, als ob das Halszäpfchen verlängert wäre.
Rohheitsgefühl, Brennen, Hervorräuspern von zähem Speichel.

Euphrasia

Brennende Schmerzen wie von heißen Kohlen. Unangenehmer Geschmack im Mund, als sei der Mund von ranzigem Fett überzogen. **Brennender Tränenfluss und nächtliches Verkleben der Augenlider.**

Hepar sulphuris

Patient ist gereizt und wehleidig, sehr empfindsam auf kalte Luft. Ödeme (Wassersucht) nach einer Scharlacherkrankung: Hepar sulphuris hilft ausgezeichnet, kann Ödeme verhüten und heilen.

Mercurius solubilis

Qualvolles Leiden! **Mundgeruch nach Quecksilber. Starker Speichelfluss**, kann Speichel wegen der Schmerzen nicht schlucken. Stechende Schmerzen, schlimmer durch leeres Schlucken. Hals dunkelrot geschwollen, eventuell mit Geschwüren besetzt.

Sulphur

Rauer, roter Ausschlag. Halssymptome unspezifisch. Patient trinkt lieber kalt oder lauwarm.

Lyssinum

(in diesem Buch nicht berücksichtigt)
Beständiges Verlangen zu schlucken, um die Trockenheit zu lindern

Phytolacca

(in diesem Buch nicht berücksichtigt)
Hitze in Kopf und Gesicht. Körper und Glieder kalt. Patient ist erschöpft, fühlt sich schwach und schwindlig beim Aufrichten.
Schmerzen an der Zungenwurzel beim Schlucken.

Zincum metallicum

(in diesem Buch nicht berücksichtigt)
Ausschlag entwickelt sich nicht oder unvollständig wegen der Schwäche des Patienten.

Bei bösartigem Krankheitsverlauf sind auch zu beachten (alle in diesem Buch nicht berücksichtigt):
- Ammonium carbonicum (Somnolenz, Urämie, geschwollene Halslymphknoten),
- Carbolicum acidum
- Crotalus horridus
- Hyoscyamus
- Lachesis

- Phytolacca
- Spigelia anthelmintica
- Zincum metallicum

Heftiger Scharlachausschlag: Arum triphyllum (in diesem Buch nicht berücksichtigt).

Epidemiemittel

Als prophylaktische Arzneimittel bei einer Scharlach-Epidemie haben sich gemäß Arthur Hill Grimmer bewährt:
- Ailanthus glandulosa, Phytolacca, Rhus toxicodendron, Sulphur bei rauem Ausschlag,
- Belladonna bei glatt glänzendem Ausschlag.

Dosis: 1 Gabe C 30 wöchentlich.

Organe und Körperregionen

Magen-Darm-Trakt

Gemäß den homöopathischen Gesetzen ist bei einer Erkrankung ein Arzneimittel dann hilfreich, wenn es die Symptome abdeckt, die wir am Kranken beobachten. Bei Brechdurchfall und Schmerzen im Magen-Darm-Trakt richten wir das Augenmerk im Besonderen auf die Symptome, die als eigenartig auffallen. Beispiele: Durchfall, sobald sich der Patient bewegt (Hinweis auf Bryonia); der Patient möchte erbrechen, kann aber nicht (Hinweis auf Nux vomica); Durchfall wie aus einem Hydranten sich laut ergießend, wie gelbes Wasser, fürchterlich stinkend (Hinweis auf Podophyllum). Nicht zu diesen Symptomen zählen die üblichen Beschwerden wie Übelkeit, Durchfall, Erbrechen und Erschöpfung, die zu jedem Brechdurchfall gehören und uns nur weiterhelfen, wenn sie besonders hervorstechen. Bei Kollapsgefahr oder starkem Erbrechen sollte der Patient auf dem Gang zur Toilette oder ins Badezimmer immer begleitet werden.

Wie bei allen Erkrankungen führen uns hier oft die begleitenden Symptome und die Modalitäten zum richtigen Arzneimittel. Beispiel: Patient ist lieb, besser durch Trost, ohne Durst (Pulsatilla); Patient ist gereizt, Stuhl ist stinkend, grün-gelblich hackt, die eine Wange ist rot, die andere blass (Chamomilla). Nach jedem Brechdurchfall empfiehlt sich eine Abschlussgabe Sulphur C 30.

Brechdurchfall

Aconitum

Heftigster Beginn! **Wie ein Sturm aus dem Nichts.** Durst, trinkt alle 15 Minuten. Angst. Eventuell blutiger Stuhl bereits in den ersten 24 Stunden! Heiße Tage – kalte Nächte. Schlimmer Wärme.

Arsenicum album

Brechdurchfall mit **sehr schnellem Kräftezerfall** (Leitsymptom). Erbricht sofort nach dem Essen/Trinken, oft direkt ins Glas während dem Trinken. Ursachen: verdorbener Fisch, Wurstwaren, Crevetten, Calamares, Obst, Eis. Zuerst Durst, später durstlos. Der Kranke netzt sich aus Ekel vor dem Erbrechen nur die Lippen und kann bereits nach wenigen Stunden ausgetrocknet sein. Brennende und wund fressende Entleerungen. Stuhlgang hat Kadavergeruch! Todesfurcht. Schmerzen lindern sich durch Wärme, durch eine heiße Bettflasche. Vorsicht Kollapsneigung! Patienten auf dem Gang zur Toilette begleiten und Türe nicht abschließen!

Bryonia

Trockene, rissige Lippen. Stechende Bauchschmerzen, schlimmer durch Bewegung, besser durch Druck. **Durchfall, sobald der Patient sich bewegt.** Eine mögliche Ursache ist das Trinken von verschmutztem Wasser. Durst: trinkt jede Stunde ein Glas kaltes Wasser.

Carbo vegetabilis

Erschöpfungszustand mit Lufthunger. Patient will, dass man ihm Luft zufächert! Auffallendes Symptom: **kalte Knie** (berühren!). Der Stuhl ist dünn und blass oder hell und schaumig. Beschwerden bessern sich an frischer Luft und durch Aufstoßen. Mögliche Ursache: Säfteverlust wie Blutungen, starker Durchfall, Fieber mit langem Schwitzen.

Chamomilla

Chamomilla ist oft hilfreich bei zahnenden Kindern mit übel riechendem gelb-grünem Durchfall, der aussieht wie hackte Eier und Spinat! Patient ist **gereizt** (Leitsymptom) und möchte „lieber sterben als so leiden müssen!" Heißer Kopfschweiß. Eine Wange ist rot, die andere blass. Beschwerden verschlimmern sich durch Wärme (⇔ Belladonna), durch warme Füße, und bessern sich beim Kind durch Herumtragen. Ursache: Zahnung, Erkältung, Zorn, Ärger, Kaffee, Narkose.

China

Schwäche. **Reichliches, erschöpfendes Schwitzen bei der geringsten Anstrengung** (Leitsymptom), z. B. beim Gang auf die Toilette. Fieber mit deutlich unterscheidbaren Stadien: Frost – Hitze – Schweiß. Plötzlicher Durchfall. Dicker, schmutzig-gelber Zungenbelag.
Zustand nach lange anhaltendem Durchfall: Patient ist schwierig, sarkastisch. Verlangen nach Obstsäften, die jedoch verschlimmern.

Colocynthis

Heftige Bauchkolik nach **Ärger**, vor allem um den Nabel herum. Schmerzen werden nur erträglich durch Zusammenkrümmen oder durch Drücken eines harten Gegenstandes auf den Bauch. Um sich Linderung zu verschaffen, lehnt der Patient sich über einen Stuhl, den Badewannenrand usw. Durchfall bereits nach dem Essen von wenigen Bissen oder dem Trinken von wenigen Schlucken. Beschwerden können begleitet sein von Erbrechen und Durchfall.

Dulcamara

Schleimiger Durchfall, im Sommer, bei wechselhaftem Wetter.

Gelsemium

Nervöser Durchfall nach Schreck, schlimmer Nachricht, bei bösen Vorahnungen oder nach zu viel Sonne mit zu wenig Trinken. Muskelerschöpfung, die Muskeln wollen dem Willen nicht gehorchen. Patient ist kaum fähig, die Augen offen zu halten. Zittert vor Erschöpfung. Schwindel. Benommenheit. **Puls** ist schwach und langsam in Ruhe, schwach und schnell bei Bewegung.

Ipecacuanha

Tödliche Übelkeit, **nicht besser durch Erbrechen** (Leitsymptom). Der Stuhl kann verschiedene Farben annehmen und ist deshalb als Unterscheidungsmerkmal nicht hilfreich.

Mercurius solubilis

Qualvoller Durchfall (Tenesmen). Schmerzhafter Stuhldrang mit geringen oder keinen **Entleerungen**. Schmerzen nicht besser durch Entleerung ⇔ Nux vomica. Qualvolles Gefühl, nie fertig zu sein. Blutiger Stuhl bereits ab dem zweiten Tag. Übelkeit mit starkem Speichelfluss. Widerlicher Mundgeruch. **Ausdünstung!** Beim Betreten des Zimmers sticht Quecksilbergeruch in die Nase.

Nux vomica

„**Wenn ich doch nur erbrechen könnte!**" – „wenn ich doch nur einmal richtig Durchfall hätte!" Schon geringste Stuhlmengen lindern die Schmerzen, wenn auch nur für kurze Zeit ⇔ Mercurius solubilis. Patient ist ungeduldig.

Phosphorus

Essen und Trinken **erwärmt** sich im Magen und wird **fünf** bis zehn Minuten später **heiß erbrochen** (Leitsymptom). Der Kranke will nur (eis)kalt trinken. Angst, wenn die Dämmerung einbricht. Hat das Gefühl, es werde ihm nie mehr besser gehen. Zuwendung und Trost helfen. Starker, erschöpfender Durchfall. Erschöpfungssymptom: weit offener After! Kollapsneigung!

Podophyllum

Durchfall ist **explosionsartig**, wie aus einem Hydranten sich laut ergießend (Leitsymptom), **wie gelbes Wasser**, **fürchterlich stinkend**. „Sekundendiagnose": Ohren, Nase, Augen! Podophyllum C 200 für Reisen in heiße Länder.

Pulsatilla

Der **Kranke trinkt nicht** (Leitsymptom) und trocknet aus – Kinder schneller als Erwachsene. Keine zwei Stühle gleichen sich. Dicker, gelblicher Belag auf der Zunge. Weinerlich. Trost hilft.

Rhus toxicodendron

Unruhe. Starke Bauchschmerzen bessern sich nach Stuhlgang. Steifheit aller Glieder. Rotes Dreieck an der Zungenspitze! Besser durch Lagewechsel, schlimmer durch Ruhe.

Silicea

Nass-**feuchte** und kalte Hände und Füße. Stinkender Fußschweiß.

Sulphur

Durchfall in den frühen Morgenstunden. After wird schnell **rot** und **wund, brennt** und **juckt. Durst!**
Sulphur ist zudem ein **bewährtes Abschlussmittel bei jedem Brechdurchfall**.

Gallensteinkolik

Belladonna
Plötzlich auftretende, scharf schießende Schmerzen im rechten Oberbauch. Strahlen von einem Punkt in verschiedene Richtungen aus.

China
Oft hilfreich bei Gallensteinen. Schweißausbrüche bei der geringsten Anstrengung.

Colocynthis
Schmerzen zwingen den Patienten, sich zusammenzukrümmen. Schlimmer durch den geringsten Bissen Essen. Unruhe. Schmerzen besser durch Wärme und Druck.

Nux vomica
Verstopfungsneigung. Zusammenziehende Schmerzen und Stiche in der Leberregion, schlimmer durch Berührung oder Bewegung.

Podophyllum
Gallensteinkolik in Verbindung mit dem typischen Podophyllum-Durchfall: überreichliche, gelbe, wässrige Stühle, wie aus einem Hydranten sich laut ergießend, fürchterlich stinkend!

Berberis vulgaris
(in diesem Buch nicht berücksichtigt)
Ausgezeichnetes Arzneimittel bei Gallen- und Nierensteinabgängen. Schießende Schmerzen. Der Patient kann nicht die geringste Bewegung machen und muss nach der rechten Seite zusammengebeugt sitzen.
Bei Berberis vulgaris sehen wir zuweilen Gallensteine in Verbindung mit einer Nierenkrankheit.

Harnwege

Zystitis (Blasenentzündung)

Aconitum
Plötzlich und heftig, beispielsweise nach schwerer Geburt. **Heftiger Durst. Angst immer zu Beginn des Wasserlassens.** Roter, spärlicher Urin.

Apis
Außergewöhnlich starke, brennend-**stechende Schmerzen beim letzten Tropfen Urin.** Kein Durst. Auslöser könnte Eifersucht oder Wut sein.

Arnica
Blasenkrämpfe mit sehr schmerzhaftem Wasserlassen. Beispiel: Nach langem Radfahren.

Arsenicum
Blasenentzündung nach einer kräfteraubenden Krankheit oder nach einer Chemotherapie. Spärlicher und brennender Urin geht ungewollt ab. **Brennt wie flüssige Lava.**

Cantharis
Unerträglicher, ständiger Harndrang, mit schmerzhaften Blasenkrämpfen. Krämpfe des Blasenhalses. **Schmerzen vor, während und insbesondere nach dem Wasserlassen.** Heftige, schneidende und brennende Schmerzen in Blase und Harnröhre, eventuell Nieren beteiligt. **Blasenschmerzen, schlimmer durch Trinken von kleinsten Mengen** – ein einziger Schluck genügt. Urin mit Blut vermischt. Urinlassen in sehr kleinen Portionen, eventuell Harnverhaltung. Schlimmer beim Stehen und im Gehen, besser durch ruhiges Liegen auf dem Rücken.

Causticum
Jucken der Harnröhrenmündung. Brennen mit Wundheitsgefühl. Beständiger, erfolgloser Harndrang, häufig gehen nur einige Tropfen ab, mit Krampf im Enddarm und Stuhlverstopfung. **Unwillkürlicher Harnabgang.**

Dulcamara
Katarrhalische Harnverhaltung bei Jugendlichen, mit mildem Urin. Be-

schwerden durch nächtliches Sitzen am Seeufer. Blaseninfekt **durch feuchte Kälte, die von unten heraufkriecht**. Jäger. Langes Stehen auf oder unmittelbar neben einem Eisfeld.

Gelsemium

Reichlicher, klarer Urin mit Frostigkeit und Zittrigkeit, unterbrochener Harnfluss.
Häufiger Auslöser: Schreck oder Kummer, z. B. der Todesfall eines Angehörigen

Mercurius

Brennen in der Harnröhre zu Beginn des Wasserlassens.
Heftiger und häufiger Urindrang; **uriniert mehr, als er trinkt!**
Harn ist dunkel, spärlich, blutig und eiweißhaltig, mit strengem Geruch.

Nux vomica

Vergebliches, krampfartiges Drängen. Beim Wasserlassen Jucken in der Harnröhre und Schmerz am Blasenhals. **Patient ist ungeduldig**. Besser durch Wärme, will warm trinken. Zum Teil Nebenwirkungen von Medikamenten (Chemotherapie).
Häufiger Auslöser: Ärger.

Pulsatilla

Kalte Füße als häufige Ursache. Nach dem Urinieren krampfhafter Schmerz im Blasenhals, bis ins Becken und in die Oberschenkel ausstrahlend. Häufiges und beinahe erfolgloses Drängen zum Urinieren, mit schneidenden Schmerzen, schlimmer beim Liegen auf dem Rücken. Schlimmer im Liegen, besser in der Bewegung. **Durstlos**, zwingt sich jedoch zum Trinken.

Staphisagria

Staphisagria ist ein hervorragendes Blasenmittel, das sich oft über die seelische Ursache erschließt – eine Beleidigung, eine Erniedrigung. Deshalb sollten wir immer wieder danach fragen – nur so kann der Staphisagria-Patient aus der Reserve gelockt werden. Verpasst man Staphisagria, wird kein anderes homöopathisches Arzneimittel helfen.
Fortwährendes Brennen in der Harnröhre, schlimmer beim Wasserlassen. Erfolgloser Harndrang. Drang und Schmerz nach dem Wasserlassen, mit dem Gefühl von unvollständiger Entleerung. Gefühl, ein Urintropfen gehe die Harnröhre hinauf und hinunter. Sitzt stundenlang auf der Toilette.

Wertvoll bei Blaseninfekt nach einer Vergewaltigung. Staphisagria hilft dem Opfer, die Vergewaltigung besser zu verarbeiten.

Berberis vulgaris

(in diesem Buch nicht berücksichtigt)
Heftig stechende Schmerzen in der Blase und in der Harnröhre. Harndrang. Schlimmer durch Bewegung.
Sprudelnde Empfindung in der Nierengegend. Ausgezeichnetes Arzneimittel bei Nierenbeckenentzündung, wenn dieses Symptom vorhanden ist.

Equisetum (Schachtelhalm)

(in diesem Buch nicht berücksichtigt)
Ähnlich Cantharis, aber mehr Schleim im Urin. Anhaltender Harndrang, viel Harnabgang. Der Urin wird als weniger heiß empfunden als bei Cantharis.

Harnverhaltung

Aconitum

Harnverhaltung nach Schreck.
Neugeborenes: Harnverhaltung nach Geburt, insbesondere nach Zangengeburt.
Harnverhaltung bei plötzlich auftretendem hohem Fieber, insbesondere in den ersten 24 Stunden der Erkrankung.

Arnica

Harnverhaltung nach Geburt (bei der Mutter), nach langem Radfahren.

Causticum

Harnverhaltung bei Kälte, bei trockener Kälte.
Beispiele: Junge beim Fußballspiel im kalten Wind, sollte schon lange auf die Toilette, unterdrückt jedoch das Bedürfnis. Oder: Mutter friert während der Geburt im kalten Kreißsaal. In beiden Fällen Harnverhaltung als Folge.

Dulcamara

Harnverhaltung bei **feuchter Kälte**. Beispiel: Sommernacht am Seeufer. Katharralische Harnverhaltung, vor allem bei jungen Frauen aus Familien mit rheumatischer Veranlagung.

Staphisagria
Harnverhaltung nach Operationen, v. a. nach Prostataoperation.

Nierensteinkolik

Belladonna
Plötzlich heftigste Schmerzen, wellenartig. Schmerzen schlimmer durch geringste Erschütterung, z. B. des Bettes, wenn sich jemand auf die Bettkante setzt. Gereizt, heißes und rotes Gesicht, dampfende Hitze.

Cantharis
Heftigste brennende Schmerzen, Muskelkrämpfe (Tenesmen). Auch hilfreich bei Grieß der Säuglinge. **Reiz geht den Penis hinab**. Säugling zerrt am Penis.

Colocynthis
Qualvoller, schneidender Schmerz zwingt den Patienten, sich zu krümmen. Jeder Anfall ist von großer Unruhe begleitet. **Äußerst reizbar, wird zornig, wenn er etwas gefragt wird**.

Nux vomica
Schmerz erstreckt sich in die Geschlechtsteile und in das Bein, verbunden mit intensivem Rückenschmerz. Tröpfelnder Harnabgang
Meistens rechte Seite.

Tabacum
Tödliche Übelkeit, kalter Schweiß. Frösteln mit kaltem Schweiß, er will aber nicht zugedeckt werden. Heftige Schmerzen entlang des Harnleiters auf der linken Seite.

Berberis vulgaris
(in diesem Buch nicht berücksichtigt)
Leberleiden und rheumatische Leiden treten auf zusammen mit Harnwegsbeschwerden, Hämorrhoidal- und Menstruationsbeschwerden. Schmerzen strahlen beim Wasserlassen in die Oberschenkel und in die Lendengegend.

Lycopodium
(in diesem Buch nicht berücksichtigt)
Rechte Seite. Schmerz verläuft entlang des Harnleiters bis in die Blase.

Rückenschmerzen besser durch Wasserlassen. Eventuell Folgemittel nach Nux vomica.

Atemwege: Pseudokrupp[62]

Pseudokrupp ist eine der gefürchtetsten Komplikationen im Kindesalter. Homöopathische Arzneimittel, richtig angewendet, helfen schnell und sicher. Zu den bewährten Arzneimitteln gehören Aconitum, Belladonna, Causticum, Lachesis, Kalium bichromicum, Phosphorus, Hepar sulphuris, Jodum, Bromum und Spongia tosta. Diese Arzneimittel sind vor allem dann näher zu prüfen, wenn der Patient trockenen, kalten Winden ausgesetzt war.

Die wichtige **Krupp-Trias** bilden die drei Arzneimittel **Aconitum, Spongia tosta** und **Hepar sulphuris**. Spongia tosta ist vor allem wegen seiner Bedeutung als vorzügliches Arzneimittel beim echten Krupp, auch Diphtherie genannt, und beim unechten oder Pseudokrupp in dieses Lehr- und Praxisbuch aufgenommen worden.

Aconitum

< **Ausatmen!**
- Es kommt wie ein großer Sturm, fegt über den Patienten hinweg und zieht weiter
- Bei gesunden Kindern angezeigt, wenn keine Erkältung vorangegangen ist.
- Zeit: 21–23 Uhr; im ersten Schlaf.
- Heiserer, trockener Husten, das Kind hält sich beim heftigen Husten den Hals.
- Das Kind ist stark verängstigt.
- Es kommt schnell zu einem Krampf im Kehlkopf.

Spongia tosta

< **Einatmen!**
- Zeit: 23 Uhr bis nach Mitternacht.
- Kind schläft sich in den Anfall hinein.

Hepar sulphuris

- Zeit: frühe Morgenstunden oder Abend des nächsten Tages.

---

[62] Unterscheide Pseudokrupp und Krupp: Krupp ist eine andere Bezeichnung für Diphtherie. Pseudokrupp zeigt gleiche Symptome, ist jedoch meist schwächer als der „echte" Krupp. Damit Pseudokrupp ernst genommen wird, besteht heute in der Medizin die Tendenz, den Pseudokrupp als Krupp zu bezeichnen.

E.B. Nash, einer der großen Kenner des echten Krupp und des Pseudokrupp, beschreibt 1898 die Anwendung von homöopathischen Arzneimitteln bei Krupp wie folgt:
„Krupp entsteht oft, wenn man trocknen, kalten Winden ausgesetzt gewesen ist. Er setzt gewöhnlich abends ein, mit hohem Fieber, Aufregung und Angst. Bei dieser Ursache und diesen Symptomen ist Aconitum das erste Mittel, und in der 30. oder 200. Potenz heilt es die große Mehrzahl der Fälle ohne Zuhilfenahme irgendeiner anderen Arznei. Wenn es aber nach ein paar Gaben oder nach einiger Zeit keine Linderung bringt, wenn der Fall sich weiter verschlechtert und die Husten- und Erstickungsanfälle immer häufiger auftreten und den Patienten aus dem Schlaf reißen, dann ist Spongia gewöhnlich das nächste Mittel. Ich lebe in einer Gegend, wo das Klima das Entstehen von Krupp-Erkrankungen stark begünstigt. Daher kann ich nach 30-jährigem Experimentieren zuerst mit tiefen, später mit höheren Potenzen versichern, dass die C 200 dieser Arznei bei Krupp deutlich besser wirkt als die niedrigeren Potenzen. Ich verabreiche oft eins dieser beiden Mittel (Aconitum oder Spongia), je nach den Indikationen, alle 15 Minuten in Wasserauflösung, bis Besserung eintritt, und dann verlängere ich die Abstände zwischen den Gaben entsprechend dem weiteren Fortschritt. Wenn der Krupphusten lockerer geworden ist, seinen kruppösen Klang aber noch nicht ganz verloren hat, tritt Hepar sulfuris auf den Plan, besonders wenn der Husten eher nach Mitternacht oder in den Morgenstunden schlimmer wird. Wenn der Husten zu Rezidiven neigt oder jeden Abend wieder etwas kruppähnlicher wird, wird oft Phosphorus die endgültige Heilung herbeiführen. Bei der Laryngitis oder Bronchitis der Erwachsenen ist Spongia ebenso nützlich wie beim Krupp der Kinder".[63]

Herz-Kreislauf

Kollapsneigung

Die Neigung zum Kollaps ist ein **Ausdruck von Schwäche**. Personen mit tiefem Blutdruck kollabieren häufiger. Ein Kollaps tritt meistens auf als begleitender Umstand bei Übelkeit, Magen-Darm-Grippe, Influenza und andern Fieberinfekten, ebenso in der Rekonvaleszenz nach längerer Krankheit, im Wochenbett und nach längerer Stillzeit.

---

[63] Nash E.B.: Leitsymptome in der Homöopathischen Therapie. A.a.O., S. 436.

Aconitum

Kollapsneigung im hohen Fieber, das plötzlich aufgetreten ist. Trockene Haut, Gesicht rötlich im Liegen, leichenblass beim Aufstehen.
Bei heftigstem Nasenbluten. Blut hellrot.
Bei Schreck, wie Unfall oder Beinahe-Unfall.
Bei heftigsten Schmerzen.

Apis

Kollapsneigung bei schwerer allergischer Reaktion. Heftig brennende, stechende Schmerzen. ⇒ Arsenicum album.

Arnica

Kollapsneigung im Fieber. Bei Herzerkrankungen während Angina-pectoris-Anfall. Nach langer körperlicher Anstrengung und Übermüdung.

Arsenicum

Kreislaufschwäche. Kräftezerfall. Kreislaufkollaps plötzlich und häufig in allen Situationen, bei Herzerkrankung, Krebserkrankung, Nahrungsmittelvergiftung durch Fleisch, Wurstwaren und Fische, bei schwerer allergischer Reaktion, bei ausgedehnten Verbrennungen.

Belladonna

Kollapsneigung im hohen Fieber mit rotem, dampfendem Kopf. Patient erbleicht plötzlich.
Bei Übelkeit.
Kollapsneigung nach wiederholten Infektionen.
Beispiel: Kind hatte früher bei einer Erkrankung einen schwitzenden, roten Kopf, seit einem Fieberkrampf jedoch nur noch hohes Fieber mit trockener Hitze, kann nicht mehr schwitzen. Trockene Hitze in einem Belladonna-Zustand ist ein Alarmzeichen für Fieberkrämpfe!

Cactus

Wichtigstes Herzmittel! Kollapsneigung bei Herzerkrankungen und Herzinfarkt.

Cantharis

Kollapsneigung bei ausgedehnten Verbrennungen. ⇒ Arsenicum album.

Carbo vegetabilis

Kollapsneigung nach Säfteverlust wie Durchfall, Nasenbluten, Geburt, Stillen. Lufthunger. Kollapsneigung auch im Liegen!

Causticum
Kollapsneigung bei Übelkeit, auch im Liegen!

Chamomilla
Stark gereizter, schmerzempfindlicher Patient. Kollapsneigung bei Schmerz und seelischer Erregung. Beispiel: Zahnendes Kleinkind mit stinkendem Durchfall, gereizt, entnervendes Geschrei, wirft alles weg, was ihm angeboten wird. Schwitzt und trinkt wenig → Kollaps.

China
Erschöpfungszustand mit starkem Schwitzen nach Säfteverlust (Durchfall, starker Blutverlust unter der Geburt, heftige Gebärmutterblutungen, Stillen, Malaria).

Cocculus
„**Topmittel" bei Reisekrankheit!** Kollapsneigung während der Fahrt, bei Übelkeit, Erbrechen, Schmerz, aus Hunger. **Bei Übermüdung nach vielen Nachtwachen**, mit Schwindel.

Colocynthis
Kollapsneigung infolge Schmerz, insbesondere durch die heftigen Schmerzen einer Darmkolik.

Gelsemium
Bewährtes Nervenmittel. Kollapsneigung nach Schreck, bei freudigen Ereignissen, durch Schmerz.

Glonoinum
Bewährtes Arzneimittel bei Sonnenstich. Kollapsneigung in der Hitze, beim Versuch, im Stehen zu lesen. Beispiel: Kartenlesen bei Wanderung auf Kreta.
Kollapsneigung in der Hitze bei Frauen, insbesondere bei ausbleibender Menstruation, z. B. wegen Hormonspirale und in der Menopause.

Hepar sulphuris
Kollapsneigung durch heftig stechende Schmerzen.

Ipecacuanha
Tödliche Übelkeit. Erbrechen bringt keine Besserung.
Kollapsneigung bei Übelkeit, beim Erbrechen und beim Rauchen. Nach Säfteverlust, nach Blutungen (Nasenbluten mit Übelkeit).

Ignatia

Bewährtes Nervenmittel. Kollapsneigung bei Schreck, aus Kummer, bei starken Gerüchen, in der Kirche, in einem überfüllten Raum, bei aktivem und passivem Rauchen.
Im Fieber.

Mercurius

Häufige Ohnmachten, vor allem nach Säfteverlust, z. B. durch qualvollen Durchfall.

Nux vomica

Kollapsneigung bei **Übelkeit**, beim Erbrechen, nach Säfteverlust. Im Fieber. Durch Schreck. Nach qualvoller Angst. Durch Schmerz. Durch Gerüche, z. B. Spitalgeruch. In einem überfüllten Raum.
Beispiel: Robuster Vater fällt nach einer hektischen, schwierigen Geburt, bei der er zugegen war und sogar mitgeholfen hat, in Ohnmacht – **nach** dem glücklichen Ereignis!

Phosphorus

Plötzliche Kreislaufschwäche, oft unerwartet. Kollapsneigung wie bei Arsenicum in allen möglichen Situationen. Patient sieht gesund aus, wird plötzlich blass und kollabiert. Bei Hunger. Durch Gerüche. In einem überfüllten Raum, nach Blutspenden.
Durch Schreck. Bei Schmerz.
Im Fieber. Beim Erbrechen.

Pulsatilla

Oft angezeigt bei Kindern und Frauen, die bei Krankheit wenig Durst verspüren. Kollapsneigung in einem überfüllten Raum, vor allem während der Schwangerschaft. Beispiel: Schwangere Lehrerin kollabiert – erstmals im Leben – bei einer Sitzung.
Kollapsneigung im Fieber.

Rhus toxicodendron

Kollapsneigung bei körperlicher Anstrengung im geschwächten Zustand. Beispiel: Schreiner geht trotz Bronchitis und Fieber zur Arbeit und kollabiert.

Silicea

Kollapsneigung durch Schmerz. **Vor/nach Blutentnahme (aus Angst vor der Nadel)**. Beim aktiven und passiven Rauchen.

Staphisagria
Kollapsneigung nach Schreck.

Sulphur
Bewährtes Durchfallmittel.
Kollapsneigung verstärkt in der Pubertät bei Kindern, die allgemein viel trinken, wenn sie hungrig und durstig sind, oft kurz vor dem Mittagessen. In einem überfüllten Raum.

Tabacum
„Hitmittel" bei Reisekrankheit! Kollapsneigung bei Übelkeit, beim Erbrechen.

Bei Kollapsneigung haben sich außerdem die folgenden Arzneimittel bewährt (in diesem Buch nicht berücksichtigt):
- Opium (Ohnmacht durch Schreck)
- Camphora, Veratrum album (bei schweren Durchfallerkrankungen mit Ohnmacht und Kälte der Haut)
- Coca (beim Bergsteigen in großer Höhe)

Akute Herzbeschwerden

Die Homöopathie kennt bei plötzlich auftretenden und heftigen Herzbeschwerden hervorragend wirksame Arzneimittel. Symptome, die auf ein akutes Herzleiden hinweisen, sind immer ernst zu nehmen. Auch der Patient, der gut auf ein homöopathisches Arzneimittel reagiert hat, benötigt deshalb eine Abklärung bei einem Herzspezialisten. Zu empfehlen ist in solchen Fällen immer auch eine homöopathische Konstitutionsbehandlung, unabhängig davon, ob die Abklärung einen Befund ergab oder nicht. Vorbeugen ist besser!
Plötzlich auftretende und heftige Herzschmerzen sind immer von qualvoller Angst begleitet.

Cactus grandiflorus
Cactus grandiflorus ist das am besten bewährte Arzneimittel des homöopathischen Arzneimittelschatzes bei plötzlich auftretenden und heftigen Herzschmerzen. **Die Symptome von Cactus entsprechen den klassischen Herzinfarktbeschwerden Blässe, Herzschmerz, der in den linken Arm ausstrahlt, Atemnot und Angst.**
Typisch ist das Gefühl, als umgreife eine eiserne Faust das Herz, als hätte das Herz keinen Platz mehr zum Schlagen. Der Patient wird so

heftig von der Angst ergriffen, dass er denkt, er müsse sterben. Vor Schmerz schreit er laut auf. Der Schmerz wird im Liegen schlimmer, im Sitzen erträgt er den Schmerz besser.

Herzschmerzen, die psychisch bedingt sind, reagieren nicht auf Cactus. Ebenso ist Cactus nicht wirksam bei Brustschmerzen, die eine andere Ursache haben wie Rippenbruch oder Nervenschmerzen. Dieses Wissen kann uns manchmal helfen, eine Herzerkrankung zu bestätigen oder auszuschließen. Bessern sich die Brustschmerzen durch Cactus, so liegt ein Hinweis auf eine organische Herzerkrankung vor. In solchen Fällen ist eine Abklärung beim Herzspezialisten angezeigt, auch wenn es sich um ein Kind oder einen Jugendlichen handelt.

Nach einem Herzinfarkt fällt der Patient in eine depressive Verstimmung mit Todesangst. Er ist bedrückt, fühlt immer wieder den Puls, wird schweigsam und zieht sich von seiner Umwelt zurück. Er leidet unter Alpträumen, fällt im Traum und wacht voller Schrecken auf. In diesem Zustand hilft Cactus grandiflorus.

Arnica

Arnica ist das wichtigste Notfallmittel der Homöopathie, das auch bei Herzbeschwerden erfolgreich eingesetzt wird.

Beispiel: Eine Skigruppe nimmt in einem Bergrestaurant die Mittagsverpflegung ein, als ein Mann aus der Gruppe, um die 50, plötzlich blass wird und über Herzschmerzen klagt. Was tun? Die homöopathische Hausapotheke mit Cactus grandiflorus C 30 befindet sich unerreichbar in der Ferienwohnung. Keine Panik! Als Leser dieses Buches haben Sie immer ein Röhrchen mit Arnica C 200 bei sich. Geben Sie alle 10 bis 15 Minuten eine Gabe Arnica C 200! Wenn es dem Mann besser geht, muss er mit der Bahn hinunter ins Tal gebracht und zum Arzt begleitet werden. In keinem Fall darf er die Abfahrt auf den Skiern in Angriff nehmen!

Arnica ist ein gutes Herz-Kreislauf-Mittel. Es hilft vor allem bei Beschwerden während oder nach außergewöhnlichen körperlichen Anstrengungen, z.B. bei Erschöpfungszustand während einer Kletter- oder Skitour oder bei einem Tennisspiel zwischen gleichwertigen Gegnern, das sich über Stunden hinzieht und nicht enden will. Zuweilen sind Schmerzen im linken Ellenbogen der einzige Hinweis auf eine mangelhafte Durchblutung des Herzmuskels.

Arnica hilft bei Unwohlsein mit Erschöpfung und linksseitigen Ellenbogenschmerzen nach übergroßer Anstrengung. Dabei kann es sich tatsächlich um einen Herzinfarkt– mit untypischen Schmerzen – handeln.

Aconitum

Herzbeutelentzündung (Perikarditis).
Angina pectoris mit intensivem Schmerz den linken Arm hinunter, mit Taubheit und Kribbeln der Finger; tritt plötzlich und heftig auf, ohne Warnung.
Furcht, auf der Straße tot umzufallen.
Plötzliches Erwachen aus dem Schlaf mit Angst und Unruhe, spürt jedoch noch keinen Schmerz. Sekunden oder Minuten später treten starke Herzschmerzen auf. Diagnose: schwerer **Herzinfarkt**.
Plötzlich starke Herzbeschwerden nach einem großen Schreck.
„Herzsekundentod": Der Patient wird plötzlich unruhig, blass, hat ein unbestimmtes Unbehagen, eine Bangigkeit, will an die frische Luft. Draußen bricht er tot zusammen. Hätte Aconitum, rechtzeitig gegeben, ihm geholfen?

Carbo vegetabilis

Herzbeschwerden, vor allem bei Schwächezustand nach schwerem Blutverlust. Die Patientin muss sitzen, will frische Luft. Möchte, dass man ihr Luft zufächelt. Hinzu kommen meistens Blähungen und Aufstoßen. Kalte Beine, häufig eiskalte Kniekappen.

China

Erschöpfungszustand mit heftigem Herzklopfen bei jeder Bewegung. Angestrengte langsame Atmung mit Erstickungsgefühl. Patientin schwitzt bei der geringsten Anstrengung.
Schlechte Laune, verdrießlich, schwierige Patientin.

Gelsemium

Herzbeschwerden vor oder nach belastenden Ereignissen. Die Patientin hat das Gefühl, sie müsse sich immer bewegen, da sonst das Herz still stehen würde.
Patientin möchte allein sein, wünscht Ruhe.

Glonoinum

Herzklopfen mit Hitze des Gesichtes, schnellem Puls und sichtbarem Pulsieren der Halsschlagadern. Hitze und Völlegefühl im Herz. Scharfe Schmerzen strahlen in den Rücken oder in beide Arme oder in andere Körperteile.

Ignatia

Herzklopfen mit stechenden Schmerzen, Pochen im Brustkorb, Zu-

sammenschnürungsgefühl. Patientin ist ängstlich und weinerlich. Hat das Verlangen, tief Luft zu holen. Seufzendes Ausatmen.
Die Abklärung ergibt keinen Hinweis auf ein organisches Herzleiden.
Oft bei Kummer, Trennungssituationen.

Spigelia anthelmintica
(in diesem Buch nicht berücksichtigt)
Wirkt bei Patienten mit rheumatischen Beschwerden und Neigung zu Nervenschmerzen.
Furcht vor scharfen, spitzen Gegenständen, wie Nadeln.
Herzschmerzen strahlen in den rechten Arm oder ins rechte Schulterblatt aus. Schmerzen sind besser beim Liegen auf der rechten Seite mit erhöhtem Kopf. Die ganze linke Körperseite kann schmerzhaft sein.
Jede Bewegung verstärkt den Schmerz oder erzeugt einen heftigen Anfall.

Spongia tosta
Schwellungsgefühl in der Herzgegend. Dieses Gefühl nimmt zu, bis der Patient denkt, sein Herz platze. Taubheitsgefühl des linken Armes, eventuell der ganzen linken Körperseite.
Kann nur auf der rechten Seite liegen.
Oft begleitet von Bronchialproblemen mit chronischem Husten.

Rhus toxicodendron
Patient hat heftiges Herzklopfen beim ruhigen Sitzen. Einschließende Schmerzen in der Herzgegend, mit einem schmerzhaften Gefühl von Lähmung und Schwäche im linken Arm.
Er will herumgehen.

Gesichtsröte

Das Symptom „Gesichtsröte" kann uns oft auf die Spur des richtigen Arzneimittels führen, so dass es sehr hilfreich ist, wenn ich die wichtigsten Arzneimittel gut kenne.
Ein **gerötetes Gesicht** ist ein Zeichen der durch Anstrengung, Hitze oder Alkohol erregten arteriellen Zirkulation.
Die Neigung, schnell zu erröten, sei es in der Menopause oder bei jeder Erregung, etwa wenn man in der Schule aufgerufen wird, ist ein Anzeichen für eine **Kreislaufregulationsschwäche**. Dazu gehört auch die lang anhaltende Gesichtsröte nach sportlicher Betätigung. Eine Konstitutionsbehandlung kann in solchen Fällen helfen, nicht jedoch ein Akutmittel.

Zu den wichtigsten Arzneimittel mit dem **Leitsymptom „Gesichtsröte"** gehören Belladonna und Glonoinum.

Belladonna

Gesichtsröte ist ein sicheres Leitsymptom! Das Gesicht ist stark gerötet und wird erst blass bei Kreislaufschwäche, kurz vor dem Fieberkrampf oder vor der Ohnmacht.

Glonoinum

Hitzestau! Das Blut staut sich nicht nur im Kopf, sondern auch im Herz! Gefühl, als ob der Schädel platzen würde. Den schnellsten Zugang zu Glonoinum finden wir über die Ursache – einen Hitzestau – verursacht beispielsweise durch Sport an der prallen Sonne.

Gesichtsröte kann auch bei den folgenden Arzneimitteln auftreten, jedoch nicht als Leitsymptom:

Aconitum

Gesicht kann im Liegen rötlich sein, ist jedoch totenblass beim Aufstehen.

Bryonia

Die Gesichtsröte entwickelt sich langsam, da Bryonia nicht schwitzen kann. Leitsymptome: jede Bewegung schmerzt fürchterlich, Durst – der Patient will kalt trinken. Symptome entwickeln sich über mehrere Tage.

Chamomilla

Nur die Wangen sind gerötet, nicht jedoch das Gesicht! Das Gesicht ist blass, vor allem bei Erwachsenen.

Arnica

Das Gesicht ist dunkelrot bei Apoplexie (wie auch Opium, in diesem Buch nicht berücksichtigt). Brennende Hitze des Kopfes, der Körper ist kalt. Die dunkle Röte spricht für eine venöse Kongestion.

Bei **Fieber** ist ein erregter Kreislauf mit stark gerötetem Kopf eher selten. Meist ist der Patient **blass**, vielleicht mit einem Hauch Röte im Gesicht. Je weiter die Störung fortschreitet, umso blässer wird der Patient, und es kann zu einer **akuten Kreislaufschwäche** kommen, wie bei den folgenden Arzneimitteln:

Aconitum

Wenn der Patient aufsteht.

Belladonna
Kurz vor dem Fieberkrampf, kurz vor der Ohnmacht.

Glonoinum
Kurz bevor der Patient bei einem Sonnenstich in Ohmacht fällt.

Beschwerden auf Reisen

An der Spitze der Hitparade der homöopathischen Arzneimittel bei reisebedingten Beschwerden stehen unangefochten **Cocculus** und **Tabacum**, wie die folgende, (fast) wahre Geschichte veranschaulicht.
Die Skatfreunde Cocculus und Tabacum unternehmen gemeinsam eine Seereise. Doch leider ist der Wettergott den beiden unternehmungslustigen Herren nicht wohlgesinnt. Nur wenige Stunden, nachdem der Luxusliner den Ausgangshafen verlassen hat, nähert sich eine Schlechtwetterfront, und die See wird unruhig. Als Cocculus am ersten Abend die im Salon aufgetischten leckeren Speisen aus der Nähe begucken will, wird ihm übel. Er fühlt sich elend und verabschiedet sich in die Kabine. Dort legt er sich sofort aufs Bett. In der horizontalen Lage fühlt er sich zwar auch nicht besonders wohl, doch den Umständen entsprechend etwas besser. Da sich die Übelkeit verschlimmert, sobald er aufstehen will, zieht er es vor, die nächsten Tage im Liegen zu verbringen und die angenehm geheizte Kabine fortan nicht mehr zu verlassen. Cocculus mag auch nicht essen, und seine gesellschaftlichen Kontakte beschränken sich auf einige Begegnungen mit dem Kellner, der ihm hin und wieder ein Bier zur Stärkung bringt.
Auch seinen Skatfreund Tabacum hat die Seekrankheit fest im Griff. Tabacum allerdings drängt es nicht in die Kabine, sondern unwiderstehlich auf Deck. Er hat das Gefühl, dass er die Schifffahrt bei bewegter See nur an frischer Luft heil überstehen wird. So hält er sich trotz kühlen Temperaturen während der ganzen Reise auf dem Oberdeck auf, den Bauch entblößt, die Augen geschlossen. So fühlt er sich etwas besser. Kein Wunder, dass der „blinde" Herr Tabacum mit den Mitreisenden nicht näher bekannt wird, die meisten Schiffsgäste jedoch Tabacum sehr wohl kennen, wenn auch nur vom Sehen her. Sie halten ihn für einen etwas sonderlichen Passagier, der allein reisen und ungestört sein will. Die von den beiden Herren Cocculus und Tabacum geplanten Skatrunden fallen der besonderen Umstände wegen aus.

Reise- und Seekrankheit

(auch Jahrmarktbahnen, Bahnen im Vergnügungspark!)

Cocculus

Schwindel, starke Übelkeit, Erbrechen.
Schlimmer an der frischen Luft, bei Bewegung.
Besser im warmen Zimmer, bei Ruhe.
Einnahme präventiv: 1. Gabe Cocculus C 30 12 Stunden vor Abreise, 2. Gabe bei Abreise. Weitere Gaben bei Bedarf.

Tabacum

Kalter Schweiß! Schwindel, starke Übelkeit, Erbrechen.
Schlimmer bei der geringsten Bewegung.
Besser an der frischen Luft. Besser gerade Sitzen mit entblößtem Bauch.
Einnahme präventiv: 1. Gabe Tabacum C 30 12 Stunden vor Abreise, 2. Gabe bei Abreise. Weitere Gaben bei Bedarf.

Petroleum

(in diesem Buch nicht berücksichtigt)
Patient mit sehr reizbarem Gleichgewichtsorgan. Auffallend trockene Haut. Reisekrankheit mit kaltem Schweiß. Übelkeit besser durch frische Luft, **besser durch Beugen des Oberkörpers nach vorne**. Mit dem Schwindelgefühl kann Verwirrtheit vorhanden sein. Petroleum sollte geprüft werden, wenn die Symptome auf Tabacum hinweisen, dieses jedoch nicht hilft. Tabacum ist besser beim Sitzen in aufrechter Haltung, Petroleum beim Sitzen mit nach vorne gebeugtem Oberkörper, den Kopf auf Hände und Knie abgestützt.
Einnahme präventiv: 1 Gabe Petroleum C 30 12 Stunden vor Abreise, 2. Gabe bei Abreise. Weitere Gaben bei Bedarf.

Flugangst

Gelsemium

Müdigkeit, schwere Augen, schweigt, will Ruhe.

Ignatia

Launisch, spricht viel, „nervt"!

Aconitum

Beispiel: Situationsangst, ausgelöst durch einen Flug mit Notlandung. Vor dem Zwischenfall hatte der Fluggast keine Angst vor dem Fliegen. Nach dem Ereignis überkommt ihn diese Angst, wenn er nur ans Fliegen denkt.

Argentum nitricum

(in diesem Buch nicht berücksichtigt)
Konstitutionsmittel. Ängstlicher, übervorsichtiger Patient. Durchfall vor fixen Terminen (Zahnarzt, Prüfungen, Flug). Sitzt in einem Raum in der Sitzreihe außen und nahe der Tür, damit er den Raum schnell verlassen kann. Potenz: C 30. Kann sich oft nicht dazu überwinden, ein Flugzeug zu besteigen.

Höhenkrankheit

Höhenkrankheit ist der Oberbegriff für psychische und physische Symptome, die bei Aufenthalt in Höhen ab ca. 3000 Metern auftreten können und wahrscheinlich durch Sauerstoffmangel bedingt sind.
Reizbarkeit, Schlafstörung, starke Kopfschmerzen.
Übelkeit, Erbrechen, Atemnot, später Eintrübung des Bewusstseins.

Arnica

C 200. Optimiert die Leistungsfähigkeit bei sauerstoffarmer Luft, kann Anschwellung des Gehirns vorbeugen.

Coca

C 30 z. B. bei Klettertouren: 1. Gabe 12 Stunden vor Beginn des Aufstiegs einnehmen, 2. Gabe bei Beginn des Aufstiegs, eventuell 3. Gabe für den Fall, dass Kopfschmerzen auftreten.
C 200 bei bekannter Neigung zu Höhenkrankheit: 1. Gabe 12 Stunden vor Beginn des Aufstiegs, 2. Gabe bei Beginn des Aufstiegs. Eine Gabe täglich bei Aufenthalt über 3500 Metern, falls nötig.

Agaricus

(in diesem Buch nicht berücksichtigt)
Auch ausgezeichnetes Arzneimittel bei Erfrierungen, z. B. bei Frostbeulen.

Blitzschlag

Phosphorus
Ausgezeichnetes Arzneimittel bei Blitzschlag und Verbrennung durch radioaktives Material.

Beschwerden durch warmen Wind

(auf Mittelmeerinseln wie Kreta)

Euphrasia
Augenentzündung. Stark tränende Augen mit ätzender Tränenflüssigkeit. Rötung des äußeren Augenwinkels und der Wangen.

Indikationenkatalog

In diesem letzten Abschnitt ist im Sinne einer Abrundung des Lehrstoffs eine Zusammenstellung von Arzneimitteln zu finden, die sich in der ärztlichen Praxis bei bestimmten Diagnosen bewährt haben. Ein Indikationenkatalog kann allerdings naturgemäß nie vollständig sein, und so kann es durchaus vorkommen, dass das passende Arzneimittel, das *Simile*, sich nicht in dieser Liste befindet. Zudem **beschränkt sich der Katalog** auf die in diesem Buch beschriebenen **40 Arzneimittel** bei **akuten Erkrankungen** und in **Notfällen.**

Der Leser wird in diesem Katalog vergeblich nach Indikationen suchen, die chronische und tief sitzende Krankheiten anzeigen. Zu diesen Krankheiten zählen Migräne, Menstruationsbeschwerden, Krampfadern, Heuschnupfen, Asthma bronchiale, chronische Verstopfung sowie grundsätzlich alle Leiden, die sich über Monate oder Jahre entwickelt haben oder die in der Familie weitervererbt werden. **Diese tief sitzenden Störungen benötigen eine Betreuung durch gut ausgebildete Fachärzte und Therapeuten und eignen sich nicht zur Selbstbehandlung**.

Ein Indikationenkatalog kann eine Abkürzung bei der Wahl des Arzneimittels sein. Abkürzungen führen allerdings hin und wieder in die Irre. Das Arzneimittel muss deshalb in jedem Fall den **„Sicherheitscheck"** bestehen: **Nimmt es sowohl Ursache als auch Symptome und Modalitäten der akuten Krankheit auf?** Dazu lesen wir bei den Arzneimittelbeschreibungen nach. Nur bei positivem Ausgang dieser Überprüfung geben wir das Arzneimittel. **Ein Arzneimittel darf nie allein über die Diagnose ausgewählt werden!** Wer in der homöopathischen Heilmethode erfolgreich sein will, wird sich vom Denken in Diagnosekategorien lösen müssen. Eine bewährte Methode der homöopathischen Fall-Lösung, welche durch systematisches Vorgehen zum passenden Arzneimittel führt, ist in Teil 2 dargestellt.

Indikationen von A–Z

ABSZESSE: Arnica, Belladonna, Apis, Calendula, **Hepar sulphuris**, Mercurius solubilis, **Silicea**

ABSZESSE, die nicht reifen: Arnica, Silicea

ALKOHOL, Beschwerden nach: Nux vomica, Ledum, Belladonna

ALLERGISCHE REAKTIONEN (Insektenstiche, Medikamente, Nahrungsmittel): Aconitum, Arnica, Apis, Arsenicum album, Bryonia, Ledum, Nux vomica, Pulsatilla, Rhus toxicodendron, Sulphur

ANGINA: Aconitum, Apis, Arsenicum album, **Belladonna**, Cantharis, Chamomilla, Dulcamara, Gelsemium, **Hepar sulphuris**, Ignatia, **Mercurius solubilis**, Phosphorus, Pulsatilla, **Silicea**, Staphisagria, Sulphur
- **variköse Angina:** Hamamelis

APOPLEXIE: Arnica (auch Opium)

AUGENENTZÜNDUNG: Allium cepa, Arnica, Aconitum, Belladonna, Dulcamara, **Euphrasia**, Gelsemium, Hamamelis, Hepar sulphuris, Mercurius solubilis, Rhus toxicodendron, **Pulsatilla**, Ruta
- **durch Zugluft:** Arnica
- **durch Überlastung der Augen:** Ruta
- **durch warmen Südwind:** Euphrasia

AUGENOPERATION: Arnica (vor Operation); **Arnica**, Calendula (nach Operation)

AUGENVERLETZUNG: Aconitum, **Arnica**, Glonoinum, Ruta, Staphisagria, Symphytum
(☞ Übersicht „Verletzungen von Kopf bis Fuß", S. 242)

BAUCHKOLIK: Arsenicum album, **Belladonna**, **Carbo vegetabilis**, **Chamomilla**, China, **Cocculus**, **Colocynthis**, Dulcamara, Nux vomica, Podophyllum, Staphisagria

BLASENENTZÜNDUNG ☞ Zystitis

BLASENSCHWÄCHE, -lähmung: Causticum, Pulsatilla

BLÄHUNGEN: Carbo vegetabilis, China, Nux vomica, Pulsatilla

BLUTUNGEN, akute: Aconitum, **Arnica**, Belladonna, China, Hamamelis, **Phosphorus** (auch Caulophyllum)

BLUTVERLUST, Beschwerden durch: Carbo vegetabilis, China

BRECHDURCHFALL: Aconitum, Arsenicum album, Bryonia, Carbo vegetabilis, Chamomilla, China, Colocynthis, Dulcamara, Gelsemium, Ipecacuanha, Mercurius solubilis, Nux vomica, Phosphorus, Podophyllum, Pulsatilla, Rhus toxicodendron, Sulphur
(☞ S. 276)

BRONCHITIS: Apis, Allium cepa, Bryonia, Causticum, Drosera, Hepar sulphuris, Ipecacuanha, Phosphorus, Pulsatilla, Silicea, Spongia tosta
- Laryngitis: Spongia tosta

BRUSTENTZÜNDUNG ☞ Mastitis

DELIRIUM: Aconitum, Belladonna, Bryonia

DIPHTHERIE: Apis, **Arsenicum album**, Belladonna, Bryonia, Cantharis, Hepar sulphuris, Ignatia, Mercurius, **Phosphorus**, **Rhus toxicodendron**, Sulphur (auch **Bromium, Kali bichromicum**, Lachesis, **Phytolacca**)
- **rechte Seite:** Apis, Ignatia, Mercurius, Phytolacca, Rhus toxicodendron
- **linke Seite:** Belladonna (auch Bromium, Lachesis)

DURCHFALL: Aconitum, Arsenicum album, Bryonia, Carbo vegetabilis, Chamomilla, China, Colocynthis, Dulcamara, Gelsemium, Ipecacuanha, Mercurius solubilis, Nux vomica, Phosphorus, Podophyllum, Pulsatilla, Rhus toxicodendron, Silicea, Sulphur
(☞ S. 276)

5 Bewährte Indikationen in der homöopathischen Praxis

EITERUNG: Calendula, Hepar sulphuris, Ledum, Mercurius, Silicea

ERBRECHEN: Aconitum, Arsenicum album, Bryonia, Carbo vegetabilis, Chamomilla, China, Cocculus, Colocynthis, Dulcamara, Gelsemium, Ipecacuanha, Mercurius solubilis, Nux vomica, Phosphorus, Podophyllum, Pulsatilla, Rhus toxicodendron, Sulphur, Tabacum
(☞ S. 276)
Reisekrankheit: Cocculus, Tabacum
(☞ S. 295)

ERFRIERUNGEN, TEMPERATURSCHOCK: Aconitum, Arnica, Arsenicum album, Carbo vegetabilis, Causticum, Nux vomica, Pulsatilla, Sulphur (auch **Agaricus muscarius**, Nitricum acidum, Petroleum, Zincum metallicum)
(☞ Übersicht „Verletzungen von Kopf bis Fuß", S. 248)

ERKÄLTUNG: Aconitum, Allium cepa, Arsenicum album, Bryonia, Causticum, Dulcamara, Euphrasia, Gelsemium, Hepar sulphuris, Nux vomica, Pulsatilla, Rhus toxicodendron, Silicea, Sulphur

ERSCHÖPFUNG: Arnica, Arsenicum album (hochgradig!), Cactus grandiflorus, Carbo vegetabilis, Causticum, China, Phosphorus

ERYSIPEL: u.a. Apis, Hepar sulphuris

FIEBER, bei der Zahnung: Aconitum, Belladonna, Chamomilla, Gelsemium, Silicea

FIEBERKRAMPF: Aconitum, Apis, Arnica, Arsenicum album, **Belladonna**, Bryonia, Cactus, Cantharis, Cocculus, **Gelsemium**, Glonoinum, Ignatia, Nux vomica, Phosphorus, Rhus toxicodendron

FLUGANGST: Aconitum, Gelsemium, Ignatia (auch Argentum nitricum)
(☞ S. 295)

FRAKTUR: Symphytum (auch Calcium phosphoricum)
(☞ Übersicht „Verletzungen von Kopf bis Fuß" S. 246)

GALLENSTEINKOLIK: Belladonna, China, Colocynthis, Nux vomica, Podophyllum (auch Berberis vulgaris)
(☞ S. 279)

GASTRITIS: Arsenicum album, Bryonia, Cantharis, Drosera, Ipecacuanha, Nux vomica, Phosphorus, Pulsatilla, Silicea, Symphytum

GEBURT:
- **Zur Geburtserleichterung: Arnica**
- **Geburtsschwierigkeiten:** Arnica, China, **Gelsemium**, Hamamelis, Nux vomica, **Pulsatilla** (auch **Caulophyllum**)
- **Blutverlust, Beschwerden durch großen Blutverlust:** Carbo vegetabilis, China, Phosphorus
- **Nachwehen, schmerzhafte:** Arnica, Rhus toxicodendron (nach x-ter Geburt)
- **Dammriss:** Calendula

GEHIRNERSCHÜTTERUNG (Commotio cerebri): **Arnica, Hypericum**

GELBSUCHT ☞ Hepatitis

GESICHTSLÄHMUNG: Aconitum, Causticum

GICHTANFALL: Apis, Arnica, Chamomilla, **Ledum**, Rhus toxicodendron

GRIPPE ☞ Influenza

GÜRTELROSE ☞ Herpes Zoster

HAARAUSFALL nach einer Verletzung: Hypericum

HARNVERHALTUNG: Aconitum, Arnica, Causticum, Dulcamara, Staphisagria
(☞ S. 282)

HAUTAUSSCHLÄGE: Arsenicum album, Cantharis, Hepar sulphuris, Mercurius solubilis, Silicea, Staphisagria, Sulphur
- **Blasenartig:** Rhus toxicodendron
- **Herpes Zoster:** Rhus toxicodendron
- **mit Juckreiz:** Sulphur
- **Urtikaria:** Apis, Rhus toxicodendron, Sulphur
- **schädliche Folgen von unterdrückten Hautausschlägen:** Apis, Bryonia, Causticum, Dulcamara, Hepar sulphuris, **Sulphur** (auch Zincum metallicum)

5 Bewährte Indikationen in der homöopathischen Praxis

HEISERKEIT: u.a. Allium cepa, Arnica, Causticum, Gelsemium, Phosphorus, Spongia tosta

HEPATITIS: Aconitum, Arnica, Belladonna, **Bryonia,** China, Mercurius solubilis, Nux vomica, Podophyllum, Phosphorus, Silicea, Sulphur

HERNIE, inkarzerierte: Nux vomica, Tabacum

HERPES ZOSTER: Rhus toxicodendron

HERZBESCHWERDEN, akute: Aconitum, Arnica, Arsenicum album, **Cactus grandiflorus,** Carbo vegetabilis, China, Gelsemium, Glonoinum, Ignatia, Spongia tosta, Rhus toxicodendron (auch Spigelia anthelminticaa)
(☞ S. 289)

HERZRHYTHMUSSTÖRUNGEN, plötzlich auftretend: Aconitum, Arnica, Cactus, Gelsemium, Ignatia
(☞ S. 289)

HEUSCHNUPFEN, akut: Allium cepa, Arsenicum album, Dulcamara, Euphrasia, Rhus toxicodendron, Sulphur (auch Teucrium verum marum)

HEXENSCHUSS ☞ Lumbago

HIRNHAUTENTZÜNDUNG ☞ Meningitis

HIRNSCHLAG ☞ Apoplexie

HÖHENKRANKHEIT: Coca (☞ S. 296)

HUSTEN: Aconitum, Arnica, Arsenicum, Belladonna, Bryonia, Carbo vegetabilis, Causticum, Drosera, Euphrasia, Hepar sulphuris, Ignatia, Ipecacuanha, Nux vomica, Pulsatilla, Phosphorus, Rhus toxicodendron, Silicea, Spongia tosta, Sulphur

HYSTERISCHE REAKTION AUF EREIGNISSE: Ignatia

IMPFUNGEN, schädliche Folgen von: Aconitum, Apis, Arsenicum album, Belladonna, Hepar sulphuris, Mercurius solubilis, Phosphorus, Rhus toxicodendron, **SILICEA, SULPHUR** (auch **THUJA, Variolinum, Vaccininum, Malandrinum**)

INFLUENZA: Aconitum, Allium cepa, Arnica, Arsenicum album, Bryonia, **Causticum**, Dulcamara, Euphrasia, Gelsemium, Hepar sulphuris, Mercurius, **Nux vomica**, Phosphorus, Podophyllum, Pulsatilla, **Rhus toxicodendron**, Silicea, **Sulphur** (auch **Eupatorium perfoliatum** = der Knochenbrecher, **Stannum metallicum**, Variolinum, Vaccininum, Malandrinum)
(☞ S. 259)

INSEKTENSTICHE: Aconitum, **Apis**, Arsenicum album, Cantharis, **Ledum** (auch Guaco, Tarentula cubensis, Urtica urens)
(☞ S. 255)

ISCHIALGIE: Colocynthis, Nux vomica, Rhus toxicodendron, Ruta, Staphisagria

KEUCHHUSTEN: Aconitum, **Arnica**, Arsenicum album, Belladonna, Bryonia, **Carbo vegetabilis**, Causticum, Chamomilla, China, **Drosera**, Dulcamara, **Euphrasia**, Hepar sulphuris, Hypericum, Ipecacuanha, Ledum, Mercurius, Nux vomica, Phosphorus, Podophyllum, **Pulsatilla**, **Rhus toxicodendron**, Ruta, Silicea, Spongia tosta, Sulphur (auch **Antimonium tartaricum**, Bromium, Cina, **Coccus cacti**, Corallium rubrum, **Cuprum metallicum, Kalium bichromicum**)
(☞ S. 270)

KINDERKRANKHEITEN ☞ S. 263

KNOCHENBRUCH ☞ Fraktur

KOPFSCHMERZEN: Aconitum, Allium cepa, Belladonna, Bryonia, Cactus grandiflorus, China, Cocculus, Gelsemium, **Glonoinum**, Ignatia, **Nux vomica**, Silicea, Staphisagria, Tabacum

KÖRPERSÄFTE, Beschwerden nach Verlust von Körpersäften (Blut, Schweiß, Erbrochenes, Durchfall): **Carbo vegetabilis, China**

KREISLAUFKOLLAPS: Aconitum, Apis, Arnica, Arsenicum album, Belladonna, Cactus, Cantharis, Carbo vegetabilis, Causticum, Chamomilla, China, Cocculus, Colocynthis, Gelsemium, Glonoinum, Hepar sulphuris, Ipecacuanha, Ignatia, Mercurius, Nux vomica, Phosphorus, Pulsatilla, Rhus toxicodendron, Silicea, Staphisagria, Sulphur, Tabacum (auch Camphora, Coca, Opium, Veratrum album)
(☞ S. 285)

LÄHMUNGEN: Aconitum, Belladonna, Causticum, Hypericum

LEBENSMITTELVERGIFTUNG: Arsenicum album, Bryonia, Drosera, **Ipecacuanha**, **Nux vomica**, **Phosphorus**, **Pulsatilla**, Sulphur

LEBERENTZÜNDUNG ☞ Hepatitis

LUMBAGO: u. a. Arnica, Hypericum, Nux vomica, Ruta

LUNGENENTZÜNDUNG ☞ Pneumonie

MAGENSCHLEIMHAUTENTZÜNDUNG ☞ Gastritis

MALARIA: China, Rhus toxicodendron

MASERN: Aconitum, Apis, Belladonna, Bryonia, Phosphorus, **Pulsatilla**, Rhus toxicodendron, Sulphur (auch Antimonium tartaricum, Kalium bichromicum)
(☞ S. 264)

MASTITIS: Aconitum, Apis, **Belladonna, Bryonia,** Cactus, Carbo vegetabilis, Chamomilla, Dulcamara, **Hepar sulphuris**, Mercurius, Phosphorus, Pulsatilla, Rhus toxicodendron, **Silicea, Sulphur** (auch Phytolacca)
- **durch Prellung:** Arnica (auch Bellis perennis, ☞ Übersicht „Verletzungen von Kopf bis Fuß", S. 246)
- **Brustwarzen:** Arnica, Chamomilla, Phosphorus, Silicea, Sulphur

MEDIKAMENTE, schädliche Folgen von: Carbo vegetabilis, **Nux vomica**, **Sulphur**

MENINGITIS: Aconitum, **Apis**, Belladonna, Bryonia, Gelsemium, Glonoinum, Mercurius, Phosphorus, Sulphur (auch Cuprum metallicum, Digitalis, Helleborus, Hyoscyamus, Kalium iodatum, Lachesis, Lycopodium, Muriaticum acidum, Opium, Picricum acidum, Stramonium, Tarentula hispanica, **Zincum metallicum**)
(☞ S. 257)

MITTELOHRENTZÜNDUNG ☞ Otitis media

MUMPS: Carbo vegetabilis, Mercurius, Pulsatilla, Rhus toxicodendron (auch Pyrogenium)
(☞ S. 269)

NAGELUMLAUF ☞ Panaritium

NAGELVERLETZUNG: Arnica, Calendula, Hypericum, Ledum
(☞ Übersicht „Verletzungen von Kopf bis Fuß", S. 245)

NASENBEINBRUCH: Arnica, Symphytum
(☞ Übersicht „Verletzungen von Kopf bis Fuß", S. 243)

NASENBLUTEN: fast alle Arzneimittel, v. a.: **Aconitum**, **Arnica**, **Belladonna**

NEURALGIE: Aconitum, Arsenicum album, Belladonna, Causticum, Chamomilla, Colocynthis, Glonoinum, Hypericum, Nux vomica, Rhus toxicodendron, Staphisagria (auch Spigelia anthelmintica)

NERVENSCHMERZEN ☞ Neuralgie

NIERENSTEINKOLIK: Belladonna, Cantharis, Colocynthis, Nux vomica, Tabacum (auch Berberis vulgaris, Lycopodium)
(☞ S. 283)

NESSELAUSSCHLAG ☞ Urtikaria

OHRENSCHMERZEN ☞ Otitis media

OPERATIVE EINGRIFFE, PROPHYLAKTISCH: Arnica

OTITIS MEDIA: Aconitum, Allium cepa, Arnica, Belladonna, Bryonia, Chamomilla, Causticum, Dulcamara, Hepar sulphuris, Ledum, Mercurius solubilis, Pulsatilla, Rhus toxicodendron, Silicea, Sulphur

PANARITIUM: Apis, **Hepar sulphuris**, **Silicea**

PNEUMONIE: u. a. Aconitum, Bryonia, China, Mercurius solubilis, Phosphorus

PROPHYLAXE: ☞ Tetanusprophylaxe

PRÜFUNGSANGST: Gelsemium, Ignatia, Silicea

PSEUDOKRUPP: Aconitum, Belladonna, Causticum, Hepar sulphuris, Spongia tosta
(☞ S. 284)

5 Bewährte Indikationen in der homöopathischen Praxis

QUALLENBISS: Cantharis, Ledum (auch Urtica urens, Medusa, Aceticum acidum) (☞ S. 256)

REISEKRANKHEIT: Cocculus, Tabacum (auch Petroleum) (☞ S. 295)

RÖTELN: ☞ S. 268

RÜCKENSCHMERZEN: Rhus toxicodendron, Staphisagria, Symphytum (auch Variolinum, Vaccininum)
(☞ Übersicht „Verletzungen von Kopf bis Fuß", S. 243)
- **Lumbago:** Arnica, Hypericum, Nux vomica, Ruta

SCHARLACH: Apis, **Belladonna**, Bryonia, Cantharis, Carbo vegetabilis, Chamomilla, Dulcamara, Euphrasia, Hepar sulphuris, Mercurius, **Rhus toxicodendron**, Sulphur (auch Ailanthus, Helleborus, Lachesis, Lyssinum, Phytolacca, Scarlatinum, Syphilinum, Zincum metallicum) (☞ S. 271)

SCHLAFLOSIGKEIT infolge Übermüdung: Arnica

SCHLAGANFALL ☞ Apoplexie

SCHNEEBLINDHEIT: Aconitum, Arsenicum album, Glonoinum
(☞ Übersicht „Verletzungen von Kopf bis Fuß", S. 243)

SCHOCK, seelisch: Aconitum, Arnica, Causticum, Ignatia, Gelsemium
(☞ Übersicht „Verletzungen von Kopf bis Fuß", S. 246)

SCHOCK, körperlich: Aconitum, Arnica
(☞ Übersicht „Verletzungen von Kopf bis Fuß", S. 247)

SCHÜRFUNGEN: Arnica, Hamamelis
(☞ Übersicht „Verletzungen von Kopf bis Fuß", S. 246)

SCHWINDEL: Aconitum, Cocculus, Gelsemium, Glonoinum, Silicea, Tabacum
- **beim Aufwärtssehen:** Glonoinum, Pulsatilla, Rhus toxicodendron, Tabacum

SEHVERLUST, plötzlicher
- **nach Schreck:** Aconitum, Glonoinum, Ignatia (auch Opium)
- **nach Kummer:** Gelsemium

SEPSIS: Hepar sulphuris, Ledum (auch Crotalus horridus, Lachesis, Pyrogenium, Tarentula cubensis)

SODBRENNEN: Nux vomica

SONNENBRAND: Apis, Arnica, Belladonna, **Cantharis**
(☞ S. 250)

SONNENSTICH: Aconitum, Apis, Arnica, Belladonna, Bryonia, Cactus, Carbo vegetabilis, Gelsemium, **Glonoinum,** Sulphur
(☞ S. 250)

TABAKVERGIFTUNG (akut): Ipecacuanha, Nux vomica

TETANUSPROPHYLAXE (nach Verletzungen, Hundebissen): **Arnica, Hypericum, Ledum**

ÜBELKEIT: Arsenicum, Cocculus, Ipecacuanha, Nux vomica, Phosphorus, Pulsatilla, **Tabacum**
(☞ S. 276)

ÜBERESSEN, Beschwerden in Folge von**:** Carbo vegetabilis, Ipecacuanha, Nux vomica, Pulsatilla

ÜBERANSTRENGUNG: Arnica

UNFALL ☞ Übersicht „Verletzungen von Kopf bis Fuß", S. 241

URTIKARIA: Apis, Dulcamara, Rhus toxicodendron

VERBRENNUNGEN: Arsenicum, Calendula, **Cantharis**
(☞ Übersicht „Verletzungen von Kopf bis Fuß", S. 248)

VERGIFTUNGEN: Aconitum, Arsenicum album, Nux vomica, Sulphur

VERLETZUNGEN: Apis, **Arnica,** Arsenicum, Calendula, Cantharis, Hamamelis, Hypericum, Ledum, Rhus toxicodendron, Ruta, Staphisagria, Symphytum
(☞ Übersicht „Verletzungen von Kopf bis Fuß", S. 241)

WUNDHEILUNG, schlechte: Hepar sulphuris

5 Bewährte Indikationen in der homöopathischen Praxis

WUNDROSE ☞ Erysipel

ZAHNSCHMERZEN: Aconitum, **Arnica, Chamomilla,** Hamamelis, Mercurius solubilis, Rhus toxicodendron
- **Nach Zahnextraktion:** Arnica, Calendula, Hamamelis, Hypericum, Staphisagria, Symphytum
(☞ S. 254)

ZAHNVERLETZUNG: Arnica, Hypericum, Symphytum
(☞ S. 253)

ZAHNUNG, schwierig: Aconitum, **Arnica, Belladonna, Chamomilla,** China, Gelsemium, Mercurius solubilis, Nux vomica, Podophyllum, Silicea, Staphisagria, Sulphur

ZECKENSTICH: Sulphur, Ledum
(☞ S. 256)

ZUNGENVERLETZUNG: Arnica, Calendula, Hypericum
(☞ Übersicht „Verletzungen von Kopf bis Fuß", S. 243)

ZYSTITIS: Aconitum, **Apis**, Arnica, Arsenicum album, **Cantharis**, Causticum, **Dulcamara**, Gelsemium, Mercurius solubilis, Nux vomica, Pulsatilla, **Staphisagria** (auch Equisetum)
(☞ S. 280)

Teil 6
Fragebogen und Übungsfälle

Haben Sie Lust, Ihr Wissen zu testen? Wir haben zu den 40 Arzneimitteln einen Fragebogen vorbereitet, mit dem Sie das Gelernte in kurzer Zeit wiederholen und auffrischen können. Sich in den Fragebogen zu vertiefen, ist besonders dann nützlich, wenn seit dem Studium der Arzneimittel schon längere Zeit vergangen ist und die 40 wichtigen Arzneimittel Ihnen nicht mehr so gegenwärtig sind. Aus lerndidaktischen Gründen sind alle Antworten zu den Aussagen des Fragebogens positiv formuliert worden. Die 4 × 40 = 160 Fragen des Fragebogens sind in jedem Fall eine ausgezeichnete Vorbereitung auf die 36 Übungsfälle, die alle aus der täglichen Praxis stammen.

Fragebogen

Kreuzen Sie alle Aussagen an, welche zutreffen. Bei jedem Arzneimittel können eine bis vier Aussagen richtig sein. Gehen Sie die Fragen zuerst ohne Unterlagen durch und kreuzen Sie die aus dem Gedächtnis gelösten Fragen beispielsweise mit Bleistift, die mit Hilfe der Unterlagen gelösten Fragen mit Farbstift an. Hinweis: bei vier Arzneimitteln sind alle vier Aussagen, bei fünf Arzneimitteln ist jeweils nur eine Aussage richtig. Auf den Seiten 317 ff. sind die Lösungen genannt.

Aconitum
- [ ] Ist ein Arzneimittel für die ersten 24 Stunden der Erkrankung.
- [ ] Ist eine bewährte Arznei bei Beschwerden durch Schreck.
- [ ] Leitsymptom ist ein rotes Gesicht.
- [ ] Ist im Eiterstadium angezeigt.

6 Fragebogen und Übungsfälle

Allium cepa

- ☐ Ist angezeigt bei jeder Erkältung mit Schnupfen.
- ☐ Beschwerden besser an frischer Luft und in kühlem Zimmer.
- ☐ Kann angezeigt sein bei Erkältung mit scharfem Nasenkatarrh und Kopfschmerzen.
- ☐ Hat reizenden Tränenfluss bei jeder Erkältung.

Apis

- ☐ Patient ist nervös und reizbar.
- ☐ Leitsymptome sind Hitze, Schwellung, Rötung.
- ☐ Patient hat großen Durst, vor allem im Fieber.
- ☐ Hilft bei jedem Bienenstich.

Arnica montana

- ☐ Ist blutstillend, entzündungshemmend und schmerzlindernd.
- ☐ Patient schickt Arzt nach Hause und sagt, es gehe ihm gut, obwohl er offensichtlich krank ist.
- ☐ Hilft ausgezeichnet während der Geburt, da es die Angst vor Schmerzen nimmt.
- ☐ Angezeigt bei Augenentzündungen durch Zugluft.

Arsenicum album

- ☐ Erschöpfung mit innerer Unruhe.
- ☐ Übelkeit begleitet viele Beschwerden.
- ☐ Brennende Schmerzen, besser durch äußere Hitze.
- ☐ Todesfurcht, vor allem nach Mitternacht.

Belladonna

- ☐ Kalter Kopf, heiße Hände und Füße.
- ☐ Schmerz kommt und geht plötzlich.
- ☐ Ist besser in einem warmen Zimmer.
- ☐ Ist besser in Ruhe.

Bryonia

- ☐ Ist schlimmer bei der geringsten Bewegung.
- ☐ Beschwerden entwickeln sich schnell, innerhalb der ersten 24 Stunden.
- ☐ Nie angezeigt bei Kopfschmerzen.
- ☐ Beschwerden nach Kälte, Ärger, Kränkung, Zorn.

Cactus grandiflorus

- ☐ Hauptsächlich bei Patienten mit Herzschädigung angezeigt.
- ☐ Bei jedem Herzrasen mit Todesangst.
- ☐ Gefühl, als sei eine eiserne Hand um das Herz gelegt.
- ☐ Patient ist hitzig und verlangt nach frischer Luft.

Calendula officinalis

- ☐ Wunden mit eingerissenen oder zackigen Rändern, verhindert Wundeiterung.
- ☐ Gute Wirkung bei eiternden Wunden.
- ☐ Fördert die Wundheilung, wenn der Damm während der Geburt eingerissen wurde.
- ☐ Angezeigt bei Schnittverletzungen.

Cantharis

- ☐ Brennende Schmerzen und starke Rötung.
- ☐ Hilft bei Verbrennungen ausgezeichnet; rechtzeitig eingenommen, verhindert es die Blasenbildung.
- ☐ Angezeigt bei jeder Blasenentzündung.
- ☐ Leitsymptome bei Blasenreizung sind brennende Schmerzen und unerträglicher Harndrang.

Carbo vegetabilis

- ☐ Beschwerden nach Überessen, Alkohol, verdorbenem Essen.
- ☐ Schwäche nach Säfteverlust; mit Blähungen.
- ☐ Ist ein gutes Arzneimittel bei Mumps.
- ☐ Ist schlimmer in einem warmen Raum.

Causticum

- ☐ Bei Heiserkeit muss man an Causticum denken.
- ☐ Beschwerden durch kalten, trockenen Wind.
- ☐ Roter Kopf und dampfende Hitze bei allen Beschwerden.
- ☐ Pseudokrupp-Anfall wird besser an der frischen Luft.

Chamomilla

- ☐ Liebe Kinder, die eine schwierige Zahnung duldsam ertragen.
- ☐ Schlaf besser durch Kaffeegenuss.
- ☐ Schmerzen verschlimmern sich beim Warmwerden im Bett.
- ☐ Reizbar und schmerzempfindlich nach einer Operation, begleitet von Hitze, Durst und Ohnmacht.

China

- ☐ Schwäche durch Verlust von Körpersäften (Blut, Milch, Schweiß, Speichel, Ausfluss, Durchfall, lang anhaltende Eiterung, Samenverlust); wirkt ausgezeichnet bei erschöpfendem Schwitzen.
- ☐ Blasses, gelbes Gesicht, eingesunkene Augen mit dunklen Ringen, klopfende Kopfschmerzen, Nachtschweiße, leichtes Schwitzen nach der geringsten Bewegung oder Anstrengung.
- ☐ Fieber nur tagsüber.
- ☐ Unbehagliche Auftreibung des Bauches, Aufstoßen erleichtert.

Cocculus indicus

- ☐ Empfindsame Gleichgewichtsorgane.
- ☐ Schwindel besser bei ruhigem Liegen in einem warmen Zimmer.
- ☐ Hunger, isst trotzdem nicht.
- ☐ Zustand bessert sich durch Ablenkung und Späße.

Colocynthis

- ☐ Beschwerden durch zu viel Freude.
- ☐ Kolikartige Schmerzen im Bauch, muss sich zusammenkrümmen.
- ☐ Beschwerden werden besser durch kalte Umschläge.
- ☐ Ischiasschmerzen werden besser durch langsames Bewegen.

Drosera

- ☐ Ausgezeichnetes Arzneimittel bei Keuchhusten und Masern, wenn der Husten einsetzt, sobald der Kopf das Kissen berührt.
- ☐ Wirkt ausgezeichnet, wenn in der Familie eine tuberkulinische Belastung vorhanden ist.
- ☐ Ist reizbar und unzufrieden bei Krankheit.
- ☐ Husten wird besser durch einen Schluck kalten Wassers.

Dulcamara

- ☐ Ausgezeichnetes Haut- und Schleimhautmittel.
- ☐ Oft angezeigt bei Regenwetter und im Herbst.
- ☐ Blasenentzündung durch zu langes Sonnenbaden.
- ☐ Rückenschmerzen infolge Erkältung, schlimmer durch Bewegung.

Euphrasia

- ☐ Leitsymptome sind eine scharfe, brennende Tränenflüssigkeit und ein milder Nasenfluss.
- ☐ Gutes Mittel bei Masern.
- ☐ Heilte eine Augenentzündung mit viel zähem Schleim bei einer jungen Frau, die auf Kreta in den Ferien war.
- ☐ Husten wird schlimmer in der Nacht.

Gelsemium

- ☐ Starke Nervosität, macht sein ganzes Umfeld nervös.
- ☐ Wirkt vornehmlich auf das ganze Nervensystem und wird deshalb auch Zittermittel genannt.
- ☐ Erschöpfung mit Erschlaffung des Muskelsystems nach einer schlechten Nachricht (Muskeln wollen dem Willen nicht gehorchen).
- ☐ Gesundes Aussehen trotz großer Schwäche.

Glonoinum

- ☐ Kann mit Aconitum verwechselt werden.
- ☐ Leitsymptome sind ein roter Kopf, erweiterte Pupillen und klopfende Halsschlagadern.
- ☐ Herzschmerzen strahlen in den linken Arm aus.
- ☐ Plötzlich auftretende, heftigste, klopfende und berstende Kopfschmerzen durch Hitze und Überanstrengung verursacht.

Hamamelis

- ☐ Schmerzhaftigkeit wie zerschlagen: Hamamelis half, als Arnica versagte.
- ☐ Blutung mit dunklem, geronnenem venösem Blut (Nase, Darm, Gebärmutter, Lungen, Blase).
- ☐ Nie angezeigt nach Zahnbehandlung.
- ☐ Bei Schürfungen wirkt es deutlich weniger gut als Arnica.

Hepar sulphuris

- ☐ Geeignet für schmerzüberempfindliche und reizbare Patienten.
- ☐ Nur angezeigt bei Patienten mit guter Wundheilung.
- ☐ Unruhe, muss in der Nacht aufstehen und herumgehen.
- ☐ Pseudokrupp im ersten Schlaf ohne vorangehende Erkältung.

Hypericum

- ☐ Hilft ausgezeichnet bei einem Sturz auf das Steißbein.
- ☐ Schmerzen bessern sich durch Herumgehen.
- ☐ Ist das „Arnica der Nerven".
- ☐ Rückenschmerzen nach Sturz bessern sich durch Strecken.

Ignatia

- ☐ Großes Mittel bei Beschwerden durch Liebeskummer.
- ☐ Patient braucht tröstende Worte.
- ☐ Rauchen beruhigt seine Erregung.
- ☐ Ignatia und Gelsemium helfen oft bei Prüfungsangst.

Ipecacuanha

- ☐ Leitsymptome sind starke Übelkeit mit dick belegter, weißer Zunge.
- ☐ Übelkeit bessert sich nach dem Erbrechen.
- ☐ Übelkeit besser durch Essen einer Kleinigkeit.
- ☐ Alle Beschwerden sind begleitet von ständiger Übelkeit.

Ledum palustre

- ☐ Schmerzen besser nachts und durch Bettwärme.
- ☐ Gichtanfall des Großzehen-Grundgelenks mit heißer, blasser Schwellung, Schmerzen bessern sich durch eiskaltes Fußbad.
- ☐ Verletzte Teile fühlen sich bei Berührung kalt an.
- ☐ Bewährtes Mittel bei Schnittwunden.

Mercurius solubilis

- ☐ Fällt auf durch Trockenheit und Durst.
- ☐ Fällt auf durch üblen Mundgeruch.
- ☐ Beschwerden bessern sich durch Wärme.
- ☐ Ist ein gutes Arzneimittel bei Aphthen und Ulzera.

Nux vomica

- ☐ Üble Folgen von zu viel Genussmitteln und Medikamenten.
- ☐ Häufiger und erfolgloser Stuhldrang oder Abgang nur kleinster Stuhlmengen.
- ☐ Ist überempfindlich, reizbar, hypochondrisch.
- ☐ Kopfschmerzen beim Husten.

Phosphorus

- ☐ Erbrechen sofort nach dem Trinken.
- ☐ Reizbar, Trost verschlimmert.
- ☐ Erschöpfung mit gedämpften Sinneswahrnehmungen.
- ☐ Verlangen nach kalten Getränken und kaltem Essen.

Podophyllum peltatum

- ☐ Hilfreiches Arzneimittel in tropischen Gegenden.
- ☐ Ist sehr hilfreich bei Verletzungen.
- ☐ Leberbeschwerden bessern sich durch Massage und durch Liegen auf dem Bauch.
- ☐ Stuhlgang wie schmutziges Wasser.

Pulsatilla

- ☐ Schmerzen besser durch ein warmes Bad.
- ☐ Üble Folgen von zu fettigem Essen.
- ☐ Bewährtes Mittel bei Mumps.
- ☐ Kein Durst bei vermehrtem Speichelfluss.

Rhus toxicodendron

- ☐ Am besten geeignet für Personen mit sitzender Lebensweise.
- ☐ Ist ein ausgezeichnetes Rheuma- und Verletzungsmittel.
- ☐ Schmerzen verschlimmern sich in Ruhe und werden besser durch Bewegung.
- ☐ Schmerzen schlimmer zu Beginn der Bewegung, besser nach fortgesetzter Bewegung.

Ruta

- ☐ Wirkt vorzüglich auf Knochenhaut und Beugesehnen.
- ☐ Ist angezeigt bei Nervenverletzungen.
- ☐ Schmerzen besser durch Wärme.
- ☐ Schmerzen besser in Ruhe.

Silicea

- ☐ Eiterungen entwickeln sich schnell.
- ☐ Kann Krankheiten heilen, die nach einer Impfung auftreten.
- ☐ Abszesse neigen zu Fistelbildung.
- ☐ Gefühl einer heißen Kugel im Hals.

Spongia tosta

- ☐ Ist ein bewährtes Arzneimittel bei Eiterung.
- ☐ Anfall tritt ein beim Einschlafen.
- ☐ Schläft besser in warmen Räumen.
- ☐ Ist wie Cactus ein gutes Arzneimittel bei Herzerkrankung.

Staphisagria

- ☐ Durchfall nach Freude.
- ☐ Schnittwunden durch scharfe Gegenstände.
- ☐ Beschwerden infolge Ärger und Beleidigung.
- ☐ Ist ein bewährtes Blasenmittel.

Sulphur

- ☐ Wird auch „König der Heilmittel" genannt.
- ☐ Beschwerden nach unterdrückten Hautausschlägen.
- ☐ Juckreiz schlimmer durch Kratzen.
- ☐ Bei allen Beschwerden fehlt der Durst.

Symphytum

- ☐ Ist ein ausgezeichnetes Knochenmittel.
- ☐ Bewährt sich bei Schürfungen.
- ☐ Schmerzen bessern sich durch Kälte.
- ☐ Folgt gut auf Arnica, wenn bei einer Verletzung die Knochenhaut schmerzhaft bleibt.

Tabacum

- ☐ Körperoberfläche mit warmem Schweiß bedeckt.
- ☐ Roter Kopf mit Schwindel beim Öffnen der Augen.
- ☐ Bewährtes Mittel bei Reisekrankheit, vor allem bei Seekrankheit.
- ☐ Die starke Übelkeit, der Schwindel und das Erbrechen bessern sich in einem warmen Raum.

Fragebogen: Lösungen

Aconitum

- Ist ein Mittel für die ersten 24 Stunden der Erkrankung.
- Ist ein bewährtes Arzneimittel bei Beschwerden durch Schreck.
- Leitsymptom ist ein rotes Gesicht beim Liegen, ein blasses Gesicht beim Aufstehen.
- Ist nicht im Eiterstadium angezeigt.

Allium cepa

- Ist bei Schnupfen dann angezeigt, wenn die Symptome zutreffen.
- Beschwerden besser an frischer Luft und in kühlem Zimmer.
- Kann angezeigt sein bei Erkältung mit scharfem Nasenkatarrh und Kopfschmerzen.
- Hat milden Tränenfluss bei jeder Erkältung.

Apis

- Patient ist nervös und reizbar.
- Leitsymptome sind Hitze, Schwellung, Rötung.
- Patient ist durstlos, nur Durst mit Frösteln um 15 Uhr.
- Bei Insektenstichen, wenn nach dem Stich eine hellrote, heiße Schwellung erscheint.

Arnica montana

- Ist blutstillend, entzündungshemmend und schmerzlindernd.
- Patient schickt Arzt nach Hause und sagt, es gehe ihm gut, obwohl er offensichtlich krank ist.
- Hilft ausgezeichnet während der Geburt, da es die Angst vor Schmerzen nimmt.
- Ist angezeigt bei Augenentzündung durch Zugluft.

Arsenicum album

- Erschöpfung mit innerer Unruhe.
- Übelkeit begleitet viele Beschwerden.
- Brennende Schmerzen, besser durch äußere Hitze.
- Todesfurcht, vor allem nach Mitternacht.

Belladonna

- Heißer Kopf, kalte Hände und Füße.
- Schmerz kommt und geht plötzlich.
- Ist besser in einem warmen Zimmer.
- Ist besser in Ruhe.

Bryonia

- Ist schlimmer bei der geringsten Bewegung.
- Beschwerden entwickeln sich langsam über drei bis fünf Tage.
- Beschwerden sind immer begleitet von Kopfschmerzen.
- Beschwerden nach Kälte, Ärger, Kränkung, Zorn.

Cactus grandiflorus

- Hauptsächlich bei Patienten mit Herzschädigung angezeigt.
- Herzschmerzen, schießender Schmerz den linken Arm hinunter; besser beim Sitzen; besser an frischer Luft.
- Gefühl, als sei eine eiserne Hand um das Herz gelegt.
- Frösteln und Zähneklappern, nicht besser durch Zudecken.

Calendula officinalis

- Wunden mit eingerissenen oder zackigen Rändern, verhindert Wundeiterung.
- Gute Wirkung bei eiternden Wunden.
- Fördert die Wundheilung, wenn der Damm während der Geburt eingerissen wurde.
- Angezeigt bei Riss-Quetsch-Wunden.

Cantharis

- Brennende Schmerzen und starke Rötung.
- Hilft bei Verbrennungen ausgezeichnet; rechtzeitig eingenommen, verhindert es die Blasenbildung.
- Hilft bei Blasenentzündung mit brennenden Schmerzen vor, während und nach dem Wasserlassen.
- Leitsymptome bei Blasenreizung sind brennende Schmerzen und unerträglicher Harndrang.

Carbo vegetabilis

▶ Beschwerden nach Überessen, Alkohol, verdorbenem Essen.
▶ Schwäche nach Säfteverlust; mit Blähungen.
▶ Ist ein gutes Mittel bei Mumps.
▶ Ist schlimmer in einem warmen Raum.

Causticum

▶ Bei Heiserkeit muss man an Causticum denken.
▶ Beschwerden durch kalten, trockenen Wind.
▶ Unruhe, saurer Schweiß.
▶ Pseudokrupp-Anfall wird besser durch feuchte Wärme (z. B. Badezimmer, heißer Wasserdampf).

Chamomilla

▶ Reizbar und verdrießlich beim Zahnen, mit übel riechendem, gelbgrünlichem Durchfall.
▶ Beschwerden durch Kaffeegenuss.
▶ Schmerzen verschlimmern sich beim Warmwerden im Bett.
▶ Reizbar und schmerzempfindlich nach einer Operation, begleitet von Hitze, Durst und Ohnmacht.

China

▶ Schwäche durch Verlust von Körpersäften (Blut, Milch, Schweiß, Speichel, Ausfluss, Durchfall, lang anhaltende Eiterung, Samenverlust); wirkt ausgezeichnet bei erschöpfendem Schwitzen.
▶ Blasses, gelbes Gesicht, eingesunkene Augen mit dunklen Ringen, klopfende Kopfschmerzen, Nachtschweiße, leichtes Schwitzen nach der geringsten Bewegung oder Anstrengung.
▶ Fieber nur tagsüber.
▶ Unbehagliche Auftreibung des Bauches, Aufstoßen und Windabgang erleichtern nicht.

Cocculus indicus

▶ Empfindsame Gleichgewichtsorgane.
▶ Schwindel besser bei ruhigem Liegen in einem warmen Zimmer.
▶ Abneigung gegen Speisen, Ekel beim bloßen Anblick von Speisen.
▶ Zustand erträglicher in warmem Zimmer und durch ruhiges Liegen.

Colocynthis

▶ Beschwerden durch Zorn mit Entrüstung.
▶ Kolikartige Schmerzen im Bauch, muss sich zusammenkrümmen.
▶ Beschwerden besser durch Zusammenkrümmen, harten Druck und Wärme.
▶ Ischiasschmerz besser durch Wärme, Ruhe und Druck.

Drosera

▶ Ausgezeichnete Arznei bei Keuchhusten und Masern, wenn der Husten einsetzt, sobald der Kopf das Kissen berührt.
▶ wirkt ausgezeichnet, wenn in der Familie eine tuberkulinische Belastung vorhanden ist.
▶ Ängstliche, niedergeschlagene Stimmung mit düsteren Ahnungen.
▶ Husten, sobald der Kopf das Kissen berührt; besser durch Aufsetzen im Bett.

Dulcamara

▶ Ausgezeichnetes Haut- und Schleimhautmittel.
▶ Oft angezeigt bei Regenwetter und im Herbst.
▶ Blasenentzündung durch Unterkühlung.
▶ Rückenschmerzen infolge Erkältung, schlimmer durch Bewegung.

Euphrasia

▶ Leitsymptome sind eine scharfe, brennende Tränenflüssigkeit und ein milder Nasenfluss.
▶ Gutes Arzneimittel bei Masern.
▶ Heilte eine Augenentzündung mit viel zähem Schleim bei einer jungen Frau, die auf Kreta in den Ferien war.
▶ Husten nur tagsüber.

Gelsemium

▶ Man sieht ihm seine Nervosität nicht an.
▶ Wirkt vornehmlich auf das ganze Nervensystem und wird deshalb auch Zittermittel genannt.
▶ Erschöpfung mit Erschlaffung des Muskelsystems nach einer schlechten Nachricht (Muskeln wollen dem Willen nicht gehorchen).
▶ Müde, apathisch; mit schweren Augenlidern.

Glonoinum

- Kann mit Belladonna verwechselt werden.
- Leitsymptome sind ein roter Kopf, erweiterte Pupillen und klopfende Halsschlagadern.
- Herzschmerzen strahlen in alle Körperteile aus – in beide Arme.
- Plötzlich auftretende, heftigste, klopfende und berstende Kopfschmerzen durch Hitze und Überanstrengung verursacht.

Hamamelis

- Schmerzhaftigkeit wie zerschlagen: Hamamelis half, als Arnica versagte.
- Blutung mit dunklem, geronnenem venösem Blut (Nase, Darm, Gebärmutter, Lungen, Blase).
- Angezeigt bei lang anhaltender Blutung nach Zahnextraktion.
- Wirkt ausgezeichnet bei Schürfungen.

Hepar sulphuris

- Geeignet für schmerzüberempfindliche und reizbare Patienten.
- Jede Wunde neigt zur Eiterung.
- Besser durch Wärme, warmes Einhüllen.
- Pseudokrupp in den frühen Morgenstunden (Aconitum: im ersten Schlaf; Spongia tosta: vor Mitternacht).

Hypericum

- Hilft ausgezeichnet bei einem Sturz auf das Steißbein.
- Schmerzen bessern sich durch gerades Liegen und Strecken.
- Ist das „Arnica der Nerven".
- Rückenschmerzen nach Sturz bessern sich durch Strecken.

Ignatia

- Großes Mittel bei Beschwerden durch Liebeskummer.
- Trost verschlimmert.
- Symptome verschlimmern sich durch Rauchen.
- Ignatia und Gelsemium helfen oft bei Prüfungsangst.

Ipecacuanha

- Leitsymptom ist eine starke Übelkeit mit sauberer Zunge.
- Übelkeit wird nicht besser durch Erbrechen.
- Übelkeit verschlimmert sich durch Bewegung und geringste Berührung.
- Alle Beschwerden sind begleitet von ständiger Übelkeit.

Ledum palustre

- Schmerzen verschlimmern sich nachts und durch Bettwärme.
- Gichtanfall des Großzehen-Grundgelenks mit heißer, blasser Schwellung, Schmerzen bessern sich durch eiskaltes Fußbad.
- Verletzte Teile fühlen sich bei Berührung kalt an.
- Bewährtes Mittel bei Verletzungen durch spitze Gegenstände.

Mercurius solubilis

- Fällt auf durch Schweiß, Speichelfluss und Durst.
- Fällt auf durch üblen Mundgeruch.
- Beschwerden verschlimmern sich durch Kälte und Wärme.
- Ist ein gutes Arzneimittel bei Aphthen und Ulzera.

Nux vomica

- Üble Folgen von zu viel Genussmitteln und Medikamenten.
- Häufiger und erfolgloser Stuhldrang oder Abgang nur kleinster Stuhlmengen.
- Ist überempfindlich, reizbar, hypochondrisch.
- Kopfschmerzen beim Husten.

Phosphorus

- Erbrechen ca. fünf Minuten nach dem Trinken.
- Weinerlich und lieb, besser durch Trost.
- Erschöpfung mit großer Empfindsamkeit der Sinne.
- Verlangen nach kalten Getränken und kaltem Essen.

Podophyllum peltatum

- Hilfreiches Arzneimittel in Zonen mit heiß-trockenem Wetter.
- Ist sehr hilfreich bei Leber- und Darmbeschwerden.
- Leberbeschwerden bessern sich durch Massage und durch Liegen auf dem Bauch.
- Stuhlgang wie schmutziges Wasser.

Pulsatilla

- Schmerzen besser durch Kälte.
- Üble Folgen von zu fettigem Essen.
- Bewährtes Mittel bei Mumps.
- Kein Durst trotz trockenen Mundes.

Rhus toxicodendron

- Am besten geeignet für Personen mit körperlicher Tätigkeit.
- Ist ein ausgezeichnetes Rheuma- und Verletzungsmittel.
- Schmerzen verschlimmern sich in Ruhe und werden besser durch Bewegung.
- Schmerzen schlimmer zu Beginn der Bewegung, besser nach fortgesetzter Bewegung.

Ruta

- Wirkt vorzüglich auf Knochenhaut und Beugesehnen.
- Ist angezeigt bei Knorpelverletzungen.
- Schmerzen besser durch Wärme.
- Schmerzen besser durch Bewegung.

Silicea

- Eiterungen entwickeln sich langsam.
- Kann Krankheiten heilen, die nach einer Impfung auftreten.
- Abszesse neigen zur Fistelbildung.
- Gefühl, als liege ein Haar auf der Zunge, im Hals oder in der Luftröhre.

Spongia tosta

- Ist ein bewährtes Arzneimittel bei Pseudokrupp $\Rightarrow$ Aconitum, Hepar sulphuris.
- Schläft sich in den Anfall hinein.
- Schläft besser in kühlen Räumen.
- Ist wie Cactus ein gutes Arzneimittel bei Herzerkrankung.

Staphisagria

- Bauchschmerzen nach Ärger.
- Schnittwunden durch scharfe Gegenstände.
- Beschwerden infolge Ärger und Beleidigung.
- Ist ein bewährtes Blasenmittel.

Sulphur

- Wird auch „König der Heilmittel" genannt.
- Beschwerden nach unterdrückten Hautausschlägen.
- Juckreiz schlimmer durch Kratzen.
- Viele Beschwerden sind von Durst nach kalten Getränken begleitet.

Symphytum

▶ Ausgezeichnetes Knochenmittel.
▶ Bewährt sich bei Schlagverletzungen des Auges.
▶ Schmerzen bessern sich durch Wärme.
▶ Folgt gut auf Arnica, wenn bei einer Verletzung die Knochenhaut schmerzhaft bleibt.

Tabacum

▶ Körperoberfläche mit kaltem Schweiß bedeckt.
▶ Totenblass im Gesicht mit Schwindel beim Öffnen der Augen.
▶ Bewährtes Mittel bei Reisekrankheit, vor allem bei Seekrankheit.
▶ Die starke Übelkeit, der Schwindel und das Erbrechen bessern sich an der frischen Luft.

Übungsfälle

Als Einstimmung zu den 36 Übungsfällen und im Sinne einer Kurzrepetition fassen wir nachfolgend die in Teil 2 dargestellte Methode für die Wahl des passenden Arzneimittels stichwortartig zusammen.

Schritt für Schritt zum richtigen Arzneimittel – Eine Kurzanleitung

1.

Wir notieren uns die Ursache, die Symptome und Modalitäten. Dabei reservieren wir für die Ursache, für jedes Symptom und jede Modalität eine Zeile.
Allgemeine Symptome wie Fieber etc. dürfen nicht verwendet werden. Je eigenartiger das Symptom, desto schneller kommen wir dem passenden Arzneimittel auf die Spur.

2.

Wir notieren uns für die Ursache – falls diese bekannt ist – für jedes Symptom und jede Modalität alle Arzneimittel, die in Frage kommen. Die Arzneimittel holen wir uns aus der **Modalitätentabelle** (☞ Teil 4, S. 222, ☞ hintere Buchinnenseiten) und/oder aus dem **Vereinfachten Repertorium** (☞ Teil 4, S. 224). Wir schreiben die Arzneimittel in die Zeile mit dem entsprechenden Symptom bzw. der entsprechenden Modalität.
Sind alle Modalitäten/Symptome in der Modalitätentabelle enthalten, so wenden wir das **Schnellverfahren** an. Wir fotokopieren die Modalitätentabelle und die dazugehörige Legende (☞ hintere Buchinnenseiten) auf ein DIN-A4-Blatt und markieren die entsprechenden Spalten von oben bis unten mit einem Leuchtstift.
Die Symptome des Falles bieten sich nicht immer „pfannenfertig" in Repertoriumssprache an. Es empfiehlt sich deshalb, im Vereinfachten Repertorium alle Symptome der entsprechenden Rubrik wie Husten, Gemütsbeschwerden usw. sorgfältig durchzulesen und zu prüfen, ob das Symptom, nach dem wir suchen, einem Symptom ähnlich ist, das im Repertorium aufgeführt ist. Aber aufgepasst! Es ist verboten, nach Symptomen zu „fischen"! In Fall 3 mit dem Symptom „schwere Zunge" dürfen wir die Symptomenbeschreibung des Repertoriums: „Mund –

6 Fragebogen und Übungsfälle

Zunge – taub – fühlt sich dick an, zittert" mit der gebotenen Vorsicht verwenden. In vielen Fällen erhalten wir dadurch, wenn nicht die Lösung, so doch wertvolle Hinweise auf Arzneimittel, die in Frage kommen könnten.

3.

Wir unterstreichen die Arzneimittel, die auf jeder Zeile, d.h. bei der Ursache, bei jedem Symptom und jeder Modalität vorkommen. Damit sind wir der Lösung des Falles schon ein gutes Stück näher gerückt.

4.

In vielen Fällen ergibt sich ein **einziges Arzneimittel**, das sich wie ein roter Faden durch alle Symptome und Modalitäten hindurchzieht. Wir lesen nun bei der Beschreibung des Arzneimittels in der Materia Medica (☞ Teil 3) nach, ob die Symptome und Modalitäten zutreffen und ob eventuell auch spezielle Symptome bestätigt werden. Ist dies der Fall, dürfen wir das Arzneimittel geben. Beispiele: Fälle 1, 2, 4, 13, 14, 16, 21, 22, 27, 30, 31, 32, 33.

5.

Bleiben am Schluss **zwei oder mehr Arzneimittel** in der engeren Wahl, so studieren wir die entsprechenden Arzneimittel der Materia Medica. Meist werden wir das Arzneimittel anhand der in der Fallbeschreibung gemachten Angaben beim Durchlesen der Arzneimittelbeschreibungen finden, so wie in den Fällen 17, 23, 25, 26, 28.

Es kann allerdings auch vorkommen, dass wir das Arzneimittel nicht finden, weil ein Arzneimittel angezeigt ist, das nicht zu den 40 Arzneimitteln des Buches gehört. Beispiele: Fälle 15, 34.

6.

Für Fortgeschrittene: wenn nur ein einziges Symptom bzw. eine Modalität vorliegt, sind wir mit dem **Ausschlussverfahren** oft erfolgreich. Ein Beispiel dafür ist Fall 7.

7.

Bei einer **Verletzung** richten wir die Aufmerksamkeit sofort auf die zwölf Verletzungsmittel, die in diesem Buch in verschiedenen Übersichten zu finden sind (☞ vordere Buchinnenseite, ☞ Teil 5, S. 240, ☞ Teil 4, S. 223, ☞ Kopiervorlage hintere Buchinnenseiten: jeweils blau ausgezeichnete Mittel). Beispiele: Fälle 12, 19, 20, 31. Die **zwölf Verletzungsmittel wissen wir auswendig.**

8.

Die **Notfallmittel „Die großen Sieben"** (☞ vordere Buchinnenseite) und die Merkverse dazu **wissen wir auswendig**. Beispiele: Fälle 6, 9, 26, 33, 35, 36.
Die Übersichten zu den Notfall- und Verletzungsmitteln sind wertvolle Hilfen, die uns erlauben, die Suche nach dem passenden Arzneimittel zu vereinfachen und schnell das richtige Arzneimittel zu finden.

9.

Wenn alle Stricke reißen, und wir beispielsweise nur ein ganz allgemeines Symptom oder gar nur eine Indikation haben, hilft vielleicht der Indikationenkatalog **„Indikationen von A bis Z"** (☞ Teil 5, S. 298) weiter. Beispiel: Fall 10.

10.

> **Goldene Regeln für die Anwendung**
> ▶ **Notfall- und Verletzungsmittel sofort geben!**
> ▶ **In den übrigen Fällen: abwarten, bis klare Symptome erscheinen!**

Fall 1

Die Tage des 14-jährigen Michael sind lang. Immer ist etwas los: Schule, Fußballtraining, Besuch der Heimspiele des EV Zug mit dem Saison-Abo, Computerspiele, Kino. Michael isst viel, trinkt viel und ist immer auf Trab.
An einem Morgen beginnt er leicht zu husten, was ihn nicht weiter zu stören scheint. Nach der Dusche schwingt er sich in aller Eile auf sein Fahrrad und fährt mit nassen Haaren zur Schule. Obwohl es abends regnet, kann ihn dies nicht vom Fußballtraining abhalten. Nach einigen Tagen entwickelt sich der Husten zu einer Bronchitis mit 39,8 °C. Michael muss stark husten, bis weit in die Nacht hinein. Nachdem er endlich einschlafen kann, wecken ihn Husten und Durst immer wieder auf.

Die folgenden Symptome helfen der Ärztin, das passende Arzneimittel zu finden:
- Starker Durst vor und während der Krankheit.
- Drei Mundaphthen, die unangenehm brennen.
- Zunge ist weiß belegt, Zungenrand ist auffallend rot.

Welches Arzneimittel heilte die Bronchitis aus? Übrigens: Das Arzneimittel half Michael auch, seine Tage besser einzuteilen und nicht immer alles sofort auf einmal zu wollen.

Fall 2

Die zwölfjährige Tanja ist begeistert vom Segelkurs auf dem Zugersee. Der Föhn (warmer Südwind) bläst – so macht Segeln Spaß! Allerdings ist der Kurs körperlich sehr anstrengend, und so sinkt Tanja abends jeweils müde in die Kissen.
- Seit zwei Tagen klagt sie über schmerzende Augen bei hellem Licht.
- Am Freitag, dem letzten Tag des Segelkurses, muss sie morgens beim Aufstehen so stark husten, dass die Mutter sie wieder ins Bett schickt. Beim Liegen im Bett beruhigt sich der Husten.
- Tanja ist müde und das Tageslicht schmerzt ihr in den Augen, die zu tränen beginnen.
- Die Mutter teilt der Ärztin noch mit, dass der Husten sich jeweils beim Essen bessert. Beim Mittagsschlaf habe Tanja aber wieder husten müssen.

Welches Arzneimittel hat die Hausärztin verschrieben?

Fall 3

Frau B. ist so müde, dass ihr das Aufstehen schwer fällt. So bereiten die Kinder heute das Frühstück vor und lassen ihre Mutter ausschlafen. Um neun Uhr zwingt sich Frau B. dazu, aufzustehen.
- Ihr Körper fühlt sich schwer und matt an. Ihr ist schwindlig, und nur mit Mühe kann sie die Augen offen halten. Hat mich jetzt die Grippe auch erwischt wie meine Arbeitskolleginnen?
- Vor Müdigkeit muss sie sich regelrecht überwinden, um die Hausärztin anzurufen. Die Zunge ist schwer und will ihr beim Sprechen kaum gehorchen.

Welches Arzneimittel erhält sie verordnet?

Fall 4

Die zweijährige Paula trinkt seit einigen Tagen kaum noch. Dazu isst sie sehr wenig.
- Immer wieder weint das Mädchen.
- Ihre Mutter, die sich selbst nicht mehr zu helfen weiß, weint leise mit.
- Die Ärztin kann nur eine Erkältung mit erhöhter Temperatur feststellen. Ohren und Hals sind unauffällig. Die Zunge ist im hinteren Teil stark gelb belegt, was ein deutliches Anzeichen für einen Infekt ist.

Welches Arzneimittel ist angezeigt? Welche Symptome helfen bei der Wahl? Nach welchem besonderen Symptom wird die Ärztin fragen?

Fall 5

Herr Z., von Beruf Heizungsmonteur, macht seit Wochen Überstunden.
- In den letzten Tagen ist seine Stimmung besonders gereizt. Jede Arbeit sollte schon erledigt sein, bevor ich sie nur beginne, ärgert er sich. Kein Wunder, dass ihm Ehefrau und Kinder lieber aus dem Weg gehen!
- Zu allem Übel holt er sich auch noch eine starke Erkältung mit Husten. Das Antibiotikum, das er sich vor Arbeitsbeginn schnell beim Hausarzt besorgt hat, hilft auch nicht.
- Warm eingepackt und leise vor sich hin schimpfend, geht er seiner Arbeit nach. Die Thermosflasche, die ihm seine Frau mit heißem Tee gefüllt hat, ist schon bald wieder leer.

Seine Frau hat den Kurs „Die Homöopathische Hausapotheke" besucht und ist sicher, dass sie weiß, welches Arzneimittel helfen könnte. Abschätzig erwidert ihr Mann, was er über die Homöopathie denkt. Mit dem Spruch „Nützt es nicht, so schadet es nicht" nimmt er schließlich ein paar Globuli zu sich. Schon bald verspürt er eine große Erleichterung. Er ist überrascht und will wissen, ob die Homöopathie auch sein Magenleiden kurieren könne.
Mit welchem Arzneimittel hat Frau Z. ihrem Mann geholfen? Benötigen wir eventuell noch zusätzliche Angaben, um den Fall sicher lösen zu können?

Fall 6

Der sechsjährige Pascal schreit auf vor Schreck und Schmerz: Eine Qualle hat sich ihm beim Spielen im Meerwasser mitten im Gesicht festgesaugt.
- Das Gesicht rötet sich sofort stark, die Haut scheint wie verbrannt. Der Junge weint fürchterlich.

Eine Bekannte der Familie, Frau P., die den Grundkurs „Die Homöopathische Hausapotheke" besucht hat, ist in Erster Hilfe gut beschlagen. Von den Einheimischen hat sie gelernt, dass man in solchen Fällen die Augen sofort mit Meerwasser ausspülen muss.Während der Vater dem Jungen die Augen spült, begibt sie sich in die nahe gelegene Ferienwohnung und holt dort das homöopathische Arzneimittel.
Sie gibt dem Jungen sofort 3 × 1 Gabe, jeweils im Abstand von 15 Minuten. Dem Vater erklärt sie, er solle Pascal dieses Arzneimittel 3× täglich über 3 Tage verabreichen, also insgesamt 9 Gaben.
Schon nach den ersten Gaben bessern sich die Schmerzen. Nach eineinhalb Stunden ist die normale Gesichtsfarbe wieder zurückgekehrt, die Schwellung ist verschwunden.
Welches Arzneimittel hat geholfen? Stimmt die Dosis (3 × täglich über 3 Tage)?

Fall 7

Frau M. ist stolze Mutter einer 13-jährigen Tochter, die als Hoffnung des Schweizer Eiskunstlaufs gilt. Tagelang steht sie während der Trainings-Intensivwochen in den Herbstferien auf und neben dem Eis, um ihre Tochter zu beobachten und zu unterstützen.
- Nach einigen Tagen melden sich Unterleibsschmerzen und ein lästiger Harndrang, wobei sie immer nur einige Tropfen lösen kann. Sie besorgt sich in der Apotheke ein rezeptfreies Blasenmittel, das für zwei bis drei Tage eine Schmerzlinderung bringt.
- Am ersten Tag der zweiten Trainingswoche ihrer Tochter spürt sie im Körper unangenehme Hitzewallungen, die jeweils mit einem Kältegefühl abwechseln.
- In der darauf folgenden Nacht hat sie plötzlich 39 °C Fieber sowie Schmerzen auf Höhe der Nierenlogen in der Lendenregion. Der Urintest am nächsten Morgen zeigt eine starke Entzündung an. Die Untersuchung ergibt die Diagnose „Nierenbeckenentzündung".

Welches homöopathische Arzneimittel hat geholfen? In welcher Potenz? Welche Behandlung wäre optimal gewesen?

Übungsfälle

Fall 8

Die Gartenparty ist in vollem Gange. Die Gäste sind in aufgeräumter Stimmung und spüren nicht, wie es langsam kühler wird an diesem Abend im frühen Herbst. Frau K. drängt ihren Ehemann dazu, nach Hause zu gehen, da ihr kalt wird. Ihrem Mann allerdings gefällt das Fest, und so wird es doch frühmorgens, bis die beiden sich von den wenigen noch verbliebenen Gästen verabschieden und nach Hause aufbrechen.

- Am nächsten Morgen, es ist Sonntag, erwacht Frau K. mit starken Schmerzen im Nackenbereich. Der Nacken ist wie blockiert. Wegen der Nackensteife kann sie den Kopf nicht mehr wenden.
- Die Schmerzen sind so intensiv, dass sie noch am gleichen Tag mit der Hausärztin telefoniert. Die einzige Modalität ist „Schmerzen schlimmer durch jede Bewegung".

Welches Arzneimittel hat geholfen?

Fall 9

Frau H., Mutter von zwei unternehmungslustigen Söhnen im Alter von drei Jahren und einem Jahr, erwacht eines Morgens steif und unbeweglich.

- Sie kann den Kopf nicht mehr drehen. Jede Bewegung schmerzt fürchterlich, sie fühlt sich wie ein „Scheit" (Stück Holz).
- Sie telefoniert mit der Hausärztin. Diese will wissen, was denn in den letzten Tagen geschehen sei. Frau H. hatte in den letzten Tagen eine anstrengende Zeit, weil der jüngere der beiden Söhne zahnte und sie deshalb nachts immer wieder aufstehen musste und nicht durchschlafen konnte.
- Schon seit Tagen sei sie müde und etwas gereizt gewesen.

Welches Arzneimittel hat geholfen?

Fall 10

Die bastelfreudige zehnjährige Maya übt begeistert eine neue Servietten-Technik. Sie klebt mit einem speziellen Leim Servietten mit schönen Motiven auf Keramik-Töpfe und Vasen aus Glas. Nach Abschluss der Bastelarbeiten reinigt sie den Pinsel mit warmem Wasser.

- Am Abend ist es Maya unwohl. Sie hat Kopfschmerzen und sieht undeutlich.

- Als sie nach dem Zubettgehen die Augen schließt, hat sie das Gefühl, in die Kissen zu sinken und nach hinten zu fallen, auf dem Kopf zu stehen.
- Sie weint und ist verängstigt.
- Ihre Mutter gibt ihr das homöopathische Arzneimittel, das innerhalb von Minuten hilft. Immer wenn die Missempfindungen wieder auftreten – insgesamt dreimal – wiederholt sie das Arzneimittel.

Welches Arzneimittel hat geholfen? Ist die Vorgehensweise der Mutter richtig? Welches ist die Ursache der Symptome? Die Mutter hat festgestellt, dass Maya den Leim nicht geschüttelt hat, wie es auf der Gebrauchsanweisung steht, sondern für die Klebearbeiten nur den flüssigen Leim im oberen Teil der Tube benutzte.

Fall 11

Die kleine Lara kommt wegen wiederholten Erkältungen mit hohem Fieber, begleitet von Fieberkrämpfen, in die homöopathische Konstitutionsbehandlung. Die Mutter weiß nicht viel über die Symptome bei früheren Anfällen zu berichten.
- Sie kann sich nur daran erinnern, dass das Mädchen jeweils plötzlich hohes Fieber bekam und bei den Fieberkrämpfen ganz bleich war.
- Bei einem Krankenhaus-Aufenthalt konnte eine Epilepsie ausgeschlossen werden.

Die Mutter vereinbart mit der homöopathischen Hausärztin, dass sie sich beim nächsten Fieberschub sofort melden werde.
Einige Wochen später erscheint die Mutter an einem späten Nachmittag mit dem Mädchen in der Praxis.
- Das Kind ist sehr blass, leidet an trockener Hitze des Kopfes und ist gereizt. Hände und Füße fühlen sich kalt an. Außer Kopfschmerzen scheint es keine anderen Schmerzen zu haben.

Welches Arzneimittel hat im akuten Fall sofort geholfen? Welches waren die ersten Anzeichen der Besserung? Kann die Neigung zu Fieberkrämpfen mit einem homöopathischen Akutmittel vorbeugend behandelt werden?

Fall 12

Frau M., 82-jährig, rüstig und unternehmungsfreudig, ist gerade dabei, die frisch gewaschenen Vorhänge aufzuhängen, als das Telefon klingelt. Nein, denkt Frau M., ich nehme das Telefon nicht ab, ich beende meine

Arbeit. Das Telefon klingelt weiter. Ist vielleicht etwas geschehen? Schnell steigt sie von der Leiter. Als sie auf der untersten Stufe angelangt ist, glaubt sie, bereits auf dem Boden zu stehen. So stürzt sie beim nächsten Schritt auf das Steißbein.
- Der Schmerz schießt bis in den Kopf. Mit Mühe und unter Schmerzen gelingt es ihr, sich wieder aufzurichten.
- Sie nimmt 3 × Arnica C 200 im Abstand von jeweils 3 Stunden.
- Im Verlaufe des Tages und in der Nacht nehmen die Schmerzen zu. Sie kann sich nicht mehr bücken. Das Sitzen ist schmerzhaft und gerade noch erträglich, wenn sie den Oberkörper aufrichtet.
- Ruhig liegen geht am besten, doch bereits das Umdrehen ist schmerzhaft.

Welches Arzneimittel hat geholfen? In welcher Potenz?

Fall 13

Der 22-jährige Herr C. leidet an einer schweren Magen-Darm-Grippe. Er wird von seiner Freundin gepflegt, die völlig überfordert ist und die Mutter ihres Freundes als Verstärkung angefordert hat. Als die Mutter eintrifft und ihren Sohn sieht, erschrickt sie. So blass hat sie ihn noch nie gesehen. Sie telefoniert sofort mit der Hausärztin, die noch abends auf Hausbesuch geht.
- Beim Betreten der Wohnung sticht der homöopathischen Ärztin ein ihr wohl bekannter, charakteristischer Geruch in die Nase.
- Beim Befragen zittert und schwitzt Herr C. vor Anstrengung.
- Nach den heftigen Durchfällen seit zwei Tagen leide er jetzt nur noch unter Schmerzen und dem ekligen Gefühl im After, dass der Durchfall gleich wieder komme.
- Zuerst sei immer viel Schleim gekommen, der letzte Durchfall sei blutig gewesen.
- Der Patient ist dermaßen entkräftet, dass er nicht mehr auf die Toilette gehen kann.
- Der kalte, klebrige Schweiß hat eine unangenehme Ausdünstung.
- Herr C. hat Durst und will lauwarm trinken, erbricht sich aber immer wieder.

Die Symptome weisen auf das Arzneimittel hin.

Fall 14

Herr M. kränkelt seit einigen Tagen.
- Es begann mit Niesen, dann folgte ein Schnupfen und schließlich, in der kalten Luft, auch ein Husten.
- Er fühlt sich müde, die Nase ist zu und läuft trotzdem.
- Der Husten wird stärker, und bald hat er das Gefühl, als ob sein Kehlkopf platzen würde, so sehr schmerzt es ihn beim Husten.

Und all das ausgerechnet vor dem großen Auftritt seines Chores, auf den er sich so freute und für den er so lange übte!
In der Praxis fällt der Ärztin als erstes die stark gerötete Haut zwischen Nase und Oberlippe auf.
- Beim Husten greift sich Herr M. jedes Mal an den Hals, um den Schmerz zu lindern.
- Die Diagnose ist Bronchitis.

Das Arzneimittel, 3 × täglich über 2 Tage eingenommen, bringt Herrn M. wieder so weit auf den Damm, dass er beim Konzert seines Chores mitsingen kann.

Fall 15

In einer Region der Innerschweiz leiden viele Schulkinder an Pemphigus vulgaris, einer ansteckenden Hautinfektion. Der Infekt kann auch mit Antibiotika nicht bei allen Kindern gestoppt werden. Am Sonntag klingelt bei der homöopathischen Ärztin, die am Samstagabend aus den Ferien zurückgekehrt ist, unzählige Male das Telefon.
Die Mütter schildern alle die gleichen Symptome:
- Ein Ausschlag, der unschöne, dicke Krusten bildet. Jeder Fleck werde zusehends größer, und neue Stellen entstehen schnell.
- Die Haut brenne und jucke, die Kinder können das Kratzen kaum sein lassen. Bettwärme verschlimmere den Juckreiz.
- Bei der Untersuchung sieht man eine ausgeprägte dicke Krustenbildung. Drückt man auf die Kruste, quillt gelber Eiter hervor.

Lokal wird die Infektion mit verdünnter Hydrastis-Urtinktur behandelt.
Welches Arzneimittel hat geholfen?

Fall 16

Herr C. muss leiden. Er ist totenblass und schreit vor Schmerzen auf. Von früher her weiß er nur zu gut, was dieser grausame Schmerz bedeutet: wieder ein Nierensteinabgang!
- Der Körper ist mit Schweiß bedeckt und fühlt sich eiskalt an.
- Als ihn seine Ehefrau mit einer wärmenden Decke zudecken will, lehnt er ab.
- Die geringste Bewegung verschlimmert seine Schmerzen. Auch das Schmerzmittel mit muskelerschlaffender Wirkung bringt keine Linderung.
- Vor Schmerz und Übelkeit beginnt er zu weinen.

Die homöopathische Ärztin, die er telefonisch erreicht, verordnet das homöopathische Arzneimittel, einzunehmen im Abstand von jeweils 15 Minuten. Rückmeldung in zwei Stunden. Nach der ersten Gabe wird die Übelkeit besser, nach der zweiten lässt der Schmerz etwas nach. Nach der dritten Gabe ist Herr C. in der Lage, in der Wohnung hin- und herzugehen (der Stein wird so leichter abgehen). Nach der vierten Gabe verschwindet der intensive Krampfschmerz. Zurück bleibt ein Wundschmerz, der erträglich ist.

Die Ärztin rät, viel zu trinken und das Wasserlösen so lange wie möglich hinauszuzögern. In der gleichen Nacht geht der Stein mit dem ersten Wasserlösen ab und kann mit dem Milchsieb aufgefangen werden.
Welches Arzneimittel hat geholfen?

Fall 17

Ein eher pummeliger elfjähriger Junge mag seit zwei Tagen nicht essen. Am Nachmittag hat er plötzlich Fieber.
- Er klagt über heftige Schmerzen im rechten Ohr und weint anfallsartig. Die Mutter will ihm kalte Zwiebelwickel auflegen, worauf der Junge sie abweist und den Wickel fortwirft.
- Auch der Versuch der Mutter, das Fieber zu messen, bringt keinen Erfolg.

Da der Junge heftig weint und die Schmerzen sehr stark sein müssen, telefoniert die Mutter mit der Hausärztin. Diese bestellt Mutter und Kind in die Praxis. Hier zeigt sich das folgende Symptomenbild:
- roter, hitziger Kopf, kalte Hände und Füße, Kopfschweiß, rote Ohren.
- Der Junge ist sehr gereizt, was bei ihm ungewöhnlich sei.

Die Untersuchung ist schwierig. Befund: Otitis media acuta rechts mit stark gerötetem Trommelfell.
Welches Arzneimittel ist angezeigt?

Fall 18

Eine junge Frau erkältet sich beim Skifahren an einem kalten Tag mit Nordwind.
- Am nächsten Tag wird die Stimme zunehmend heiser, und gegen Abend beginnt sie zu husten.
- Dabei hat sie ein Gefühl, als ob Schleim hinter dem Brustbein sitzen und sie reizen würde. Wenn sie Schleim abhusten kann, wird auch der Husten besser.
- Bei besonders heftigen Hustenattacken können ein bis zwei Tropfen Urin abgehen.
- Die junge Frau ist nicht gereizt, Essen und Trinken mag sie wie immer.

Welches Arzneimittel ist angezeigt?

Fall 19

Herr S. ist Teilnehmer an einem Snowboard-Kurs. Er will seinen beiden Töchtern im Teenageralter imponieren und ihnen beweisen, dass er noch nicht zum alten Eisen gehört. Unzählige Male fällt er hin, ebenso oft steht er wieder auf, bis ihn langsam der Mut verlässt. Nach einem Furcht erregenden Sturz auf die Schulter gibt er endgültig auf.
- Am Abend nehmen die Schmerzen in der linken Schulter an Heftigkeit zu, beim Abendessen kann er kaum ruhig sitzen.
- Er muss immer die Schulter bewegen, und es scheint, dass der Schmerz ihn wahnsinnig macht.
- Seine Frau ist ihm in dieser Situation keine große Hilfe. Sie wird ungeduldig und rät, er solle um Himmels willen still halten, es schmerze dann weniger.
- In der Nacht hält es der Mann nicht mehr aus. Die Schulterschmerzen werden so intensiv, dass er aufstehen muss und in der Wohnung auf- und abgeht, eingepackt in seine wärmste Jacke.

Früh am nächsten Morgen telefoniert er mit seiner Hausärztin. Welches Arzneimittel wird sie ihm verschreiben?

Fall 20

Bei einem 41-jährigen Mann muss ein quer liegender Weisheitszahn, der sich in unregelmäßigen Abständen unangenehm schmerzhaft bemerkbar macht, operativ entfernt werden. Der Eingriff verläuft problemlos, der Zahn lässt sich – wider Erwarten – gut herausoperieren.
- Der Patient verspürt unter einer Gabe Arnica C 200 nur leichte Schmerzen, die Blutung allerdings sickert weiter aus einer großen Wundfläche.
- Auch eine weitere Gabe Arnica kann die Blutung nur vorübergehend stoppen.

Mit welchem Arzneimittel lässt sich die Blutung stillen?

Fall 21

Ein vierjähriges Mädchen bekommt am späten Abend Fieber und weint wiederholt im Schlaf. Die Mutter kann es gut beruhigen, gibt ihm zu trinken, worauf es immer wieder einschläft.
- Die nächsten zwei Tage hat es 39 °C Fieber. Es trinkt gut, ist lieb und sieht gar nicht so krank aus, obwohl die Heiserkeit und der Husten von Stunde zu Stunde zunehmen.
- Um ein Uhr morgens in der dritten Nacht kommt das Mädchen weinend zu den Eltern ins Bett und sagt, es tue so weh beim Husten.
- Das Mädchen schwitzt stark und hat 40,2 °C Fieber.
- Die Mutter nimmt es zu sich ins Bett und gibt ihm zu trinken – es will trinken, aber nur eiskaltes Wasser.
- Morgens ist es sehr schwach, das Gesicht ist blass und zeigt dunkle Augenringe.

Die Notfallärztin stellt eine Lungenentzündung des rechten Unterlappens fest. Auslöser war offenbar der Familienspaziergang am See am Sonntag zuvor, an einem kalten Wintertag.
Welches Arzneimittel hat den Zustand des Mädchens innerhalb von Stunden gebessert und die Lungenentzündung ausgeheilt?

Fall 22

Ein viel beschäftigter Geschäftsmann, oft auf Reisen, erkältet sich im Durchzug eines klimatisierten Flughafens.
- Mit Kopfschmerzen trifft er in Tokio ein.
- Bei der Sitzung spürt er, wie die Nase zugeht und der verhasste Fließ-

schnupfen sich meldet. Er reagiert gereizt, wenn Details diskutiert werden.
- Gegen Abend fröstelt er zusehends, in der Nacht plagt ihn die verstopfte Nase.
- Am nächsten Tag setzen ihm unangenehmes Schwitzen und Fröstelln zu, ebenso Schnupfen und Kopfschmerzen.
- Auf dem Heimflug deckt er sich gut mit Wolldecken zu, obwohl er schwitzt und ihm heiß ist. Der einsetzende Husten lässt ihn den Kopfschmerz trotz eines Schmerzmittels spüren.
- Entnervt vom lärmigen Flug scheint er keine Freude zu zeigen, dass seine Frau zum Empfang auch die Kinder zum Flughafen mitgenommen hat.

Geschwächt und schwitzend, mit Husten, Fieber und Gliederschmerzen will er schnell zum Arzt, damit dieser ihm noch ein stärkeres Schmerzmittel verschreibt.
Welches homöopathische Arzneimittel hilft schnell und mit Sicherheit?

Fall 23

Magen-Darm-Grippe, Februar 1999. Ein neunjähriger Junge, seit einigen Stunden appetitlos, erbricht mehrmals am Nachmittag.
- Gegen Abend setzt ein gelb-wässriger Durchfall ein, der stark und unangenehm riecht.
- Die ganze Nacht quält ihn Übelkeit. Er hat wiederholt Durchfall, und morgens um vier Uhr muss er erneut erbrechen.

Am nächsten Morgen konsultiert die Mutter die Ärztin. Auf Befragen schildert die Mutter die folgenden Symptome:
- Übelkeit, nach dem Erbrechen für kurze Zeit besser, Stuhlabgang wie eine Explosion.

Welches ist das richtige Arzneimittel?

Fall 24

Magen-Darm-Grippe, Februar 1999. Ein sechsjähriger Junge erwacht morgens um vier Uhr und muss erbrechen.
- Er hat starke Bauchschmerzen, und man hört laute Darmgeräusche.
- Die Mutter, erfahren im Umgang mit homöopathischen Arzneimitteln, findet unter den 40 Arzneimitteln der Hausapotheke kein passendes Arzneimittel. Ipecacuanha schließt sie aus, da die Zunge nicht sauber ist.

- Neben allgemeinen Symptomen wie Appetitlosigkeit, Blässe und Unwohlsein sind keine individuellen Symptome vorhanden.

Die Hausärztin gibt ein Arzneimittel, das sofort hilft. Welches?

Fall 25

Ein junger Mann leidet seit einem schweren Brechdurchfall in den Tropen vor einigen Wochen unter starken Blähungen und Husten. Im Fußball, seinem Lieblingssport, kommt er überhaupt nicht mehr auf Touren, da er immer sehr schnell außer Atem gerät.
- Er fühlt sich besser an der frischen Luft.
- Als störend empfindet er den Husten, der seltsamerweise immer dann einsetzt, wenn er in die Metzgerei zum Einkaufen geht.

Welches Arzneimittel hat dem jungen Mann schnell geholfen? Nennen Sie die drei wichtigsten Gründe für Ihre Wahl!

Fall 26

Ein siebenjähriger Junge hustet im ersten Schlaf. Der Husten lässt sich am besten als „krächzend" beschreiben. „Vielleicht war es doch zu windig für unseren Plauschtag im Schnee", denkt sich der Vater.
- Ein heiseres Weinen lässt ihn aufhorchen.
- Schnell eilt er ins Zimmer des Sohnes, der blass im Bett sitzt und kaum Atem bekommt.
- Der Junge klammert sich am Vater fest und schaut ihn verängstigt an.

„Was mache ich jetzt?", denkt sich der erschrockene Vater. „Gibt es nicht sieben homöopathische Arzneimittel, die man unbedingt kennen sollte?" Seinen Sohn auf dem Arm, nimmt er sich aus der Hausapotheke ein Arzneimittel, das innerhalb einer Minute hilft. Nach drei Minuten schläft der Junge wieder ruhig in seinem Bett.
Welches Arzneimittel hat geholfen? Nennen Sie die sieben wichtigen Notfallmittel und die dazugehörigen Merkverse!

Fall 27

Geschüttelt durch den schweren Keuchhusten, sitzt der neunjährige Junge auf der Untersuchungsliege in der Arztpraxis. Auskultieren ist nicht möglich, da jeder tiefe Atemzug einen Hustenanfall auslöst.
- Der Junge beginnt zu weinen, doch schon erschüttert ihn der nächste Anfall.

- Tränen strömen ihm über das Gesicht.
- Auf die Frage, ob er Schmerzen habe, zeigt er auf die rechte Brustseite.
- Seit Beginn des Keuchhustens, berichtet seine Mutter, trinke er sehr wenig.

Welches Arzneimittel wird ihm gut über die nächsten Wochen helfen?

Fall 28

Eine junge Frau, schwanger mit ihrem ersten Kind, leidet unter der Sommerhitze. „Komm Schatz", sagt ihr Mann, „ich lade Dich ein zu einem großen Becher Eis, einem Coupe Tête à Tête", und Hand in Hand gehen sie ins nächste Cafe.
- Auf dem Weg nach Hause fühlt sich die Frau unwohl, und zu Hause muss sie erbrechen.
- Die Übelkeit raubt ihr alle Kraft. Sie weint vor Elend.

Die Eltern, die im gleichen Haus wohnen, eilen ihrem Schwiegersohn zu Hilfe. Die werdende Großmutter weiß Rat. Sie bringt ihre Tochter in das kühlste Zimmer des Hauses, legt ihr ein kaltes Tuch auf die Stirn und holt ein homöopathisches Arzneimittel aus ihrer Wohnung. Nach der ersten Gabe bessert die Übelkeit. Eine Viertelstunde später, nach der zweiten Gabe, fühlt sich die junge Frau wieder gut.
Welches Arzneimittel hat geholfen?

Fall 29

Eine ältere Dame hustet seit einigen Wochen. Ihre Tochter, bei der sie in den Pfingstferien weilt, macht sich große Sorgen. Ihre Mutter ist schwächer als in den Weihnachtsferien.
- Der trockene Husten plagt sie nach jedem Trinken, weshalb sie nur wiederholt kleine Schlückchen nimmt. Vor allem nach Mitternacht hört man den Husten.
- Die ältere Dame meint, bei diesem kalten Regenwetter müsse man ja husten! Auch der Intensiv-Sprachkurs, den sie belegt habe, sei recht anstrengend.

Die Tochter besteht darauf, dass die Mutter ihre Hausärztin aufsucht. Welche zusätzlichen Informationen müssen Sie von der Patientin noch erfragen, damit Sie das Arzneimittel richtig auswählen können?

Fall 30

Ein Teenager, der die Familie zurzeit auf eine harte Geduldsprobe stellt, hat starken Husten, der ihn vom Mittagessen bis in die Nacht hinein plagt.
- Fluchend zappt er sich durch die Fernsehprogramme, und schon gibt es wieder Streit mit seinen Eltern. „Deine Ferien kannst du dir in den Wind schreiben, mit deinen Schulnoten und deiner asozialen Haltung", wettert der Vater erbost. Der Teenager schluckt seinen Zorn hinunter und stapft in sein Zimmer. „Immer diese Drohungen!", zischt er vor sich hin, „Scheißkerl!"
- Frierend zieht er einen zusätzlichen Pullover an.
- Diese Nacht folgen die Hustenanfälle schnell aufeinander und wecken ihn wiederholt aus dem Schlaf. Beim Aufstehen am Morgen muss er so stark husten, dass er wieder ins Bett geht.

Welches Arzneimittel wird ihm und seiner Familie helfen?

Fall 31

Der neue Computer beansprucht seine ganze Freizeit. Die Spiele FIFA 99 und Road Racer sind Top in der Hitparade, und Weihnachtsferien sind einfach toll! Doch der zehnjährige Junge, der am Abend so starke Kopfschmerzen hat, als ob ein Nagel im Kopf stecken würde, findet alles gar nicht mehr so toll.
- Die Augen sind heiß und rot, und der Junge hat Mühe mit dem Computerspiel, er kann das Kleingeschriebene nicht mehr lesen.
- Auch der kalte Umschlag, den ihm die Mutter auf die Stirn legt, hilft nicht.

Welches Arzneimittel bringt Erleichterung?

Fall 32

Die Sitzung war alles andere als ein Hit. Auf dem Weg nach Hause fällt Herrn K. plötzlich ein, was er auf die gemeinen Anschuldigungen hätte antworten sollen. „Sie wollen mich zum Prügelknaben machen, damit sie ihre Schlampereien vertuschen können", empört er sich. Beim Öffnen der Wohnungstür wettert er über die Unart seiner Kinder. „Warum liegen immer diese Schuhe und Jacken vor der Wohnungstür?" Seine Ehefrau meint zu ihm, dass er überreagiere. „Du hilfst auch immer den Kindern", gibt er gereizt zurück. Eine Stunde später juckt es Herrn K.

überall. Ein Nesselfieber hat sich entwickelt, und er verzweifelt beinahe am Juckreiz. Kratzt er hier, juckt es dort, kratzt er dort, juckt es hier. Wie kann ihm schnell geholfen werden?

Fall 33

Das zehnjährige Mädchen muss zuschauen, wir ihre Freundin von einem Auto angefahren wird. Sie rennt sofort nach Hause, wo sie den Vater auf der Terrasse bei einem Glas Bier antrifft.
Obwohl sie Bier verabscheut, trinkt sie sofort das ganze Glas aus!
Das Mädchen ist kreideweiß und völlig verängstigt. Ihre Eltern bringen kein Wort aus ihr heraus.
Die Mutter ruft in der Arztpraxis an. Nach einer Gabe ... beginnt das Mädchen zu weinen und zu erzählen, was geschehen ist.

Fall 34

Frau B. kommt als Notfall morgens früh in die Praxis. Sie kann kaum sprechen und schreibt deshalb ihre Beschwerden auf ein Blatt Papier:
- Halsschmerzen seit drei Tagen, zuerst nur links, jetzt auf beiden Seiten. Heute morgen heftigste Schmerzen.
- Beim Versuch, etwas zu trinken, kam die Flüssigkeit aus der Nase heraus.
- Sie kann ihren Rollkragenpullover nicht mehr tragen, da sie dabei das Gefühl hat, sie müsse ersticken.

Die ärztliche Untersuchung ergibt folgendes:
- Die Zunge ist dunkelbraun belegt und zittert beim Herausstrecken, Tonsillen und Gaumenbogen sind blaurot geschwollen mit Ulzera.
- Die Patientin leidet an kaltem Schweiß, reichlich zähflüssigem Speichel und unangenehmem Mundgeruch.
- Sie ist durstig, kann aber nicht trinken und hat ein Kloßgefühl, als ob sie „über eine Brücke" schlucken müsste.

Welches Arzneimittel ist angezeigt?

Fall 35

Ein neunjähriger Junge, der bereits zweimal wegen allergischen Reaktionen nach Bienenstichen in ein Krankenhaus eingewiesen wurde, wird von seiner Mutter in die Praxis getragen. Eine Biene hat ihn in die rechte Wange gestochen.

- Das Gesicht des Jungen ist hellrot und stark geschwollen, die Augen sind zugeschwollen, die Lippen grotesk aufgeschwollen.
- Große Hitze am ganzen Körper und beginnende Atemnot.

Nach dem Stich hat die Mutter ihrem Sohn sofort Apis C 30 gegeben.
Welches Arzneimittel ist angezeigt?

Fall 36

Herr S. ist überrascht, wie schnell sich sein Sohn von der schweren Gehirnerschütterung erholt hat. Er hat überhaupt keine Kopfschmerzen, bemerkt er zu seiner Ehefrau. Homöopathische Arzneimittel scheinen ja tatsächlich zu wirken, staunt er. Er fragt sich, ob die Homöopathie vielleicht auch ihm helfen könnte. Der schwere Unfall mit dem Motorrad vor zehn Jahren plagt ihn heute noch mit Kopfschmerzen und Migräneanfällen.
Welches Arzneimittel hat Herrn S. geholfen?

Übungsfälle: Lösungen

Zur Lösung der Übungsfälle verwenden wir die Modalitätentabelle (☞ Teil 4, S. 222, ☞ Kopiervorlage hintere Buchinnenseiten sowie kostenlosen Download unter www.elsevier.de/3-437-55912-5), das Vereinfachte Repertorium (☞ Teil 4, S. 224) sowie die Arzneimittelbeschreibungen der Materia Medica (☞ Teil 3). Um die Wahl des Arzneimittels zu bestätigen, lesen wir in jedem Fall zuletzt bei den Arzneimittelbeschreibungen nach. Arzneimittel, die für die Wahl des Arzneimittels in die engere Wahl kommen, sind unterstrichen.

Fall 1

Lösung: **Sulphur**
Ursache: —
- Modalitätentabelle
  - **Durst, stark** (Spalte 9): Aconitum, Arsenicum, Bryonia, Cantharis, Chamomilla, Cocculus, Mercurius, Phosphorus, Ruta, Sulphur
- Vereinfachtes Repertorium
  - **Mund – Zunge, weiß belegt, mit roten Rändern:** Sulphur
  - **Mund – Aphthen, brennend:** Sulphur
  - **Husten – nachts, erwacht durch den Husten:** Belladonna, Causticum, Cocculus, Drosera, Hepar sulphuris, Phosphorus, Pulsatilla, Ruta, Silicea, Sulphur

Als einziges Arzneimittel: Sulphur.
Zur Bestätigung bei der Arzneimittelbeschreibung von Sulphur nachlesen.

Fall 2

Lösung: **Euphrasia**
Ursache: warmer Wind (Föhn)
- Vereinfachtes Repertorium
  - **Augen – Lichtempfindlichkeit, starke, nach Überanstrengung:** Aconitum, Euphrasia, Gelsemium, Nux vomica, Phosphorus
  - **Husten – Essen bessert:** Euphrasia, Spongia tosta
  - **Husten – morgens, Aufstehen, nach dem, hält an, bis er sich wieder hinlegt:** Euphrasia
  - **Husten – Liegen bessert :** Euphrasia
  - **Husten – mittags, Schlaf, im:** Euphrasia

Als einziges Arzneimittel: Euphrasia.

Zur Bestätigung in der Materia Medica nachlesen. Neben allen Symptomen nimmt Euphrasia auch den warmen Wind als Ursache der Beschwerden auf.

Fall 3

Lösung: **Gelsemium**
Ursache: —
- Vereinfachtes Repertorium
  - **Augen – Lider, schwer, Offenhalten der Augen fällt schwer:** Cocculus, Causticum, <u>Gelsemium</u>, Nux vomica, Phosphorus, Rhus toxicodendron

Das Symptom „schwere Zunge" ist im Vereinfachten Repertorium nicht zu finden. Wir suchen deshalb nach einem Symptom, das der „schweren Zunge" möglichst nahe kommt und uns vielleicht einen Hinweis auf das passende Arzneimittel geben könnte. In der Rubrik „Mund" des „Vereinfachten Repertoriums" finden wir
  - **Mund – Zunge, taub, fühlt sich dick an, zittert:** Gelsemium

Dürfen wir das Symptom in dieser Formulierung verwenden? Ja, allerdings nur mit der gebotenen Vorsicht – als Indiz sozusagen! Es ist verboten, nach Symptomen zu fischen! Die Beschreibung in der Materia Medica – die Gesamtheit der Symptome – wird uns zeigen, ob Gelsemium allenfalls als Arzneimittel der Wahl in Frage kommt.
Wichtige Symptome von Gelsemium sind
▶ Müdigkeit
▶ Schwindelgefühl
▶ Lähmungserscheinungen (u. a. der Zunge)
▶ Undeutliches Sprechen

Gelsemium ist das passende Arzneimittel.

Fall 4

Lösung: **Pulsatilla**
Ursache: —
- Modalitätentabelle
  - **Durst, wenig bis keiner** (Spalte 8): Apis, Arsenicum, Cantharis, <u>Pulsatilla</u>
- Vereinfachtes Repertorium
  - **Mund – Zunge, belegt, gelb belegt hinten, vorne sauber:** <u>Pulsatilla</u>, Nux vomica

Als einziges Arzneimittel: Pulsatilla.
Zur Bestätigung lesen wir in der Materia Medica nach. Wir finden dort die Pulsatilla-Symptome
▶ Durstlos trotz trockenem Mund
▶ Dicker Belag auf dem hinteren Teil der Zunge, gelb oder weiß
▶ und die wichtige Modalität „besser durch Trost".

Pulsatilla ist nur dann richtig gewählt, wenn diese Modalität zutrifft. Hilft Trost nicht, dann überprüfen wir die Arzneimittel Apis, Arsenicum, Cantharis und Nux vomica. Im vorliegenden Fall ist das Kind anhänglich und es geht ihm besser, wenn es durch die Mutter getröstet wird. Auch die Tränen der Mutter aus Hilflosigkeit und Mitgefühl sprechen für Pulsatilla.

Fall 5

Lösung: **Hepar sulphuris**
Ursache: Ärger
- Modalitätentabelle
  - **stark gereizt** (Spalte 1): Aconitum, Apis, Arnica, Arsenicum, Belladonna, Bryonia, Cantharis, Carbo vegetabilis, Chamomilla, China, Colocynthis, Gelsemium, Hepar sulphuris, Ignatia, Mercurius, Nux vomica, Staphisagria
  - **besser Wärme** (Spalte 22): Arsenicum, Calendula, Causticum, Cocculus, Colocynthis, Dulcamara, Hepar sulphuris, Nux vomica, Rhus toxicodendron, Ruta, Silicea, Staphisagria

In die engere Wahl: Arsenicum, Colocynthis, Hepar sulphuris, Nux vomica, Staphisagria.

- Materia Medica

Wenn nur wenige Symptome vorhanden sind, hilft oft die Rubrik „Spezielle Symptome" weiter. Hier finden wir Angaben dazu, in welchen Organen/Organsystemen das betreffende Arzneimittel spezifisch wirkt.
  - Nux vomica ist oft verstopft – „will und kann nicht". Der Fall liefert dazu keine Hinweise.
  - Staphisagria macht oft Blasenentzündungen. Der Ärger und die unterdrückte Wut von Staphisagria gehen meist einher mit einem innerlichen Zittern. Dafür finden wir keine Anhaltspunkte.
  - Colocynthis leidet bei Ärger und Zorn oft an Hexenschuss und Bauchkrämpfen. Das Magenleiden könnte ein Hinweis auf Colo-

cynthis sein. Wir werden dieses Arzneimittel deshalb im Auge behalten.
- Für Arsenicum vermissen wir die Schwäche und die brennenden Schmerzen. Arsenicum kann auch schimpfen, aber leise, ein „vornehmes" Schimpfen, das eigentlich mehr ein Jammern ist.
- Hepar sulphuris reagiert empfindlich auf den geringsten Luftzug und auf kalte Luft. Als Heizungsmonteur auf Baustellen ist Herr Z. der Zugluft besonders ausgesetzt. Zudem ist der Husten, an welchem er leidet, ein oft vorkommendes Symptom von Hepar sulphuris.

Aufgrund der Angaben in der Fallbeschreibung allein ist es nicht möglich, mit Sicherheit eines dieser fünf möglichen Arzneimittel auszuwählen. Die Ehefrau von Herrn Z. weiß zum Glück mehr als wir. Sie erzählt, dass ihr Ehemann oft an sehr schmerzhaften Nagelumläufen (Panaritium) leide. Zusammen mit den übrigen Symptomen ist dies ein klarer Hinweis auf Hepar sulphuris.
Hepar sulphuris hat Herrn Z. geholfen. Zugleich war Hepar sulphuris auch das Konstitutionsmittel, das Herr Z. benötigte.

Fall 6

Lösung: **Cantharis**
Ursache: Verletzung (Quallenbiss)
- Die „**großen Sieben**" (4 × A, 2 × B, 1 × C) **A**conitum, **A**pis, **A**rnica, **A**rsenicum **B**elladonna, **B**ryonia, **C**antharis
  Diese wichtigen Arzneimittel und die Merkverse dazu kennen wir natürlich auswendig.
  → **Cantharis:** Brennen, verbrüht, verbrannt, Krämpfe
  Voilà!
- Auch in der Übersicht „12 wichtige Arzneimittel bei Verletzungen" finden wir Cantharis: **Cantharis:** Verbrennungen, Stiche

Die richtige Dosierung ist wenigstens 3 × 1 Gabe am 1. Tag, falls notwendig bis zu 5 Gaben. Am 2. und 3. Tag je 1–3 Gaben täglich.
Wichtig: Die Dosierung bei einer Vergiftung unterscheidet sich von der Dosierung bei einer Erkrankung, wo das Arzneimittel nur solange eingenommen wird, als Symptome vorhanden sind. Bei einer Vergiftung muss das Arzneimittel wiederholt werden, auch nachdem die Symptome verschwunden sind.

Fall 7

Lösung: **Dulcamara**
Ursache: Unterkühlung
- Modalitätentabelle
  - **schlimmer durch Kälte** (Spalte 10): Arsenicum, Dulcamara, Hepar sulphuris, Mercurius, Nux vomica, Rhus toxicodendron, Ruta, Silicea, Staphisagria

Weitere Symptome und Modalitäten lassen sich aus der Fallbeschreibung nicht entnehmen. Wir wenden deshalb das **Ausschlussverfahren** an. Ein Blick in die Modalitätentabelle zeigt uns, dass zahlreiche dieser neun Arzneimittel neben der Modalität „schlimmer durch Kälte" entweder das Symptom „stark gereizt" und/oder das Symptom „große Unruhe" haben. Frau M. ist jedoch weder stark gereizt, noch tigert sie unruhig am Eisfeldrand auf und ab. Ganz im Gegenteil: Stunden-, ja tagelang steht sie ruhig auf oder neben dem Eisfeld, um ihre Tochter zu beobachten. Wir können deshalb die Arzneimittel, die zusätzlich zur Modalität „schlimmer durch Kälte" die Symptome „stark gereizt" und „große Unruhe" aufnehmen, für die Wahl des Arzneimittels ausschließen.
- Modalitätentabelle
  - **stark gereizt** (Spalte1): Arsenicum, Hepar sulphuris, Mercurius, Nux vomica, Staphisagria
  - **„große Unruhe"** (Spalte 2): Arsenicum, Mercurius, Nux vomica, Rhus toxicodendron, Ruta, Staphisagria

Wir können somit die folgenden Arzneimittel ausschließen: Arsenicum, Hepar sulphuris, Mercurius, Nux vomica, Rhus toxicodendron, Ruta, Staphisagria.
Nach Anwendung des Ausschlussverfahrens verbleiben schließlich von den neun Arzneimitteln mit der Modalität „schlimmer durch Kälte" noch zwei in der engeren Wahl: Silicea und Dulcamara.
- Wir lesen nun in der Materia Medica bei Silicea und Dulcamara nach.

Das richtige Arzneimittel ist Dulcamara:
▶ Beschwerden infolge von aufsteigender Kälte (des Eisfeldes)
▶ Unterkühlung
▶ Blasenbeschwerden
▶ Katarrhalische Harnverhaltung

Wir geben Dulcamara C 200, 2 Gaben täglich über 2 Tage bzw. C 30, einmal trocken, danach in Wasser gelöst.

Die „optimale" Behandlung wäre gewesen, Dulcamara bereits beim Auftreten der ersten Beschwerden zu geben, viel zu trinken sowie warme Socken, Hosen und Stiefel anzuziehen. Der beste Schutz vor aufsteigender Kälte ist Bewegung.

Fall 8

Lösung: **Dulcamara**
Ursache: Unterkühlung
Vorsicht, Falle!
- Modalitätentabelle
  „Schmerzen schlimmer durch jede Bewegung" (Spalte 15) ist ein Symptom, das bei Schmerzen im Nackenbereich meistens auftritt, so, wie allgemein die Schmerzen bei Verletzungen im Bereich der Nerven (Wirbelsäule, Knochenhaut bei Knochenbruch, Innenohr) mit jeder Bewegung schlimmer werden. Wir dürfen diese Modalität deshalb für die Wahl des Arzneimittels nicht verwenden!

Die Tages- und Jahreszeit, ein „kühler Abend im frühen Herbst", lässt uns sofort an Dulcamara denken. Dulcamara ist ein bewährtes Herbstmittel bei Unterkühlung mit Kälte, die von unten heraufkriecht – typisch für eine Gartenparty.
- Materia Medica
  Die „wichtigen Symptome" und die „speziellen Symptome" bestätigen, dass Dulcamara richtig gewählt worden ist:
  ▶ Rheumatische Beschwerden
  ▶ Steifer Hals

Wie steht es mit Bryonia? Gegen Bryonia spricht, dass die Symptome rasch, innerhalb von zwölf bis 24 Stunden aufgetreten sind. Bei Bryonia entwickeln sich die Symptome langsam, über drei bis fünf Tage, eventuell über zehn Tage. Der Eindruck, die Symptome seien plötzlich, ohne Vorwarnung aufgetreten, kann vor allem dann entstehen, wenn der Patient Vorläufer der Erkrankung wie Müdigkeit oder schlechte Laune nicht als Krankheits-Symptome wahrnimmt und es ihm scheint, als habe ihn die Krankheit über Nacht „überfallen".

Fall 9

Lösung: **Bryonia**
Ursache: —
- Modalitätentabelle
  − **stark gereizt** (Spalte 1): Aconitum, Apis, Arnica, Arsenicum, Bel-

ladonna, Bryonia, Cantharis, Carbo vegetabilis, Chamomilla, China, Colocynthis, Gelsemium, Hepar sulphuris, Ignatia, Mercurius, Nux vomica, Staphisagria
- **schlimmer Bewegung** (Spalte 15): Arnica, Belladonna, Bryonia, Cactus, China, Colocynthis, Hamamelis, Hypericum, Ipecacuanha, Ledum, Rhus toxicodendron, Silicea Symphytum, Tabacum

In die engere Wahl: Arnica, Belladonna, Bryonia, China, Colocynthis.
Dürfen wir für das Symptom in der Fallbeschreibung „etwas gereizt" das Symptom der Modalitätentabelle „stark gereizt" (Spalte 1) verwenden? Ja, wenn der Patient von sich selbst sagt, dass er gereizt sei, auch wenn Außenstehenden der gereizte Gemütszustand vielleicht nicht auffallen mag.

Ein schneller und einfacher Weg ...
Bevor wir nun aber in die Materia Medica tauchen und uns dem Studium dieser fünf Arzneimittel widmen, erinnern wir uns an
- Die „**großen Sieben**" (**4** × **A, 2** × **B, 1** × **C**) **A**conitum, **A**pis, **A**rnica, **A**rsenicum **B**elladonna, **B**ryonia, **C**antharis und im Besonderen an den Merkvers für Bryonia. Bryonia: jede Bewegung ist eine Qual, Symptome entwickeln sich langsam, über drei bis fünf Tage.

Auch wenn Schmerzen und Steifheit plötzlich aufgetreten sind, bedeuten sie in diesem Fall – homöopathisch betrachtet – nicht den Beginn der Erkrankung. Bevor über Nacht und scheinbar ohne Vorwarnung jede Bewegung plötzlich fürchterlich schmerzte, haben sich infolge von Schlafstörungen über mehrere Tage die Symptome Müdigkeit und gereizte Stimmung entwickelt.

Zur Bestätigung lesen wir in der Materia Medica nach. Bryonia ist das richtig gewählte Arzneimittel.

Fall 10

Lösung: **Sulphur**
Ursache: Vergiftung durch giftige Dämpfe
Modalitätentabelle und Vereinfachtes Repertorium helfen nicht weiter.
- **Indikationenkatalog** (☞ Teil 5, S. 298)
  - **Vergiftungen:** Aconitum, Arsenicum, Nux vomica, Sulphur
- Bei den Arzneimittelbeschreibungen von Sulphur und Nux vomica finden wir im Abschnitt „Aus der Praxis – Für die Praxis": „Sulphur und Nux vomica sind wichtige Reinigungsmittel nach zu viel Medikamenten, Alkohol, Drogen und anderen schädlichen Substanzen.

Sulphur: Patient neigt zu Durchfall, hat Durst, trinkt lieber kalt. Nux vomica: Patient neigt zu Verstopfung, trinkt lieber warm."

Kinder benötigen meistens Sulphur.
Im vorliegenden Fall hat Sulphur geholfen.
Arzneimittel nach Abklingen der Symptome wiederholen, da es sich um eine Vergiftung handelt!

Fall 11

Lösung: **Belladonna**
Ursache: —
- Modalitätentabelle
  - **stark gereizt** (Spalte 1): Aconitum, Apis, Arnica, Arsenicum, Belladonna, Bryonia, Cantharis, Carbo vegetabilis, Chamomilla, China, Colocynthis, Gelsemium, Hepar sulphuris, Ignatia, Mercurius, Nux vomica, Staphisagria
  - **Gesichtsfarbe: blass** (Spalte 5) Aconitum, Arnica, Arsenicum, Bryonia, Carbo vegetabilis, Cocculus, Glonoinum, Mercurius, Phosphorus, Tabacum
  - **Schweiß, keiner** (Spalte 6) (= trockene Hitze): Bryonia

Als einziges Arzneimittel: Bryonia.
Schnellverfahren: Modalitätentabelle fotokopieren und die Spalten 1, 5 und 6 von oben nach unten mit einem Leuchtstift markieren. Ein Blick in die Tabelle zeigt uns, dass einzig Bryonia alle drei Symptome abdeckt.

- Materia Medica

Wir lesen in der Materia Medica bei Bryonia nach und finden die genannten Symptome und die Kopfschmerzen bestätigt. **Aber:** das auffallende Symptom „heißer Kopf, kalte Hände und Füße" fehlt. Bryonia kann deshalb nicht das richtige Arzneimittel sein.
Wie weiter? Wir richten die Aufmerksamkeit zuerst auf die Arzneimittel mit dem Symptom „stark gereizt". Bei Belladonna finden wir in der Rubrik „wichtige Symptome": „Plötzlich hohes Fieber mit heißem roten Kopf und kalten Händen und Füßen". Auch die Kopfschmerzen sind hier aufgeführt. Alles stimmt, mit Ausnahme des roten Kopfes. Das Kind ist bleich und leidet an trockener Hitze.
Die Richtung – mit Belladonna – scheint zu stimmen, und doch sind wir verunsichert. Kann es sein, dass Leitsymptome von Belladonna – tomatenroter Kopf, dampfende Hitze – fehlen und Belladonna trotzdem das richtig gewählte Arzneimittel ist?

Ja, das ist möglich! Das Kind ist wiederholt erkrankt und geschwächt. Wegen dieser Schwäche kann sich der übliche Krankheitsverlauf mit Hitze, Röte und Schweiß nicht normal entwickeln. Das blasse Belladonna-Bild sieht man nach Impfungen von bereits geschwächten Kindern und nach Krankheiten, die eine Schwäche hinterlassen. Die ersten Anzeichen der Besserung: Die Gesichtsblässe weicht, das Kind beginnt am Kopf zu schwitzen. Es geht ihm seelisch besser.

Die Neigung zu Fieberkrämpfen kann nur mit einem Konstitutionsmittel ausgeheilt werden. **Belladonna** wird im akuten Zustand helfen, kann die Ursache der Schwäche aber nicht beseitigen.

Fall 12

Lösung: **Hypericum**
Ursache: Verletzung
- Übersicht Verletzungsmittel (☞ vordere Buchinnenseite): Apis, Arnica, Arsenicum, Calendula, Cantharis, Hamamelis, Hypericum, Ledum, Rhus toxicodendron, Ruta, Staphisagria, Symphytum

Ein leichter Fall!
Hypericum: Nervenverletzungen, eingeklemmter Finger, Rückenmarkverletzung, Sturz aufs Steißbein.
Hypericum ist das **Arnica der Nerven!**

Potenz

▶ C 10000, im Liegen einnehmen, danach zwei Stunden ruhig liegen bleiben, 1 × täglich über 2 Tage oder C 30, 2 × am 1. Tag und 2 × am 2. Tag.
▶ Falls Hypericum C 30 nicht greift, erhöhen wir die Potenz auf C 200 oder auf XM, je nach Schwere des Sturzes und dem allgemeinen Zustand des Rückens.
▶ Je älter und „abgenützter" die Wirbelsäule ist, eine umso höhere Potenz muss ich wählen, damit sich die Rückenbeschwerden nicht verschlimmern.

Fall 13

Lösung: **Mercurius solubilis**
Ursache: —
- Modalitätentabelle
  - **Gesichtsfarbe: blass** (Spalte 5): Aconitum, Arnica, Arsenicum,

Bryonia, Carbo vegetabilis, Cocculus, Glonoinum, <u>Mercurius</u>, Phosphorus, Tabacum
- **Schweiß: stark** (Spalte 7): Belladonna, Chamomilla, <u>Mercurius</u>, Tabacum
- **Durst: stark** (Spalte 9): Aconitum, Arsenicum, Bryonia, Cantharis, Chamomilla, Cocculus, <u>Mercurius</u>, Phosphorus, Ruta, Sulphur

Als einziges Arzneimittel: Mercurius.
Schnellverfahren: Modalitätentabelle fotokopieren, Spalten 5, 7 und 9 mit einem Leuchtstift von oben nach unten markieren. Einzig Mercurius deckt alle drei Symptome ab.
Zur Bestätigung in der Materia Medica nachlesen:
▶ Starker, übel riechender Schweiß
▶ Schweiß kalt, klebrig
▶ Stuhl schleimig und blutig
▶ Besser durch lauwarme Getränke

Vorsicht: Mercurius solubilis und Silicea sind Arzneimittel für Könner! Diese beiden Arzneimittel dürfen wir nur geben, wenn wir hundertprozentig sicher sind, dass wir die richtige Wahl getroffen haben.

Fall 14

Lösung: **Allium cepa**
Ursache: —
- Vereinfachtes Repertorium
  - **Husten – greift sich an den Hals beim Husten:** Aconitum, <u>Allium cepa</u>, Belladonna, Drosera, Hepar sulphuris
  - **Husten – Kehlkopf, als ob der Kehlkopf bei jedem Hustenstoß zerrissen würde:** <u>Allium cepa</u>

Als einziges Arzneimittel: Allium cepa.
Zur Bestätigung lesen wir in der Materia Medica bei Allium cepa nach:
▶ Fließschnupfen; scharfer, wässriger Nasenfluss mit mildem Tränenfluss
▶ Roter Streifen von der Nase zur Oberlippe
▶ Stadien der Erkrankung: Nase → Hals → Bronchien

Fall 15

Richtige Lösung: **Mezereum** (in diesem Buch nicht berücksichtigt)
Ursache: —
- Modalitätentabelle
  - **schlimmer Wärme** (Spalte 11): Aconitum, Allium cepa, Apis, Bryo-

nia, Drosera, Euphrasia, Glonoinum, Mercurius, Pulsatilla, Sulphur, Tabacum

- Materia Medica

Wir studieren diese elf Arzneimittel in der Materia Medica und richten unser Augenmerk dabei insbesondere auf die Symptome
▶ Brennende und juckende Haut, schlimmer durch Wärme
▶ Kratzen
▶ Krusten, aus welchen dicker, gelber Eiter hervorquillt.

Brennen, Jucken und Kratzen erinnern an das psorische Miasma mit dem Hauptmittel Sulphur. In der Arzneimittelbeschreibung von Sulphur lesen wir, dass Sulphur tatsächlich diese Symptome hervorruft.
Hingegen fehlt bei Sulphur das Symptom „Krusten, die dicken, gelben Eiter produzieren". Sulphur deckt somit nur einen Teil der Symptome ab und kann nicht das richtige Arzneimittel sein. Da steh' ich nun, ich armer Tor ...
Das Arzneimittel der Wahl ist **Mezereum** (Seidelbast), das in diesem Buch nicht näher beschrieben ist.

Fall 16

Lösung: **Tabacum**
Ursache: —
- Modalitätentabelle
  - **Gesichtsfarbe: blass** (Spalte 5): Aconitum, Arnica, Arsenicum, Bryonia, Carbo vegetabilis, Cocculus, Glonoinum, Mercurius, Phosphorus, Tabacum
  - **Schweiß: stark** (Spalte 7): Belladonna, Chamomilla, Mercurius, Tabacum
  - **schlimmer Wärme** (Spalte 11): Aconitum, Allium cepa, Apis, Bryonia, Drosera, Euphrasia, Glonoinum, Mercurius, Pulsatilla, Sulphur, Tabacum
  - **schlimmer Bewegung** (Spalte 15): Arnica, Belladonna, Bryonia, Cactus, China, Colocynthis, Hamamelis, Hypericum, Ipecacuanha, Ledum, Rhus toxicodendron, Silicea, Symphytum, Tabacum

Als einziges Arzneimittel: Tabacum.
Schnellverfahren: Dieser Fall lädt geradezu zum Schnellverfahren ein: Modalitätentabelle fotokopieren und die Spalten 5, 7, 11 und 15 mit einem Leuchtstift von oben nach unten markieren. Einzig Tabacum nimmt alle vier Symptome/Modalitäten auf.

Zur Bestätigung lesen wir in der Arzneimittelbeschreibung nach. Tabacum ist nicht nur ein ausgezeichnetes Arzneimittel bei Reisekrankheit, sondern hat sich auch bei Nierensteinkoliken bewährt.

Fall 17

Lösung: **Belladonna**
Ursache: —
- Modalitätentabelle
    - **stark gereizt** (Spalte 1): <u>Aconitum</u>, Apis, <u>Arnica</u>, Arsenicum, <u>Belladonna</u>, <u>Bryonia</u>, Cantharis, Carbo vegetabilis, <u>Chamomilla</u>, China, Colocynthis, Gelsemium, Hepar sulphuris, Ignatia, Mercurius, Nux vomica, Staphisagria
    - **Gesichtsfarbe: rot** (Spalte 4): <u>Aconitum</u>, <u>Belladonna</u>, <u>Bryonia</u>, <u>Chamomilla</u>, Glonoinum

In die engere Wahl: Aconitum, Belladonna, Bryonia, Chamomilla.

- Vereinfachtes Repertorium:

Es erübrigt sich, im Vereinfachten Repertorium nachzuschlagen. Die beiden einzigen Symptome haben wir in der Modalitätentabelle gefunden.
Schnellverfahren: Modalitätentabelle fotokopieren und Spalten 1 und 4 von oben bis unten mit einem Leuchtstift markieren. Die beiden Symptome „stark gereizt" und „Gesichtsfarbe: rot" werden durch die vier Arzneimittel Aconitum, Belladonna, Bryonia und Chamomilla abgedeckt.

Materia Medica

▶ **Aconitum**
- Gesichtsröte weicht Blässe beim Aufstehen
- Trockene Hitze
- Es fehlen: Angst, großer Durst
- Nimmt die folgenden Symptome nicht auf: Kopfschweiß, intensive Röte des Kopfes mit heißen Ohren, verminderter Appetit während der letzten zwei Tage.

▶ **Belladonna**
- Gereizt, Untersuchung schwierig
- plötzlich hohes Fieber, mit heißem, rotem, dampfenden Kopf, roten Ohren und kalten Händen und Füßen
- rechtsseitige Beschwerden
- lokal starke Röte.

- ▶ **Bryonia**
  - Symptome entwickeln sich über drei bis fünf Tage
  - Verhält sich ruhig bei Schmerzen, Untersuchung wäre problemlos
  - Trockene Hitze. Durst, trinkt alle Stunden ein Glas kaltes Wasser.
- ▶ **Chamomilla**
  - Heiße, rote Wangen, eventuell eine Wange rot und heiß, die andere blass und kalt
  - Starker Durst
  - Trinkt kalt
  - Verschlimmerung der Beschwerden um 9 Uhr, 21 Uhr

Das Notfallmittel Belladonna ist klar angezeigt: plötzlich, heftig, gereizt, **dampfende Tomate**.
Hinweis: Das Symptom „gereizt" verwenden wir nur dann als wichtiges, d.h. individuelles Symptom, wenn sich der Patient gewöhnlich nicht in gereiztem Gemütszustand befindet.

Fall 18

Lösung: **Causticum**
Ursache: evtl. kalter, trockener Wind
- Vereinfachtes Repertorium
  - **Husten – Auswurf bessert:** Belladonna, Causticum, China, Hepar sulphuris, Phosphorus, Sulphur
  - **Husten – tief genug husten, Gefühl, er könne nicht genug husten, um den Schleim abzulösen:** Arnica, Belladonna, Causticum, Drosera

In die engere Wahl: Belladonna Causticum.

- Materia Medica (Belladonna, Causticum):
  - Belladonna: Reizbarkeit fehlt
  - Causticum: nimmt alle Symptome auf

Zur Bestätigung finden wir bei Causticum:
- ▶ Heiserkeit
- ▶ Ursache: trockener, kalter Wind
- ▶ unfreiwilliger Harnabgang beim Husten!

Fall 19

Lösung: **Rhus** toxicodendron
Ursache: Verletzung
- Übersicht Verletzungsmittel (☞ vordere Buchinnenseite): Apis, Ar-

Übungsfälle: Lösungen

nica, Arsenicum, Calendula, Cantharis, Hamamelis, Hypericum, Ledum, <u>Rhus toxicodendron,</u> Ruta, Staphisagria, Symphytum
- Modalitätentabelle
  - **Große Unruhe** (Spalte 2): Aconitum, Apis, Arsenicum, Belladonna, Cantharis, Carbo vegetabilis, Causticum, China, Colocynthis, Ignatia, Mercurius, Nux vomica, Phosphorus, <u>Rhus toxicodendron</u>, Ruta, Staphisagria, Sulphur
  - **Schlimmer Ruhe** (Spalte 12): Arnica, Colocynthis, Drosera, Dulcamara, Pulsatilla, <u>Rhus toxicodendron</u>, Sulphur
  - **Besser Wärme** (Spalte 22): Arsenicum, Calendula, Causticum, Cocculus, Colocynthis, Dulcamara, Hepar sulphuris, Nux vomica, <u>Rhus toxicodendron</u>, Ruta, Silicea, Staphisagria
  - **Besser Bewegung** (Spalte 26): Arsenicum, Drosera, Dulcamara, Pulsatilla, <u>Rhus toxicodendron</u>, Ruta, Sulphur

Als einziges Arzneimittel: Rhus toxicodendron.
Schnellverfahren: Modalitätentabelle fotokopieren und die Spalten 2, 12, 22 und 26 mit einem Leuchtstift von oben nach unten markieren. Von den Verletzungsmitteln deckt einzig Rhus toxicodendron alle vier Symptome/Modalitäten ab.
Zur Bestätigung in der Materia Medica die Arzneimittelbeschreibung von Rhus toxicodendron nachlesen:
▶ Ursache: Prellung (Verletzung)
▶ Schmerz besser durch Lageänderung, Bewegung
▶ Schmerz schlimmer nachts.

Fall 20

Lösung: **Hamamelis**
Ursache: Verletzung
- Übersicht Verletzungsmittel (☞ vordere Buchinnenseite): Apis, <u>Arnica</u>, Arsenicum, <u>Calendula</u>, Cantharis, <u>Hamamelis</u>, <u>Hypericum</u>, <u>Ledum</u>, Rhus toxicodendron, Ruta, <u>Staphisagria</u>, <u>Symphytum</u>
- Vereinfachtes Repertorium
  - **Wunden – Risswunden:** <u>Arnica</u>, <u>Calendula</u>, <u>Hamamelis</u>, <u>Hypericum</u>, <u>Ledum</u>, <u>Staphisagria</u>, <u>Symphytum</u>

In die engere Wahl: Arnica, Calendula, Hamamelis, Hypericum, Ledum, Staphisagria, Symphytum.
Beim Nachlesen der Arzneimittelbeschreibungen dieser sieben Arzneimittel, finden wir den eindeutigen Hinweis: „lang anhaltende Blutung nach Zahnextraktion" → Hamamelis.

6 Fragebogen und Übungsfälle

> **Grenzfall der Akutmedizin!**
> Bei Patienten mit Blutungsneigung bedarf es einer tiefer reichenden Behandlung, z. B. mit Phosphorus, Lachesis, Kreosotum.

Fall 21

Lösung: **Phosphorus**
Ursache: —
- Modalitätentabelle
  - **liebebedürftig, anhänglich** (Spalte 3): <u>Phosphorus</u>, Pulsatilla,
  - **Gesichtsfarbe: blass** (Spalte 5): Aconitum, Arnica, Arsenicum, Bryonia, Carbo vegetabilis, Cocculus, Glonoinum, Mercurius, <u>Phosphorus</u>, Tabacum
  - **Durst: stark** (Spalte 9): Aconitum, Arsenicum, Bryonia, Cantharis, Chamomilla, Cocculus, Mercurius, <u>Phosphorus</u>, Ruta Sulphur
  - **schlimmer allein** (Spalte 19): Aconitum, Ignatia, <u>Phosphorus</u>, Pulsatilla

Als einziges Arzneimittel: Phosphorus.
Schnellverfahren: Modalitätentabelle fotokopieren und Spalten 3, 5, 9 und 19 mit einem Leuchtstift von oben nach unten markieren. Nur Phosphorus nimmt alle vier Symptome/Modalitäten auf.
Bestätigung von Phosphorus in der Arzneimittelbeschreibung:
▶ Beschwerden durch kaltes Wetter
▶ Erschöpfung, große Schwäche
▶ Verlangen nach kalten Getränken (eiskalt)
▶ Besser durch Trost
▶ Gutes Arzneimittel bei Lungenentzündungen im rechten Unterlappen

Fall 22

Lösung: **Nux vomica**
Ursache: Zugluft
- Modalitätentabelle
  - **stark gereizt** (Spalte 1): Aconitum, Apis, Arnica, Arsenicum, Belladonna, Bryonia, Cantharis, Carbo vegetabilis, Chamomilla, China, Colocynthis, Gelsemium, Hepar sulphuris, Ignatia, Mercurius, <u>Nux vomica</u>, Staphisagria
  - **besser Wärme** (Spalte 22): Arsenicum, Calendula, Causticum, Cocculus, Colocynthis, Dulcamara, Hepar sulphuris, <u>Nux vomica,</u> Rhus toxicodendron, Ruta, Silicea, Staphisagria

- Vereinfachtes Repertorium
  - **Husten – schmerzhaft, im Kopf**: Belladonna, Bryonia, <u>Nux vomica</u>

Als einziges Arzneimittel: Nux vomica.

- Materia Medica

Zur Bestätigung von Nux vomica lesen wir in der Arzneimittelbeschreibung:
▶ Ursache: Zugluft
▶ Überempfindlich auf äußere Einflüsse
▶ Kann Schmerzen nicht ertragen
▶ Ebenfalls: Schlafmangel, Geistesarbeiter

Fall 23

Lösung: **Podophyllum**
Ursache: —
- Vereinfachtes Repertorium
  - **Rektum – Durchfall (dünn, flüssig), Stuhlfarbe gelb**: Cocculus, Colocynthis, Dulcamara, Mercurius, Podophyllum, Rhus toxicodendron

Beim Nachlesen der Arzneimittelbeschreibungen dieser sechs Arzneimittel, wird deutlich, dass Podophyllum alle Symptome abdeckt: „Wässrige Stühle, wie aus einem Hydranten sich laut ergießend" (= Leitsymptom).

Fall 24

Lösung: **Podophyllum**
Ursache: —
- Modalitätentabelle: hilft nicht weiter!

Im Februar 1999 wurden ganze Schulklassen und Skilager durch eine Magen-Darm-Grippe „flachgelegt!" Podophyllum half bei jedem Patienten, d.h. Podophyllum war das richtige **Epidemie-Mittel**. Ohne das Wissen über Arzneimittel bei Epidemien (☞ Teil 1, Epidemien – Genius epidemicus, S. 19) wäre die Wahl des richtigen Arzneimittels schwierig geworden. Das Symptom „Erbrechen um vier Uhr morgens" erhält hier eine große Bedeutung. Die lauten Darmgeräusche und die starken Bauchschmerzen passen zum Arzneimittelbild. Bei allen Patienten war vier Uhr, wie im hier beschriebenen Fall, sowie oft auch die Zeit zwischen vier und acht Uhr eine kritische Phase.

Fall 25

Lösung: **Carbo vegetabilis**
Ursache: Brechdurchfall
- Modalitätentabelle
  - **besser an frischer Luft** (Spalte Nr. 31): Aconitum, Allium cepa, Apis, Cactus, <u>Carbo vegetabilis</u>, China, Drosera, Euphrasia, Gelsemium, Glonoinum, Ipecacuanha, Ledum, <u>Phosphorus</u>, Pulsatilla, <u>Sulphur</u>, Tabacum
- Vereinfachtes Repertorium
  - **Husten – kalt, Abkühlung durch**: Arnica, Arsenicum, Bryonia, <u>Carbo vegetabilis</u>, Causticum, Dulcamara, Hepar sulphuris, Nux vomica, <u>Phosphorus</u>, Rhus toxicodendron, Silicea, Spongia tosta, Staphisagria, <u>Sulphur</u>

In die engere Wahl: Carbo vegetabilis, Phosphorus, Sulphur.
In der **Materia Medica** lesen wir, dass Carbo vegetabilis die Ursache und alle Symptome aufnimmt:
▶ Beschwerden infolge von Säfteverlust
▶ Starke Blähungen
▶ Lufthunger

Fall 26

Lösung: **Aconitum**
Ursache: kalter, trockener Wind
- Vereinfachtes Repertorium
  - **Allgemeines – Wind, kalter:** <u>Aconitum</u> Allium cepa Apis <u>Arnica</u> <u>Arsenicum</u> Belladonna <u>Bryonia</u> Carbo vegetabilis Causticum Chamomilla Hepar sulphuris Ipecacuanha Nux vomica Rhus toxicodendron Silicea Spongia tosta
- Modalitätentabelle
  - **Gesichtsfarbe: blass** (Spalte 5): <u>Aconitum</u>, <u>Arnica</u>, <u>Arsenicum</u>, <u>Bryonia</u>, Carbo vegetabilis, Cocculus, Glonoinum, Mercurius, Phosphorus, Tabacum
  - **schlimmer nachts** (Spalte 18): <u>Aconitum</u>, <u>Arnica</u>, <u>Arsenicum</u>, <u>Bryonia</u>, Cactus, Cantharis, Causticum, Chamomilla, China, Drosera, Dulcamara, Euphrasia, Hamamelis, Hepar sulphuris, Hypericum, Ledum, Mercurius, Rhus toxicodendron, Silicea, Staphisagria, Sulphur

In die engere Wahl: Aconitum Arnica Arsenicum Bryonia.
In der Materia Medica bei diesen vier Arzneimitteln nachlesen.
Aconitum – ein Notfallmittel der „großen Sieben" – nimmt als einziges der vier Arzneimittel die Ursache und alle Symptome auf!
Hinweis: Wird auch das Hustensymptom für die Wahl des Arzneimittels verwendet, so kann der Fall allein mit Hilfe des Vereinfachten Repertoriums und der Modalitätentabelle gelöst werden. Vereinfachtes Repertorium: „Husten, krächzend": <u>Aconitum</u>, Ruta, Spongia tosta ⇒ als einziges Arzneimittel: Aconitum. Die verschiedenen Arten von Husten sicher voneinander unterscheiden zu können, ist allerdings nicht ganz einfach.
Arzneimittel bei Notfällen? Die grauen Hirnzellen schalten sofort: die **„großen Sieben" – 4 × A, 2 × B, 1 × C!**

Aconitum Plötzlich, heftig, Angst, Blässe	**Belladonna** Plötzlich, heftig, gereizt, dampfende Tomate
Apis mellifica Röte (rosa), Hitze, Schwellung	**Bryonia** Jede Bewegung ist eine Qual! Symptome entwickeln sich langsam, über drei bis fünf Tage.
Arnica Unfall, Blutung, großer Schreck	**Cantharis** Brennen, verbrüht, verbrannt, Krämpfe
Arsenicum album Schwäche, schneller Kräftezerfall; brennende Schmerzen, besser durch Wärme	

Fall 27

Lösung: **Arnica**
Ursache: Keuchhusten
- Vereinfachtes Repertorium
  - **Husten – Atem, tiefes Atmen, durch:** Aconitum, Apis, <u>Arnica</u>, Arsenicum, Belladonna, Bryonia, China, Drosera, Dulcamara, Euphrasia, Hepar sulphuris, Ipecacuanha, Mercurius, Phosphorus, Pulsatilla, Rhus toxicodendron, Silicea, Sulphur,
  - **Husten – Keuchhusten, weint vor dem Husten:** <u>Arnica</u>
  - **Husten – Weinen verschlimmert:** <u>Arnica</u>, Arsenicum, Belladonna, Chamomilla, Drosera, Hepar sulphuris, Phosphorus, Silicea, Sulphur

Als einziges Arzneimittel: Arnica
Bestätigung von Arnica in Arzneimittelbeschreibung:
▶ Gutes Arzneimittel bei Keuchhusten
▶ Kind weint vor dem Anfall, weil es Angst vor den Schmerzen hat
▶ Augen tränen stark beim Husten

Hinweis: „Trinkt wenig" ist bei Keuchhusten ein oft vorkommendes Symptom und wird deshalb für die Wahl des Arzneimittels nicht verwendet.

Fall 28

Lösung: **Pulsatilla**
Ursache: Schwangerschaft, Eis
- Modalitätentabelle
  - **schlimmer Wärme** (Spalte 11): <u>Aconitum</u>, <u>Allium cepa</u>, <u>Apis</u>, <u>Bryonia</u>, Drosera, Euphrasia, <u>Glonoinum</u>, Mercurius, <u>Pulsatilla</u>, <u>Sulphur</u>, <u>Tabacum</u>
  - **besser Kälte** (Spalte 21): <u>Aconitum</u>, <u>Allium cepa</u>, <u>Apis</u>, Arnica, <u>Bryonia</u>, <u>Glonoinum</u>, Ledum, Phosphorus, <u>Pulsatilla</u>, <u>Sulphur</u>, Symphytum, <u>Tabacum</u>

In die engere Wahl: Aconitum, Allium cepa, Apis, Bryonia, Glonoinum, Pulsatilla, Sulphur, Tabacum.
In den Arzneimittelbeschreibungen dieser acht Arzneimittel zuerst die Ursache (Eis, Schwangerschaft) überprüfen. Pulsatilla nimmt als einziges Arzneimittel die Ursache „Beschwerden nach dem Essen von Eis" auf.
Pulsatilla bestätigen, d. h. vollständige Arzneimittelbeschreibung durchlesen:
▶ Nimmt beide Ursachen auf (Schwangerschaft, Eis)
▶ Ist ein Tonikum für den Verdauungstrakt

Fall 29

Lösung: **Arsenicum album**
Ursache: —
- Modalitätentabelle
  - **schlimmer Kälte** (Spalte 10): <u>Arsenicum</u>, Dulcamara, <u>Hepar sulphuris</u>, Mercurius, Nux vomica, <u>Rhus toxicodendron</u>, Ruta, <u>Silicea</u>, <u>Staphisagria</u>

- **schlimmer nachts** (Spalte 18): Aconitum, Arnica, <u>Arsenicum</u>, Bryonia, Cactus, Cantharis, Causticum, Chamomilla, China, Drosera, Dulcamara, Euphrasia, Hamamelis, <u>Hepar sulphuris</u>, Hypericum, Ledum, Mercurius, <u>Rhus toxicodendron</u>, <u>Silicea</u>, <u>Staphisagria</u>, Sulphur
- Vereinfachtes Repertorium
  - **Husten – Trinken, nach:** Aconitum, Arnica, <u>Arsenicum</u>, Bryonia, Carbo, vegetabilis, China, Cocculus, Drosera, <u>Hepar sulphuris</u>, Nux vomica, Phosphorus, <u>Rhus toxicodendron</u>, <u>Silicea</u>, <u>Staphisagria</u>

In die engere Wahl: <u>Arsenicum</u>, Hepar sulphuris, Rhus toxicodendron, Silicea, Staphisagria.
Was muss ich für die Wahl des Arzneimittels noch wissen? **„Wie steht es mit dem Durst in den letzten Wochen?"** Antwort: starker Durst, trinkt immer nur wenige Schlucke, dafür oft.
- Modalitätentabelle
  - **Durst: stark** (Spalte 9): Aconitum, <u>Arsenicum</u>, Bryonia, Cantharis, Chamomilla, Cocculus, Mercurius, Phosphorus, Ruta, Sulphur

Als einziges Arzneimittel: Arsenicum.
Zur Bestätigung von Arsenicum album finden wir in der Arzneimittelbeschreibung:
▶ Großer Durst, trinkt oft, aber wenig (Leitsymptom)
▶ Alle Beschwerden sind schlimmer zwischen 24 Uhr und 2 Uhr

Achtung: Wenn wir am Patienten typische Arsenicum-Symptome beobachten, die seit einigen Wochen bestehen, dann sollte eine tief sitzende Krankheit, eventuell ein Krebsleiden, ausgeschlossen werden.

Fall 30

Lösung: **Hepar sulphuris**
Ursache: —
- Modalitätentabelle
  - **stark gereizt** (Spalte 1): Aconitum, Apis, Arnica, Arsenicum, Belladonna, Bryonia, Cantharis, Carbo vegetabilis, Chamomilla, China, Colocynthis, Gelsemium, <u>Hepar sulphuris</u>, Ignatia, Mercurius, Nux vomica, Staphisagria
  - **schlimmer nachts** (Spalte 18): Aconitum, Arnica, Arsenicum, Bryonia, Cactus, Cantharis, Causticum, Chamomilla, China, Drosera, Dulcamara, Euphrasia, Hamamelis, <u>Hepar sulphuris</u>, Hyperi-

cum, Ledum, Mercurius, Rhus toxicodendron, Silicea, Staphisagria, Sulphur
 – **besser Wärme** (Spalte 22): Arsenicum, Calendula, Causticum, Cocculus, Colocynthis, Dulcamara, Hepar sulphuris, Nux vomica, Rhus toxicodendron, Ruta, Silicea, Staphisagria
- Vereinfachtes Repertorium
  – **Husten – anfallsweise, Anfälle folgen schnell aufeinander:** Drosera, Hepar sulphuris, Ignatia, Ipecacuanha, Mercurius, Sulphur
  – **Husten – nachts, erwacht durch den Husten:** Belladonna, Causticum, Cocculus, Drosera, Hepar sulphuris, Phosphorus, Pulsatilla, Ruta, Silicea, Sulphur
  – **Husten – morgens, Erwachen, beim:** Arnica, Carbo vegetabilis, Causticum, Hepar sulphuris, Ignatia, Nux vomica, Phosphorus, Rhus toxicodendron, Silicea, Sulphur

Als einziges Arzneimittel: Hepar sulphuris.
Um eine zusätzliche Bestätigung zu erhalten, gehen wir im Vereinfachten Repertorium weitere Hustenrubriken durch.
 – **Husten – abends, Bett, im:** Arsenicum, Hepar sulphuris, Staphisagria
 – **Husten – nachmittags 13–1 Uhr:** Hepar sulphuris

Schnellverfahren: Wir fotokopieren die Modalitätentabelle und markieren die Spalten 1, 18 und 22 mit einem Leuchtstift von oben nach unten. Auf einen Blick sehen wir, dass einzig die drei Arzneimittel Arsenicum, Hepar sulphuris und Staphisagria alle drei Symptome/Modalitäten abdecken. Nun ergänzen wir aus dem Vereinfachten Repertorium die Liste mit den Arzneimitteln für die drei Hustensymptome. Dadurch reduziert sich die Anzahl der möglichen Arzneimittel auf ein einziges: Hepar sulphuris.
Bestätigung von Hepar sulphuris in der Arzneimittelbeschreibung:
▶ Reizbar, erzürnt sich
▶ Frostigkeit
▶ > Wärme im Allgemeinen

Fall 31

Lösung: **Ruta**
Ursache: Überanstrengung der Augen (= Verletzung)
- Übersicht Verletzungsmittel (☞ vordere Buchinnenseite): Apis, Arnica, Arsenicum, Calendula, Cantharis, Hamamelis, Hypericum, Ledum, Rhus toxicodendron, Ruta, Staphisagria, Symphytum

- Modalitätentabelle
  Verletzungsmittel **besser durch Kälte** (Spalte 21): Apis, Arnica, Ledum, Symphytum
  Daraus folgt für die übrigen acht Verletzungsmittel: nicht besser durch Kälte
  Arsenicum, Calendula, Cantharis, Hamamelis, Hypericum, Rhus toxicodendron, Ruta, Staphisagria
- Vereinfachtes Repertorium
  - **Augen – Schwäche, beim Lesen:** Belladonna, Ruta

Als einziges Arzneimittel: Ruta.
Belladonna können wir schon deshalb ausschließen, weil es die Ursache (Verletzung) nicht aufnimmt.
Bestätigung von Ruta in der Arzneimittelbeschreibung:
▶ Beschwerden durch Überanstrengung der Augen bei Computerspielen
▶ Sehschwäche, rote heiße Augen, brennen wie Feuerbälle, es folgen Kopfschmerzen

Fall 32

Lösung: **Staphisagria**
Ursache: Kränkung, Entrüstung
- Vereinfachtes Repertorium
  - **Gemüt – Beschwerden durch, Entrüstung:** Aconitum, Colocynthis, Ignatia, Ipecacuanha, Nux vomica, Staphisagria
  - **Gemüt – Beschwerden durch, Kränkung, Demütigung: Entrüstung, mit:** Staphisagria

Als einziges Arzneimittel: Staphisagria.
In der Arzneimittelbeschreibung finden wir die Bestätigung von Staphisagria:
▶ Ursache: schnell beleidigt, gekränkt, verletzt
▶ Schlimmer durch Kratzen = Leitsymptom von Staphisagria!

Fall 33

Lösung: **Aconitum**
Ursache: Schreck
- Vereinfachtes Repertorium (Ursache)
  - Gemüt, Beschwerden durch, Schreck, Unfall, durch Anblick eines: Aconitum

- Modalitätentabelle
  - **Gesichtsfarbe: blass** (Spalte 5): Aconitum, Arnica, Arsenicum, Bryonia, Carbo vegetabilis, Cocculus, Glonoinum, Mercurius, Phosphorus, Tabacum
  - **Durst: stark** (Spalte 9): Aconitum, Arsenicum, Bryonia, Cantharis, Chamomilla, Cocculus, Mercurius, Phosphorus, Ruta, Sulphur

Als einziges Arzneimittel: Aconitum.
Oder als bessere Lösung: Wir aktivieren unsere grauen Gehirnzellen, Abteilung Notfallmittel und finden das richtige Arzneimittel auf dem schnellsten Weg: **Plötzlich, heftig, Angst, Blässe** ⇒ **Aconitum (Notfallmittel)**.
Die Tochter erholte sich sofort. Der Vorfall hatte ein kleines Nachspiel. Zwei Tage später meldeten sich die Eltern, dass sie keine Ruhe mehr hätten, sie würden überall Gefahren sehen für ihre Tochter. Eine Gabe Aconitum C 30 half auch ihnen, den Schreck loszulassen.

Fall 34

Lösung: **Lachesis** (in diesem Buch nicht berücksichtigt)
Ursache: —
- Auffallende Symptome:
  - Flüssigkeit läuft aus der Nase heraus
  - Zunge zittert beim Herausstrecken
  - Gefühl, sie müsse „über eine Brücke" schlucken
  - Blaurote Schwellung der Tonsillen und des Gaumenbogens.
- Modalitätentabelle
  - **Durst: stark** (Spalte 9): Aconitum, Arsenicum, Bryonia, Cantharis, Chamomilla, Cocculus, Mercurius, Phosphorus, Ruta, Sulphur
- Vereinfachtes Repertorium: Keines der auffallenden Symptome ist im Repertorium aufgeführt.
- Materia Medica
  Wir studieren die zehn Arzneimittel in der Materia Medica und finden dort kein einziges der auffallenden Symptome. Die Arzneimittel zeigen zudem folgende Prüfsymptome, die im Krankheitsbild fehlen:
  - Aconitum: Beschwerden entwickeln sich plötzlich, innerhalb von wenigen Stunden (Sturm!)
  - Arsenicum: ist unruhig, jammert leise
  - Bryonia: Kopfschmerzen
  - Cantharis: brennende Schmerzen
  - Chamomilla: Gereiztheit, Hitze und Schweiß
  - Cocculus: Nervenmittel

- Mercurius: feuchte, geschwollene Zunge mit Zahneindrücken, Verschlimmerung nachts
- Phosphorus: Trockenheit, brennende Schmerzen, Beschwerden beginnen auf der rechten Seite
- Ruta: Hals/Rachenraum ist nicht typisch für Ruta
- Sulphur: Schwellung rot

Der homöopathisch geschulte Arzt erkennt an diesen teilweise besonders ungewöhnlichen Symptomen die Leitsymptome des Arzneimittels **Lachesis**, dem Gift der Buschmeisterschlange. Lachesis ist nicht unter den 40 in diesem Lehr- und Übungsbuch näher beschriebenen wichtigen Arzneimitteln bei akuten Erkrankungen aufgeführt. Die Abgrenzung zu Mercurius ist auch für den homöopathisch Fachkundigen oft nicht einfach. Das einzig klare Symptom, das hier für Lachesis und nicht für Mercurius spricht, ist das eigenartige Gefühl, über eine Brücke schlucken zu müssen.

Fall 35

Lösung: **Apis C 200**
Helle Röte (rosa), Hitze, Schwellung ⇒ Apis (Notfallmittel)
Bei Allergien ist die C-30-Potenz zu tief gewählt, um die Lebenskraft umzustimmen. Die C 200 – erste Gabe trocken und danach alle 15 Minuten ein Schluck der Lösung – heilte „sanft und schnell". Eine gute halbe Stunde später spielte der Junge mit dem Sohn der Ärztin wieder Fußball.
Kann Apis auch „dauerhaft" heilen? Nein. Apis hat nicht die Tiefe, eine vererbte allergische Störung auszuheilen. Dazu wird ein tiefes, antimiasmatisches Arzneimittel, hier beispielsweise Sulphur und Tuberculinum, benötigt.

Fall 36

Lösung: **Arnica**
Unfall, Blutung, großer Schreck ⇒ Arnica (Notfallmittel)
In diesem Fall half Arnica XM, 1 × täglich, über 4 Tage. Arnica ist ein großartiges Arzneimittel bei Folgen von Schock, Schreck, Unfall und körperlicher Überlastung. Noch Jahre und Jahrzehnte nach dem Ereignis kann eine Gabe Arnica Folgeschäden lindern oder ausheilen. Zu Recht wird Arnica deshalb „Botschafter der Homöopathie" genannt!

Teil 7
Anhang

Glossar

A

Abdomen	Bauch
Abszess	abgekapselte Eiteransammlung
Analprolaps	Mastdarmvorfall
Angina	Mandelentzündung
Antidot	Gegenmittel
Aphthen	entzündliche Schleimhautveränderung im Mund
Apoplexie	Schlaganfall/Hirnschlag

B

Bifurkation	Gabelung der Luftröhre in die Bronchien
Bradykardie	langsame Herzschlagfolge
Bronchitis	Entzündung der Bronchien

D

Delirium	Bewusstseins- und Orientierungsstörung, v. a. bei hohem Fieber, Vergiftungen
Diarrhoe	Durchfall
Diskushernie	Bandscheibenvorfall
Dysenterie	schmerzhafte Darmentzündung

E

Enteritis	Darmentzündung
Epigastrium	Oberbauch
Erysipel	Wundrose
Extremitäten	Arme und Beine

F

Fissuren	Haut- und Schleimhauteinrisse
Fraktur	Knochenbruch

G

Gastritis	Magenschleimhautentzündung
Gastroenteritis	Schleimhautentzündung von Magen und Dünndarm, z. B. Magen-Darm-Grippe, Brechdurchfall
Genitalien	Geschlechtsorgane
Glomerulonephritis	Nierenentzündung

H

Hepatitis	Leberentzündung
Hernie, inkarzerierte	eingeklemmter Bruch
Herpes Zoster	Gürtelrose

I

Icterus neonatorum	Neugeborenengelbsucht
Influenza	Grippe
Ischialgie	Ischiasschmerz

J

Jugulum	Schlüsselbein, Drosselgrube

K

Karotiden	Halsarterien
Konjunktivitis	Augenentzündung

L

Laryngitis	Kehlkopfentzündung
Larynx	Kehlkopf
Leistenhernie	Leistenbruch
Lochien	Wochenbettfluss
Lumbago	Hexenschuss

M

Mastitis	Brustentzündung, v. a. während der Stillzeit auftretend
Meningitis	Hirnhautentzündung
Menses	Menstruation

N

Neuralgie	Nervenschmerzen

O

Ödem	Gewebswassersucht
Otitis media	Mittelohrentzündung
Ovarien	Eierstöcke

P

Panaritium	Nagelumlauf
Peritonsillarabszess	Eiteransammlung in den Halsweichteilen, in der Umgebung der Mandeln
Pertussis	Keuchhusten
Pneumonie	Lungenentzündung
Prophylaxe	Vorbeugung

Q

Quincke-Ödem	allergisch bedingte, starke Schwellung von Haut und Schleimhaut, v. a. im Gesichts- und Halsbereich. Erstickungsgefahr

R

Rekonvaleszenz	Phase der Genesung nach überstandener Krankheit
Rektum	Endteil des Dickdarms: Mastdarm

S

Sepsis	generalisierter Infekt mit hohem Fieber, Blutvergiftung
Sinus maxillaris	Kiefernhöhle
Sklera	Lederhaut des Auges
Stase	Stockung, Stauung des Bluts
Stridor inspiratorisch/ exspiratorisch	pfeifendes Atemgeräusch, beim Einatmen/Ausatmen
Stupor	Zustand zwischen Schlaf und Bewusstlosigkeit. Patient ist weckbar. Mögliche Ursachen: Vergiftungen, Gehirnverletzung
subfebril	leicht fieberhaft, 37,1 °C – 38,0 °C
Sudeck-Syndrom	schmerzhafte Gewebeschrumpfung im Bereich einer Verletzung der Extremitäten, v. a. eines Vorderarms

T

Tachykardie	Herzjagen
Tetanus	(Wund-)Starrkrampf
Tonsillen	Mandeln
Tonsillitis	Mandelentzündung
Trachea	Luftröhre
TUR	Transurethrale Resektion; Prostata-Auskratzung

U

Ulcus duodeni	Dünndarmgeschwür
Ulcus ventriculi	Magengeschwür
urogenital	die Harn- und Geschlechtsorgane betreffend
Urtikaria	Nesselausschlag, meist allergisch bedingt
Uterus	Gebärmutter

V

varikös	im Zusammenhang mit Krampfadern stehend

Z

Zahnextraktion	Zähneziehen
Zystitis	Blasenentzündung

Empfehlenswerte Bücher – Meine Favoriten

Die nachfolgende kommentierte Liste umfasst die Bücher, die ich gerne meinen Patienten empfehle sowie meine Lieblingsbücher, die mir den Einstieg in die Homöopathie erleichtert und interessant gemacht haben. Mit vielen Büchern aus dieser Liste arbeite ich im Praxisalltag, andere dienen mir als anregende Lektüre. Die Aufzählung kann naturgemäß weder abschließend noch vollständig sein – man hört nie auf zu lernen in der Homöopathie!

Für interessierte Laien und Anfänger

Burnett, J.C.: Die homöopathische Behandlung oder fünfzig Gründe, warum ich ein Homöopath bin
Müller & Steinicke, München 1997
Dieses Büchlein gab mir in meinem Leben zu einem Zeitpunkt, als die Schikanen der Krankenkassen zunehmend zermürbten, die Kraft, lieber ein leicht lesbares Buch über die Homöopathie zu schreiben, statt meine übervolle homöopathische Praxis in eine Schulmedizinpraxis umzuwandeln. Die „fünfzig Gründe" überzeugen und begeistern!

Handley, R.: Eine homöopathische Liebesgeschichte: das Leben von Samuel und Mélanie Hahnemann
C.H. Beck, München 1993
Mehr als nur eine Liebesgeschichte! Ein liebenswertes Buch über das Leben und Schaffen des Begründers der Homöopathie, sein hartnäckiges und kompromissloses Eintreten für seine Überzeugungen.

Risch, G.: Der sanfte Weg. Eine Information über Homöopathie für jedermann
Müller & Steinicke, München 1994
Risch, G.: Homöopathik. Die Heilmethode Hahnemanns
Pflaum Verlag, München 1998
Literatur für den Anfänger. Geeignet für Patienten, die mehr über die Homöopathie erfahren möchten.

Voegeli, A.: Warum so krank?
Ronald Schindler, Konstanz 1998
Jedesmal, wenn ich dieses Büchlein lese, begeistere ich mich von neuem für die Homöopathie!

Hahnemann, S.: Organon der Heilkunst
Urban & Fischer, München 2004
Neufassung mit Systematik und Glossar, von Josef M. Schmidt.
Das Organon, auch die „Bibel der Homöopathie" genannt, ist in Hahnemanns Originalfassung für viele Leser der altertümlichen Sprache wegen schwer verdaulich.
In der Neufassung von Josef M. Schmidt soll „dem vielbeschäftigten praktischen Arzt ebenso wie dem interessierten, philologisch nicht speziell versierten Laien ein Text geboten werden, der sowohl zuverlässig und vollständig jeden einzelnen Gedanken des Original-Manuskriptes Hahnemanns unverfälscht und unverkürzt wiedergibt, als auch nach heutigen Maßstäben leicht lesbar und verständlich ist". Dieses Unterfangen ist vollauf geglückt. Ein großartiges Buch! Es macht Freude, darin zu lesen. Ein Muss für jeden Studenten der Homöopathie!

Jus, M. S.: Die Reise einer Krankheit
Homöosana, Zug 1998
Jus erläutert das homöopathische Konzept von Heilung und Unterdrückung lebendig an unzähligen Beispielen – erlebte Homöopathie durch die Feder eines großen Lehrers.

Vithoulkas, G.: Medizin der Zukunft. Homöopathie
18. Aufl., Wenderoth, Kassel 1999
Der Autor erhielt für sein Werk den alternativen Nobelpreis.

Für den fortgeschrittenen Studenten

Allen, H. C.: Keynotes with Nosodes
Jain Publishers Ltd., New Delhi o. J.
Eine Fundgrube. Anregend für Anfänger und Fortgeschrittene.

Allen, T. F.: The Encyclopedia of Pure Materia Medica (10 Bde.)
Nachdruck Jain Publishers Ltd., New Delhi 1992
Grundlagenwerk, das in jede Praxis gehört. Wichtig, wenn man die Original-Prüfsymptome studieren will und nicht nur ihre Zusammenfassung in einer Materia Medica.

Boericke, W.: Handbuch der Homöopathischen Materia Medica
2. Aufl. Haug, Heidelberg 1996
Beschreibt viele Arzneimittel klar und prägnant. Klein und handlich, begleitet mich zu jeder Weiterbildung und auf jede Reise.

Candegabe, E. F.: Vergleichende homöopathische Arzneimittellehre
2. Aufl. Burgdorf, Göttingen 1994
Candegabe ist ein Schüler von Tomas Pablo Paschero, der seinerseits ein Kent-Schüler war. Auswahl der Arzneimittel über die körperlichen Symptome und das kleinste charakteristische Syndrom, d.h. über die zusammengehörenden psychischen Symptome. Einbezug der Miasmenlehre auf der psychologischen Ebene. Differenzierung der Arzneimittel über die Gemütssymptome unter Einbeziehung von psychologischen Gesichtspunkten. Anregendes Studium!

Chitkara, H.L.: New comprehensive homoeopathic materia medica of mind
B. Jain Publishers, New Delhi 1994
Liegt auf meinem Pult zum schnellen Überfliegen der Gemütssymptome eines bestimmten Arzneimittels. Erleichtert die tägliche Arbeit ungemein.

Clarke, J.H.: Praktische Materia Medica (2 Bde.)
Barthel & Barthel, Schäftlarn 1994
Hervorragend und unverzichtbar! Zwei Bücher, mit denen ich täglich arbeite.

Farrington, E.A.: Klinische Homöopathische Arzneimittellehre
Nachdruck Burgdorf, Göttingen 1998
Farrington, E.A.: Vergleichende Arzneimittellehre
Similimum, Ruppichteroth 1996
Ideal, wenn man schnell den Unterschied zwischen zwei oder mehreren Mitteln klar und prägnant nachlesen will. Die Darstellung erleichtert das Auswendiglernen – gutes Gedächtnistraining!
Im Vorlesungsstil geschrieben und so leicht einprägsam. Geeignet für das Selbststudium.

Haehl, R.: Friedrich Samuel Hahnemann, sein Leben und Schaffen (2 Bde.)
Willmar Schwabe, Nachdruck 1922, T & W Verlags GmbH, Dreieich 1988
Für Liebhaber! Zwei im wahren Sinne des Wortes gewichtige Bände für alle, die sich für das Schaffen von Hahnemann und die geschichtlichen Zusammenhänge interessieren.

Hahnemann, S.: Organon der Heilkunst
Urban & Fischer, München 2004

7 Anhang

Neufassung mit Systematik und Glossar, von Josef M. Schmidt. Die tägliche Pflichtlektüre für den praktizierenden Homöopathen. Siehe vorne, „Für interessierte Laien und Anfänger".

Kastner, R. F. (Hrsg.): Bönninghausens Physiognomik der homöopathischen Arzneimittel und die Arzneiverwandtschaften.
Haug, Heidelberg 1995
Eine wahre Fundgrube und ein Lesevergnügen! Materia Medica mit Fallbeispielen. Eine idealistische Arbeit von Kastner, der sich durch alle Schriften von Bönninghausen arbeitete und dieses wertvolle Buch zusammengestellt hat. Teuer, doch seinen Preis wert. Schöne Ausgabe, Format leider etwas unhandlich.

Kent, J. T.: Homöopathische Arzneimittelbilder (3 Bde.)
9. Aufl. Haug, Heidelberg 1997–1999
Praxisnahe Beschreibung der Arzneimittel unter Einbeziehung der Differentialdiagnose. Sehr geeignet zum Selbststudium, weniger geeignet, wenn es darum geht, schnell ein Symptom zu finden. Jedes Mal, wenn ich darin lese, wird es mir noch wertvoller.

Lippe, A. z.: Grundzüge und charakteristische Symptome der homöopathischen Materia Medica
Studienausgabe, Burgdorf, Göttingen 1992
Mein täglicher Ratgeber bei Notfällen in den ersten Praxisjahren. Die Modalitäten sind praxisnah zusammengestellt. Differentialdiagnostische Hinweise im Text. Die Mercurius-Gruppe ist klar und prägnant beschrieben.

Mateu i Ratera, M.: Erste Hilfe durch Homöopathie
Hahnemann Institut, Greifenberg 1997
Gutes Buch! Umfasst die homöopathische Therapie sowie die nötigen Maßnahmen bei der Ersten Hilfe.

Nash, E. B.: Leitsymptome in der Homöopathischen Therapie
Neuübersetzung, Haug, Heidelberg 2004
Grundlagenbuch, mit Engagement und großer klinischer Erfahrung geschrieben. Habe es sicherlich mehr als zwanzig Mal gelesen. „Der Nash" lag jahrelang auf meinem Nachttisch, obwohl Hahnemann vom Lesen in „wagerechter Lage" abrät!

Phatak, S. R.: Homöopathische Arzneimittellehre
Urban & Fischer, München 2003

„Der Phatak" vermittelt ein kompaktes und praxisorientiertes Wissen. Treffende Beschreibung von Symptomen, oft wörtlich, so wie der Patient diese schildert. Ein ausgezeichnetes und wertvolles Buch.

Sankaran, R.: An insight into plants (2 Bde.)
Homoeopathic Medical Publishers, Mumbai/Indien 2002
Neuer Ansatz, die gemeinsamen psychischen Symptome der Pflanzen der gleichen Familie zu studieren. Herausgearbeitet werden die Empfindung, die passive und aktive Reaktion und der harmonische Zustand von 21 Pflanzenfamilien. Interessante Einteilung der Arzneimittel nach miasmatischen Gesichtspunkten.

Scholten, J.: Homöopathie und die Elemente
Stichting Alonnisos, Utrecht 1993
Jan Scholten ist von Hause auf Chemiker. Sein Buch bringt sehr viel für den, der bereits über ein solides Grundwissen verfügt.

Scholten, J.: Homöopathie und Minerale (engl. Homoeopathy and minerals)
Stichting Alonnisos, Utrecht 1993
Erst mit diesem Buch lernte ich die Feinunterscheidung zwischen den Arzneimitteln der gleichen Mineraliengruppen. Ein Juwel!

Ward, J.W.: Unabridged dictionary of the sensations „as if" (2 Bde.)
Nachdruck Jain Publishers Ltd., New Delhi 1983
Sehr hilfreich bei Symptomen, die ein Patient angibt bei einer „als ob" Empfindung.

Voegeli, A.: Homöopathische Therapie der Kinderkrankheiten
5. Aufl., Haug, Heidelberg, 1989
Großer Schweizer Arzt, der in diesem Buch seine reichen Erfahrungen in der Behandlung von Kinderkrankheiten festhielt. Wertvolle Hinweise für die Behandlung von Poliomyelitis und ihren Folgeproblemen. Ein Muss für den praktizierenden Homöopathen.

Repertorium

Zandvoort, R. v.: Complete Repertory
Institute for Research in Homoeopathic Information and Symptomatology, Leidschendam 1994
In Buchform und als Software.

Bezugsquelle

Taschenapotheken mit den 40 in diesem Buch vorgestellten Arzneimitteln können über folgende Adresse bestellt werden:

Schlossdrogerie Oberhofen
Daniel Jutzi
Staatsstr. 2

CH-3653 Oberhofen
Tel.: (033)243/14 78
Fax: (033)243/50 88

Tel. aus Deutschland und Österreich: (0041)33/243/14 78
Fax aus Deutschland und Österreich: (0041)33/243/50 88
E-Mail: mail@schlossdrogerie.ch
Internet: www.jutzi.ch

Stichwortverzeichnis

A

Abszess 298
Ähnlichkeitsgesetz 2–3
Alkohol 225, 298
Allergie 73
Allopathie 3, 5, 11
Angina 64, 72, 91, 107, 153, 161, 171, 174, 298
Antidot 54, 130, 168, 175, 193, 219, 256
Aphthen 228, 328, 344
Apoplexie 79, 227, 298
Ärgermittel 28, 57, 99, 119, 130, 178, 208
Arzneimittel
– Bild 4, 25–26, 34
– Dosierung 51–53
– Prüfung 3–4, 13, 21, 55
– Wahl 25–50, 27, 29, 31, 33, 35, 37, 39, 41, 43, 45, 47–49, 325–327
Arzneimittellehre 21
Atemwege
– Pseudokrupp 284–285
Atemwege 176
Augen 228
– Entzündung 63, 79, 139–140, 191, 298
– Operation 298
– Verletzung 214, 242, 298

B

Bauchkolik 299
Bauchschmerzen 114, 122, 129, 176

Bisse 255
Blähungen 299
Blasenentzündung 280–284
Blitzschlag 297
Blutung 78–79, 149, 181, 299, 358
Brandwunden 106
Brechdurchfall 85, 97, 107, 164, 181, 183, 276, 299, 339
Bronchitis 72, 133–134, 199, 204, 299
Brustentzündung 200

C

Chemotherapie 164
Cholera 20, 218

D

Dammriss 104, 301
Darmbeschwerden 171
Delirium 78, 90, 96, 191, 299
Diphtherie 284, 299
Durchfall 73, 85, 118, 137, 185–186, 188, 191, 200, 211–212, 229, 299, 338, 359
Durst 19, 32, 229
durstlos 182, 189

E

Eisentherapie 187
Eiterung 300
Epidemie 19, 92, 263, 275, 359
Erbrechen 32, 165, 250, 275, 300

Erkältung 114, 139, 143, 300
Erschöpfung 225, 300
Erysipel 300
Essen, fettiges 187

F

Fallaufnahme 26–34, 40–41, 44–45, 47–48
Fieber 65, 74, 99, 118, 122, 161, 170, 173, 177, 188, 200, 229, 264, 300
Fieberkrampf 90, 300
Fisteln 201
Flugangst 295, 300
Folgemittel 54, 59
Folgeverschreibung 54
Fraktur 214, 246, 300
Friseurbesuch 29, 168

G

Gallensteinkolik 91, 279, 300
Gastritis 107, 176, 301
Geburt 79, 104, 143, 150, 301
Gehirnerschütterung 227, 301
Gelbsucht 301
Gemütszustand, gereizter 329, 331–332, 335, 338, 346, 349, 351, 355, 358
Genius epidemicus 19
Geschwür 171–172
Gesichtslähmung 114, 301
Gesichtsröte 292–294
Gichtanfall 167–168, 232, 301

Stichwortverzeichnis

Grippe 20, 28, 85, 97, 181, 191, 259, 261

H

Haarausfall 301
Haareschneiden 89
Halsschmerzen 207, 229
Harnverhaltung 79, 282, 301
Harnwege 114, 280–284
Hautausschlag 192, 207, 211, 213, 301
Heilung 7, 10, 12–15
Heiserkeit 43–46, 78, 302
Hepatitis 65, 97, 171, 185, 302
Hernie 302
Herpes Zoster 192, 302
Herz-Kreislauf-System 285–294
Herzattacke 101
Herzbeschwerden 65, 79, 146, 289–292, 302
Herzrhythmusstörungen 143, 302
Heuschnupfen 68, 302
Hexenschuss 302
Hirnhautentzündung 257
Hirnschlag 79
Höhenkrankheit 296, 302
Homöopathie, Grundlagen 1–20
Husten 43–47, 91, 96, 133–134, 153, 161, 164, 177, 181, 188, 191, 203, 230–235, 262, 302

I

Impfung, Beschwerden nach 19, 210, 236, 302

Indikationen, bewährte
– A–Z 298–308
– Harnwege 280–284
– Herz-Kreislauf 285–294
– Infektionskrankheiten 257–262
– Kinderkrankheiten 263–275
– Magen-Darm-Trakt 275–279
– Pseudokrupp 284–285
– Reisebeschwerden 294–296
– Verletzungen 240–249
Infektionskrankheiten 257
Influenza 259, 261, 303
Inkubationszeit
– Keuchhusten 270
– Masern 264
– Mumps 269
– Röteln 268
– Scharlach 272
– Windpocken 268
Insektenstiche 74–76, 167, 298, 303
Ischialgie 129, 177, 192, 303

J

Juckreiz 192, 301

K

Kaffee 3
Karbunkel 200
Keuchhusten 78, 87, 233, 270, 303, 339, 361
Kinderkrankheiten 263–275

Knochenbruch 214, 246, 300
Kollapsneigung 285–289
Kollektivkrankheit 19
Komplikationen
– Masern 266
– Mumps 269
– Pseudokrupp 284
– Scharlach 271
Kopfschmerzen 63, 70, 91, 96, 101, 122, 126, 129, 131, 143, 146, 148, 161, 176, 178, 199, 207, 218, 227, 303
Körpersäfte, Verlust von 303
Krankheit 9–13
– Ursache 27–28, 36
Krankheitsbild 19, 25–27, 224
Kränkung, Beschwerden nach 27–28, 44–45, 95, 128, 160, 208, 226, 310, 318, 365
Kreislaufkollaps 303
Kummer 226–227, 234

L

Lähmung 304
Lebenskraft 8–9, 12–13, 212
Leberentzündung 304
Leitsymptom 276
– Brechdurchfall 276–278
– Gesichtsröte 293
Lufthunger 360
Lumbago 177, 304
Lungenentzündung 304

Stichwortverzeichnis

M

Magen-Darm-Trakt 200, 275–279, 338
Magenschleimhautentzündung 107
Malaria 1, 123, 304
Masern 234, 264–267, 304
Mastitis 97, 304
Materia Medica 21, 35, 57–219
- Aconitum 62–67
- Allium cepa 68–70
- Apis 71–76
- Arnica 77–83
- Arsenicum album 84–88
- Belladonna 89–94
- Bryonia 95–99
- Cactus 100–102
- Calendula 103–105
- Cantharis 106–109
- Carbo vegetabilis 110–112
- Causticum 113–116
- Chamomilla 117–120
- China 121–124
- Cocculus indicus 125–127
- Colocynthis 128–132
- Drosera 133–135
- Dulcamara 136–138
- Euphrasia 139–141
- Gelsemium 142–144
- Glonoinum 145–148
- Hamamelis 149–151
- Hepar sulphuris 152–155
- Hypericum 156–159
- Ignatia 160–162
- Ipecacuanha 163–165
- Ledum 166–168
- Mercurius solubilis 169–174
- Nux vomica 175–179
- Phosphorus 180–183
- Podophyllum 184–186
- Pulsatilla 187–189
- Rhus toxicodendron 190–193
- Ruta 194–197
- Silicea 198–202
- Spongia tosta 203–205
- Staphisagria 206–209
- Sulphur 210–213
- Symphytum 214–216
- Tabacum 217–219
Medikamente (allopathische) 11, 304
Meningitis 63, 72, 257–258, 266, 304
Menses 188, 226
Menstruation 188
Mittelohrentzündung 28
Modalitäten 17–19, 26, 31–32, 36, 40, 42, 44–46, 48–49, 59
- Tabelle 35, 221–223
Molluscum contagiosum 201
Mumps 263, 269, 304

N

Nagelumlauf 305
Nagelverletzung 305
Nasenbeinbruch 305
Nasenbluten 171, 305
Neuralgie 64, 146, 305
Nierensteinkolik 283, 305

O

Ohrenschmerzen 305
Operation 79, 305
Otitis media 28, 63, 91, 170, 188, 305, 336

P

Panaritium 73, 119, 153, 200, 305
Peritonsillarabszess 154
Pertussis 78
Pneumonie 65, 122, 171, 305
Potenz 53–54, 241–249
- bei Insektenstichen 74–75
- bei Pseudokrupp 285
Potenzierung 5–7
Prophylaxe
- Blutung 79
- Sonnenstich 250
Prüfungsangst 144, 305
Pseudokrupp 15, 64, 67, 91, 114, 153–154, 204–205, 284–285, 305

Q

Quallenbisse 256, 306

R

Reaktion, allergische 73–74, 249, 298
Reisebeschwerden 126–127, 218–219, 287, 289, 294–297, 300, 306

381

Repertorisation 34–35, 325
Repertorium 22, 35, 224–238
Röteln 268, 306
Rückenschmerzen 192, 207, 215, 306

S

Scharlach 92, 271–275, 306
Schlaflosigkeit 79, 306
Schlaganfall 79
Schneeblindheit 306
Schnupfen 64, 68, 85, 170
Schock 226, 246, 300, 306
– Arzneimitteldosierung 53, 81
Schreck 226–227
Schwangerschaft 146, 165, 185
Schweiß 172
Schwindel 129, 146, 199, 306
Seekrankheit 295
Sehverlust 306
Sepsis 307
Simile 34, 36, 297
– Prinzip 7, 14–15
Similia similibus curentur 2–3, 7, 12
Sodbrennen 307
Sonnenbrand 249, 307
Sonnenstich 73, 146, 250–253, 287, 307
Sorgen 226
Spontanbericht 26–27
Spulwürmer 172
Stiche 255–257
Stillen 111, 200
Symptome 2–3, 11, 25, 29–36, 41–42, 44–46, 49, 55, 58–59, 224, 325

– allgemeine 16–17, 236–238
– Arzneimittelprüfung 3, 14, 21, 34
– auffallende 29, 40, 44, 48
– charakteristische 22
– Gemüt 225–227
– Husten 230
– individuelle 16–17, 19, 26
– körperliche 227
– Magen-Darm-Beschwerden 275
– Scharlach 271–272
– Sonnenstich 250
– Wertung 33, 41, 45, 48
Syphilis 1, 5, 173

T

Tabakvergiftung, akute 219
Tetanusprophylaxe 157, 236, 307
Typhus 81, 93

U

Übelkeit 163–165, 176, 178, 229, 307
Überanstrengung 307
Überessen 307
Unfälle 53, 81, 307
Unterkühlung 137
Urtikaria 73, 137, 192, 301, 307
Urtinktur
– Arnica 81
– Calendula 104, 253
– Cantharis 108
– Euphrasia 140
– Hydrastis 269

V

Verbrennungen 307
Verdauungsbeschwerden 65
Vergiftung 52, 85, 307, 347
– Arsen 86
– Giftsumach 74, 193
– Lebensmittel 304
– Quecksilber 5
– Tabak 307
– Tollkirsche 93
Verletzungen 53, 78, 146, 157, 227, 240–249, 307
– Arzneimitteldosierung 53, 79, 81, 158

W

Wetter 18, 224, 235–237
Windpocken 268
Wunden 104, 119, 237

Z

Zahnextraktion 79, 103, 254, 308
Zahnschmerzen 64, 118, 150, 191, 308
Zahnung 118, 120, 123, 185, 308
Zahnverletzungen 253–254
Zeckenstich 256, 308
Zorn 28, 95, 226–227, 235, 310, 318
Zunge, schwere 328, 345
Zungenverletzung 308
Zweitverschreibung 54
Zystitis 73, 107, 115, 137, 188, 207, 209, 280–284, 308

Notizen

Notizen